Wolfgang George, Eckhard Dommer, Viktor R. Szymczak (Hg.)
Sterben im Krankenhaus

Forschung Psychosozial

Wolfgang George, Eckhard Dommer,
Viktor R. Szymczak (Hg.)

Sterben im Krankenhaus

Situationsbeschreibung, Zusammenhänge, Empfehlungen

Mit einem Geleitwort von Johannes Siegrist
und mit Beiträgen von Rochus Allert, Ursi Barandun Schäfer,
Gerhild Becker, Gesine Dannenmaier, Eckhard Dommer,
Maria Eberlein-Gonska, Wolfgang George, Swantje Goebel,
Andreas J.W. Goldschmidt, Reimer Gronemeyer,
Marco Gruß, Karin Jors, Christoph Kranich,
Andreas Lauterbach, Andrea Newerla,
Hans Pargger, Hans-Joachim A. Schade,
Alfred Simon, Viktor R. Szymczak
und Markus A. Weigand

Psychosozial-Verlag

Bibliografische Information der Deutschen Nationalbibliothek
Die Deutsche Nationalbibliothek verzeichnet diese Publikation in der
Deutschen Nationalbibliografie; detaillierte bibliografische Daten sind im Internet
über http://dnb.d-nb.de abrufbar.

Originalausgabe
© 2013 Psychosozial-Verlag
E-Mail: info@psychosozial-verlag.de
www.psychosozial-verlag.de
Alle Rechte vorbehalten. Kein Teil des Werkes darf in irgendeiner Form
(durch Fotografie, Mikrofilm oder andere Verfahren) ohne schriftliche Genehmigung
des Verlages reproduziert oder unter Verwendung elektronischer Systeme verarbeitet,
vervielfältigt oder verbreitet werden.
Umschlagabbildung: »Empty Hospital Room« © Fuse/Thinkstock
Umschlaggestaltung & Satz: Hanspeter Ludwig, Wetzlar
www.imaginary-world.de

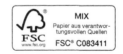

Printed in Germany
ISBN 978-3-8379-2331-5

Inhalt

Geleitwort 7
Johannes Siegrist

Einleitung und Übersicht 11
Wolfgang George & Viktor Szymczak

Das Hospiz 17
Rochus Allert

**Die Perspektive der Pflegewissenschaft
auf das Sterben im Krankenhaus** 27
Andreas Lauterbach

**Wandel des Sterbens im Krankenhaus:
Besser sterben auf Palliativstationen?** 45
Swantje Goebel, Karin Jors & Gerhild Becker

**Intensivstation – Sterbeprozess
und medizinische Versorgung** 51
Marco Gruß & Markus A. Weigand

Sterben auf der Intensivstation 59
Hans Pargger & Ursi Barandun Schäfer

**Ergebnisse der Gießener Studie zu den
Sterbebedingungen in deutschen Krankenhäusern** 67
Wolfgang George

**Empfehlungen der Gießener Studie zu
den Sterbebedingungen in deutschen Krankenhäusern** 103
Wolfgang George

Wirken sich die Art der Station und die berufliche
Tätigkeit als Arzt oder in der Pflege auf die
Qualität der Betreuung Sterbender aus? 119
Eckhard Dommer

Ethische Aspekte medizinischer Entscheidungen
am Lebensende 137
Alfred Simon

Chaos und Kontrolle 145
Andrea Newerla & Reimer Gronemeyer

Sterben im Krankenhaus im Spannungsfeld
zwischen Begleitung, Administration und der
»Entlassart Tod« im DRG-System 159
Maria Eberlein-Gonska

Sterben – ein wichtiger Aspekt im Zusammenhang
der Patientenorientierung als Bestandteil
des internen Qualitätsmanagements 169
Gesine Dannenmaier

Eine nicht repräsentative Exkursion
in die gesellschaftliche Realität 175
Andreas J.W. Goldschmidt

Der Tod muss zum Leben passen 181
Christoph Kranich

Würdevolles Sterben als Herausforderung und Chance
trans- und intersektoraler Zusammenarbeit durch
neue arztentlastende, delegative Assistenzberufe 187
Hans-Joachim A. Schade

Versorgungsstruktur Schwerstkranker im Krankenhaus,
Gesundes Sterben und Gesundheitssysteme 191
Viktor R. Szymczak

Glossar 207

Autorinnen und Autoren 215

Geleitwort

Johannes Siegrist

Gefangen in unseren auf das Diesseits gerichteten Plänen, Pflichten und Freuden weichen wir allzu gern der Konfrontation mit unserer Endlichkeit, mit Sterben und Tod aus. Dieses Ausweichen wird uns von wirksamen, oft glanzvollen Erzeugnissen einer »Bewusstseinsindustrie« leicht gemacht, die uns die Allmacht von Erfolg und Leistung, von wissenschaftlichem und gesellschaftlichem Fortschritt sowie von Jugendlichkeit, Schönheit und Gesundheit vor Augen führt. Auch wenn diese Wirkung angesichts schicksalhafter biografischer Entwicklungen oder dramatischer kollektiver Ereignisse gelegentlich verblasst, bleibt der Eindruck bestehen, dass Sterben und Tod im gesellschaftlichen Diskurs nach wie vor eher randständige Themen sind.

Anders stellt sich die Situation für jene dar, die beruflich mit dieser Thematik befasst sind, als ärztlich oder pflegerisch Handelnde, sei es auf Intensiv- oder Palliativstationen in Akutkrankenhäusern, sei es in Hospizen, Alten- und Pflegeheimen oder in der ambulanten hausärztlichen Betreuung und Pflege. Der oft zitierte gesellschaftliche Wandel, insbesondere eine veränderte Struktur der Familie, hat im Verein mit medizinischem Fortschritt zu einer Verlagerung des Sterbens vom häuslich-familiären Milieu hin zu professioneller Betreuung geführt, wobei das Krankenhaus mit seinen höchst beeindruckenden therapeutischen Erfolgen der primäre Ort der Wahl in Situationen eines drohenden Todes ist.

Angesichts der Dominanz medizintechnischer Verfahren, speziell in der Intensivmedizin, angesichts eines steigenden Leistungsdrucks, dem das ärztliche und pflegerische Klinikpersonal ausgesetzt ist, und angesichts einer erhöhten Sensibilität vonseiten der Betroffenen und ihrer Angehörigen gegenüber ethischen Aspekten ärztlichen Handelns sind auf verschiedenen Ebenen Entwicklungen angestoßen worden, die auf eine Verbesserung der Betreuung terminal Kranker abzielen. Auf der Versorgungsebene ist in erster Linie die Hospizbewegung zu nennen, und auf der Ebene professionellen Handelns sind Initiativen zu verbesserter Ausbildung und Schulung ergriffen und normative Regelungen und Verfahren zur Sicherung der Qualität und der Würde im Umgang mit Sterben und Tod in Kraft gesetzt worden (z. B. die Charta zur Betreuung schwerstkranker und sterbender Menschen in Deutschland, 2010).

Dennoch muss gefragt werden, wie sich die aktuelle Situation in unseren Krankenhäusern darstellt und in welchen Bereichen weiterhin dringender Änderungsbedarf besteht. An dieser Stelle ist das vorliegende Buch zu würdigen. Es gibt vielfältige Antworten auf die aufgeworfenen Fragen, und zwar aus unterschiedlichen Perspektiven. So erfahren wir beispielsweise anhand von Ergebnissen einer jüngst durchgeführten Befragung in über zweihundert deutschen Kliniken, wie weit die personellen, zeitlichen und räumlichen Bedingungen terminaler Betreuung den Anforderungen und Erwartungen entsprechen und welche Verbesserungen in der Schmerztherapie, aber auch in der Kommunikation mit Patienten und Angehörigen wahrgenommen werden. Was diese Studie besonders interessant macht, ist die Tatsache, dass bereits vor 25 Jahren eine gut vergleichbare Befragung durchgeführt wurde, sodass sich ein Entwicklungsprozess beurteilen lässt. Obwohl deutliche Verbesserungen zutage treten, besteht nach Meinung der Autoren offensichtlich weiterer Entwicklungsbedarf, der in einem eigenen Kapitel des Buches erörtert wird. Andere Beiträge sind aus der Sicht teilnehmender Beobachtung des Krankenhausalltags geschrieben worden, so beispielsweise in einem Kapitel, das Übergabegespräche im Schichtwechsel des Pflegepersonals analysiert. Dabei wird deutlich, dass häufig eine Distanzierung von emotional belastenden Situationen terminaler Pflege durch Fokussierung des Gesprächs auf technische Versorgungsaspekte erfolgt. In zwei sich ergänzenden Beiträgen diskutieren Intensivmediziner aus Deutschland und der Schweiz Möglichkeiten einer strukturellen Verbesserung des Beistands, den Ärzte den auf Intensivstationen Sterbenden geben können. Eindrucksvoll ist in dieser Hinsicht das transparente Entscheidungsverfahren zu Bedingungen des Therapieabbruchs – oder besser der »Therapiezieländerung« –, das am Basler Universitätsklinikum implementiert worden ist. Ein weiterer, aus Sicht einer Fachärztin für Pathologie geschriebener Beitrag zeigt mit erschreckender Deutlichkeit, dass im herrschenden DRG-System Entgelte für spezifische Leistungen, die bei der Betreuung Sterbender erbracht werden, nicht vorgesehen sind und dass sich im DRG-Text außer der Bezeichnung »Entlassart Tod« keine Erwähnung dieser wichtigen Thematik findet. Dass der Qualitätssicherung auch in diesem belastungsreichen Bereich professionellen Umgangs mit Sterben und Tod besondere Beachtung geschenkt werden muss, wird aus der Lektüre des Buches ebenso deutlich wie das wiederholt artikulierte Bedürfnis, durch geeignete Versorgungsstrukturen und qualifiziertes Personal mehr Menschen in der letzten Phase ihres Lebens die ihnen zustehende Autonomie und die ihnen gebührende Achtung zu gewähren.

Es ist ein besonderes Verdienst von Herausgebern, Autorinnen und Autoren, mit dem vorliegenden Buch eine aktuelle Bestandsaufnahme zum Thema »Sterben im

Krankenhaus« vorgelegt und darüber hinaus praxisnahe Impulse zur Verbesserung der Situation gegeben zu haben. Dem Buch ist eine weite Verbreitung zu wünschen. Seine Lektüre vermag nicht nur den betroffenen Berufsgruppen hilfreiche Einsichten zu geben, sondern ebenso einer breiteren, aus persönlichen Gründen mit Sterben und Tod konfrontierten Leserschaft.

Düsseldorf, im August 2013 *Johannes Siegrist*

Einleitung und Übersicht
Wolfgang George & Viktor Szymczak

Im Krankenhaus zu versterben ist weder als Versagen der persönlichen Lebensführung, noch als das kühle Kalkül einer den Menschen entfremdeten Gesundheitswirtschaft zu verstehen, sondern stellt sich in der überwiegenden Zahl der Fälle als einfache Notwendigkeit bestmöglicher Versorgung dar. So wie die allermeisten Menschen in den modernen Gesellschaften das Licht der Welt im Krankenhaus erblicken, sollte dies auch ein guter Ort sein, die Augen für immer zu verschließen. Bei den meisten der jährlich über 400.000 Sterbefälle im Krankenhaus ist dies ganz sicher auch der Fall.

Ärzte, Pflegekräfte und Seelsorger bemühen sich gemeinsam mit den Angehörigen, die letzten Tage und Stunden des Sterbenden menschenwürdig zu gestalten, Schmerzen fernzuhalten, Einsamkeit zu verhindern, die körperlichen Bedürfnisse zu ermöglichen und dort, wo notwendig, Sinngebung zu stiften. Dies geschieht nicht nur in speziellen Bereichen der palliativen Versorgung, sondern auch auf Intensivstationen oder im allgemeinstationären Umfeld, denn im Krankenhaus ist die »Rund-um-die-Uhr-Versorgung« Standard, ebenso wie permanente medizinisch-pflegerische Präsenz, und gut ausgebildetes und zugewandtes Personal stellt eher die Regel als die seltene Ausnahme dar. Die Beiträge der Autoren des Bandes unterstreichen dies.

Natürlich ist das Ziel, ein Sterben im eigenen häuslichen Umfeld zu ermöglichen, berechtigt. Die Möglichkeiten müssen für jeden Einzelfall individuell geprüft werden. Zugleich ist es naiv, die Kräfte zu unterschätzen, die – jenseits der oben benannten Gestaltungsmöglichkeiten des Krankenhauses – diese Zielvorstellung relativieren. Insbesondere sprechen starke gesellschaftliche Trends – wie die ungebrochene Auflösung verbindlicher Familienstrukturen, die demografische Verwerfung, die daraus resultierende Vereinzelung von immer mehr Menschen und nicht zuletzt eine landfluchtartige Bevölkerungsbewegung hin in die städtischen Zentren – gegen eine absehbare, qualitative Zunahme der Sterberate im häuslichen Milieu.

Es ist also unbedingt notwendig, die Orte der stationären Versorgung Sterbender einer näheren Beschreibung auszusetzen. Wie genau stellen sich die Bedingungen dort dar? Ist eine bestmögliche Versorgung der Sterbenden ermöglicht oder gibt es über die einzelne Situation hinausreichende, systematische Defizite? Was ist zu tun, damit das Krankenhaus ein Ort des »guten Sterbens« wird? Die gewonnenen Erkenntnisse können dabei ganz sicher auch für eine erste Annäherung an die Situation in stationären Pflegeeinrichtungen verwendet werden.

Die Autoren entstammen unterschiedlichen Arbeitsbereichen, besitzen verschiedene Berufsausbildungen und mit diesen einhergehende Erfahrungen. Alle wurden dahingehend verpflichtet, die aufgrund dieser spezifischen Herkunft resultierenden Handlungsempfehlungen zu formulieren. Was kann getan werden, um positive Versorgungsaspekte zu bestärken und problematische Abläufe zu korrigieren?

Rochus Allert beschreibt die Hospizbewegung bzw. die Funktionsweise von Hospizen und ordnet diesen zukünftig eine besondere Bedeutung in der Entwicklung stationärer Sterbeorte zu. Elemente der Hospizarbeit sollten überall zum Tragen kommen. Dies müsse als gemeinsame Aufgabe des bundesdeutschen Gesundheitswesens erkannt werden.

Im Beitrag von *Andreas Lauterbach*, der die Perspektive des Krankenpflegepersonals einnimmt, werden die epidemiologischen Randbedingungen der Gesundheitsversorgung dargestellt, bevor der Autor die zentralen Problemlagen – zu denen die zukünftige Gestaltung der Zuständigkeiten der Gesundheitsberufe, aber auch deren Vorbereitung auf die Sterbebetreuung durch Aus- und Weiterbildung gehört – der stationären Versorgung insbesondere älterer Menschen bestimmt. Sterbebegleitung ist eine Kernaufgabe pflegerischen Handelns. Dies kann nur in einem abgestimmten, interdisziplinären Miteinander gelingen.

Im Beitrag von *Swantje Göbel*, *Karin Jors* und *Gerhild Becker* werden die Möglichkeiten des palliativen Versorgungsansatzes beschrieben. Nachdem Herkunft, Werte und Selbstverständnis des palliativen Arbeitsansatzes erklärt werden, widmen sich die Autorinnen der Herausforderung, ob und wie dieser Handlungsansatz als Modell stationärer Betreuung im Krankenhaus dienen kann. Es gelte ein zuversichtliches Bild des Sterbens in den Einrichtungen zu entwerfen, das sich an den Prinzipien einer modernen und individualisierten Gesellschaft orientiert. Gelingt es, diese Einstellung auf allen Krankenhausstationen zu integrieren, können Menschen in Würde im Krankenhaus sterben.

Markus Weigand und *Marco Gruß* beschreiben die Situation auf der Intensivstation, einem Ort mit besonderem, vielfach Angst auslösenden Charakter. Erkennbar wird, dass dort wohl immer mehr und auch immer ältere Patienten versterben. Die Autoren zeigen auf, dass dieser Trend mit Problemen einhergehen kann, insbesondere dann, wenn die Angehörigen nicht angemessen informiert und einbezogen werden. Die Umstellung des grundsätzlich auf Lebenserhalt ausgerichteten Versorgungsprozesses auf eine palliative Versorgung wird als schwer realisierbar gekennzeichnet. Es wird deutlich, dass auch hier die gelungene Angehörigenintegration von besonderer Bedeutung ist, da sie eine wichtige Voraussetzung für ein interdisziplinäres Screening hinsichtlich einer palliativen Bedürftigkeit des Patienten bildet, die sehr wohl auch auf Intensivstationen handlungsleitend sein könnte.

Auch *Hans Pargger* und *Ursi Barandun Schäfer* befassen sich mit der Situation auf Intensivstationen, hier mit Blick auf die Schweiz. Es sind Konflikte über die Angemessenheit lebenserhaltender Therapien, die zur Entwicklung eines vierstufigen Verfahrens (METAP) geführt haben, dessen Ziel es ist, Entscheidungen fachlich getragen und konsensuell zu erstellen. Die Autoren führen den Begriff der »Therapiezieländerung« ein, der mit verschiedenen Verhaltensänderungen einhergeht und in dessen Konsequenz auch die Intensivstation ein guter Ort des Sterbens sein kann.

In den folgenden Kapiteln stellt *Wolfgang George* die zentralen Ergebnisse und Empfehlungen vor, die aus einer 2012 und 2013 deutschlandweit durchgeführten Befragung von Pflegenden und Ärzten in mehr als 200 Krankenhäusern resultieren. Dabei wird an eine Studie Anschluss genommen, die – identisch bezüglich Messverfahren und Methode – bereits vor 25 Jahren die Bedingungen des Sterbens in Krankenhäusern ermittelte. Verwendet wurde ein zu diesem Zweck aufwendig entwickelter, vierzig Fragen umfassender Fragebogen. Nach der Beschreibung der methodischen Randbedingungen widmet sich der Autor einer ausführlichen Ergebnisdarstellung, die vielfach auf Itemebene geführt wird. Es wird aber auch untersucht, welchen Einfluss die Trägerschaft des Krankenhauses, dessen Versorgungsauftrag, die Art der Station sowie die Berufsausbildung und das Lebensalter der Betreuenden haben. Schließlich werden die Ergebnisse mit denen von vor 25 Jahren verglichen. Fazit: Die verschiedenen Aspekte der Sterbebetreuung von der Eignung des Patientenzimmers, der Angehörigenintegration bis hin zur Schmerzbehandlung stellen sich problematisch dar. Auch wenn es Verbesserungen gegenüber den als ausgesprochen schwierig beschriebenen Bedingungen von vor 25 Jahren gibt, so bleiben diese deutlich hinter den Erwartungen des Verfassers und den Möglichkeiten der Krankenhäuser zurück.

Eckhard Dommer fasst im folgenden Beitrag die erhaltenen Daten faktorenanalytisch zusammen und identifiziert einzelne überlagernde Zusammenhänge. Zugleich zeigt seine Analyse, dass sich die Stichprobe insgesamt als homogene Datenfläche darstellt. Praktisch bedeutet dies, dass trotz signifikanter Unterschiede einzelner Teilaspekte (z.B. unterschiedliche Arbeitsplätze) Gemeinsamkeiten in der Bewertung vorliegen.

Der Beitrag von *Alfred Simon* geht auf die ethischen Prinzipien und normativen Kriterien ein, die bei Entscheidungen am Lebensende zu beachten sind. Ferner zeigt er Möglichkeiten auf, wie jeder Bürger Vorsorge für den Fall des Verlusts der eigenen Einwilligungsfähigkeit treffen kann und wie die ethische Entscheidungsfindung im Klinikalltag institutionell unterstützt werden kann.

Reimer Gronemeyer und *Andrea Newerla* beschreiben das Thema der Behandlung demenziell Erkrankter im Krankenhaus in dessen Anspruch und Möglichkeiten und wenden sich anschließend einer möglichen Sterbebetreuung dieser Patientengruppe im Krankenhaus zu. Die limitierenden Faktoren und Paradoxien werden sichtbar gemacht. Auch wenn sich die Autoren vorstellen können, dass dieses Problem durch neue Spezialisierungen und Teilfertigkeiten »gemanaged« werden kann, so sehen sie in dessen Ergebnis keine echte, für die betroffene Person zufriedenstellende Lösung.

Maria Eberlein-Gonska richtet ihre Aufmerksamkeit zu Beginn ihres Beitrags auf die scheinbar bloß formalen Abläufe rund um einen Verstorbenen im Krankenhaus und stellt fest, dass viele der eigentlich notwendigen Prozesse und Festlegungen weitgehend fehlen bzw. stattdessen mit Begrifflichkeiten wie »Patient mit Entlassart Tod« oder »Transportgut« gearbeitet würde. Hierfür stellt die Autorin einen in ihrem Verantwortungsbereich erarbeiteten Leitfaden vor. Es gilt, den letzen Lebensabschnitt so menschlich und würdevoll wie möglich zu gestalten, damit die kritische Wahrnehmung schwindet und Leben auch im Krankenhaus endlich sein darf.

Gesine Dannenmaier beschreibt, wie Patientenorientierung und Sterbeprozess im Krankenhaus zusammenhängen und wie sich dies im zertifizierten KTQ-Qualitätsmanagement darstellt. Die *Kooperation für Transparenz und Qualität im Gesundheitswesen* ist ein Zusammenschluss von Krankenkassen und der Bundesärztekammer. Sie erarbeitet anhand von sechs Kategorien, wie die Rahmenbedingungen des Sterbens und das Verhalten des Personals konkret für das jeweilige Krankenhaus aussehen sollen. Abschließend betont die Autorin, dass ein solches optimiertes Qualitätsmanagement den einzelnen Menschen dabei unterstützen soll, respektvoll und individuell behandelt zu werden.

Im Beitrag von *Andreas Goldschmidt* wird deutlich, dass die Ausgangslage für eine würdevolle Betreuung Sterbender in den Institutionen von zahlreichen, sich zum Teil wechselseitig verstärkenden Faktoren geprägt wird. Fachkräftemangel, fehlende Bereitschaft und Möglichkeit familiärer Unterstützung lauten einige der vom Autor vorgestellten Komplikationen.

Der Beitrag von *Christoph Kranich* ist ein Plädoyer zugunsten einer Kultur des Sterbens, die das Sterben zu Hause als wesentliches, zugleich letztes Ziel formuliert. Wer indes sein Leben lang Technik, Physik und Chemie verehrt und an die Medizin als deren Krönung geglaubt hat, der könnte ruhig und wohl versorgt im Krankenhaus sterben.

Hans Schade hebt im folgenden Beitrag die entscheidende Bedeutung einer regional abgestimmten, hausärztlich geleiteten Grundversorgung unter Einbindung neuer Assistenzberufe hervor. Grundgedanke ist, das chronisch kranke, immobile Menschen Daueransprechpartner erhalten. Damit existiert für den Sterbeprozess eine bereits aus enger Zusammenarbeit entstandene Beziehung, die auch bei einer Krankenhauseinweisung von Nutzen ist.

Viktor Szymczak vergleicht abschließend, wie sich der Sterbeprozess weltweit darstellt. Der Autor weist auf international gültige Elemente und Besonderheiten hin, die das Sterben im Krankenhaus prägen: Religion und Kultur, rechtliche Grauzonen, Sprachprobleme, soziale Ungleichgewichte. Empfohlen werden ganzheitliche Ansätze zur besseren Versorgung des Patienten im deutschen Krankenhaus wie etwa Irlands »Hospice Friendly Hospital« oder Tasmaniens zwingende Leitlinien für den Umgang mit Patienten im Krankenhaus.

Das Hospiz

Ein krankenhausersetzender und -ergänzender Sterbe- *und* Lebensort

Rochus Allert

Beim Vergleich »Sterben im Krankenhaus heute/früher« – früher heißt hier vor rund 25 Jahren (vgl. George et al. 1990) – muss im Rahmen der Versorgungsforschung berücksichtigt werden, dass sich zwischenzeitlich die Rahmenbedingungen und Strukturen im bundesdeutschen Gesundheitswesen erheblich weiterentwickelt und deutlicher ausdifferenziert haben. Gab es früher als stationäre Versorgungsform für Schwerstkranke in den letzten Lebenstagen nur das Krankenhaus, so ist zwischenzeitlich die Hospizbewegung entstanden und hat sich mit einer für das Gesundheitswesen atemberaubenden Geschwindigkeit, wenn auch noch mit gewissen Versorgungslücken, über die Bundesrepublik verbreitet.

Heute existieren in Deutschland bereits rund 200 stationäre Hospize mit gewöhnlich 6–16 Plätzen sowie – mit unterschiedlicher Ausbaustufe und unterschiedlicher Angebotsbreite – knapp 2.000 ambulante Hospizdienste (vgl. www.dhpv.de[1]). Ziel der Hospize ist es stets, zu ganzheitlicher Begleitung schwerstkranker und sterbender Personen beizutragen, also zu Schmerztherapie und Symptomkontrolle sowie psychosozialer und seelsorglicher Begleitung. Zumindest die stationäre Hospizversorgung ersetzt und ergänzt dabei die gewöhnlich sonst erforderliche Betreuung in einem Krankenhaus der Akutversorgung (vgl. SGB V §39a, Abs. 1). Nach noch unveröffentlichter Statistik des Deutschen Hospiz- und PalliativVerbandes sterben und leben derzeit pro Jahr knapp 30.000 Personen in einer stationären Hospizeinrichtung; die durchschnittliche Verweildauer liegt bei ca. 20 Tagen.

Doch warum brauchte es, spätestens Ende 1980er/Anfang der 1990er Jahre beginnend, plötzlich Hospize und die Hospizbewegung, und warum hat diese Idee eine so rasche Verbreitung gefunden? Die Antwort geben gravierende medizinische und gesellschaftliche Veränderungen der vorausgegangenen Jahrzehnte.

---

1 Vgl. www.dhpv.de/themen_hospize.html.

Im Folgenden werden zumindest einige dieser Aspekte, insbesondere aus Krankenhaussicht, betrachtet.[2]

Notwendigkeit und Ziel der Hospize

Sterben ist zwar immer ein individueller Prozess, dennoch sind Tod und Sterben gleichzeitig auch gesellschaftliche Phänomene. Pro Kalenderjahr versterben in Deutschland mehr als 800.000 Personen (vgl. www.destatis.de[3]). Und hier kam es, bezogen auf die Rahmenbedingungen für die letzten Lebenstage, zu erheblichen gesellschaftlichen sowie medizinischen Veränderungen.

In der Nachkriegszeit war zunächst ein wachsender Trend zu beobachten, Schwerstkranke und Sterbende in der letzten Lebensphase in ein Krankenhaus der Akutversorgung zu verlegen, manche sagen auch: in ein Krankenhaus abzuschieben.

Veränderungen der Sterbediagnosen

Ein Grund für diese Entwicklung lag in der Veränderung der Sterbediagnosen. Dank der Errungenschaften der modernen Medizin konnten Infektionskrankheiten als Todesursache deutlich zurückgedrängt werden. Waren um das Kalenderjahr 1900 rund die Hälfte der Todesursachen Infektionskrankheiten und Lungenentzündungen, so sank diese Zahl bis zum Jahr 2000 auf 7% ab. Dies führte

	Krebs	Kreislauf	Unfälle	Tuberkulose	Lungen-entzündung	Infektions-krankheiten
1900	4	10	1	8	8	39
1950	15	35	5	5	6	25
2000	25	47	3	0,1	2	5

Tab. 1: Diagnosen der Todesursachen 1900–2000

---

2 Teilweise entnommen aus: Rochus Allert (2005): Erfolgsfaktoren für Hospize. Forschungsergebnisse zu Qualität und Kosten. Wuppertal; und: Rochus Allert (2010): Stand und Handlungsbedarf der bundesdeutschen Hospizbewegung. Studie zur aktuellen Leistungs-, Kosten- und Finanzierungsentwicklung. Ludwigsburg.

3 Vgl. www.destatis.de/DE/ZahlenFakten/Indikatoren/LangeReihen/Bevoelkerung/lrbev04.html 2011: 852.328 Verstorbene.

jedoch gleichzeitig dazu, dass andere Erkrankungen häufiger als Todesursache genannt wurden. Deutlich wuchs als Sterbediagnose – bei weiterhin steigender Tendenz – neben den Herz-/Kreislauferkrankungen die Zahl der Krebs-Diagnosen, und zwar von 4% auf 25% (vgl. Tab. 1) (vgl. www.destatis.de[4]; Imhof 1988).

Tumorerkrankungen bedeuteten jedoch vielmals einen Sterbeprozess von Wochen oder Monaten und, in Bezug auf Sterbebegleitung, einen erheblich gewachsenen Versorgungsbedarf. Infektionskrankheiten als Todesursache hatten dagegen oftmals eine Betreuungsnotwendigkeit von nur wenigen Tagen zur Folge.

Veränderung von Haushaltsgrößen

Eine weitere Antwort auf die Frage wachsender Krankenhauseinweisungen in der letzten Lebensphase gibt die Veränderung der Haushaltsgrößen. Lebten um 1900 noch knapp 80% der Bevölkerung in Deutschland in einem Haushalt mit drei oder mehr Personen (davon sogar 44,4% in einem Haushalt mit fünf oder mehr Personen), so waren dies um 1950 nur noch 55% und im Kalenderjahr 2000 lediglich noch ca. 30% (vgl. Abb. 1; www.destatis.de[5]).

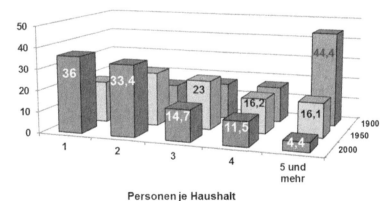

Abb. 1: Veränderung der Haushaltsgrößen 1900–2000

Wenn aber umgekehrt 70% der Bevölkerung in Haushalten mit ein oder zwei Personen lebten – in Haushalten mit älteren Personen dürfte der Prozentsatz noch

---

4 Vgl. www.destatis.de/DE/ZahlenFakten/GesellschaftStaat/Gesundheit/Todesursachen/Tabellen/GestorbeneAnzahl.html.
5 Vgl. www.destatis.de/DE/ZahlenFakten/GesellschaftStaat/Bevoelkerung/HaushalteFamilien/HaushalteFamilien.html.

höher sein, als es der Durchschnittswert ausweist, Daten zur Schichtung der Haushaltsgröße in Abhängigkeit vom Alter stehen jedoch beim statistischen Bundesamt nicht zur Verfügung –, schwindet, selbst wenn gewollt, objektiv die Möglichkeit, schwerstkranke Personen in der eigenen Wohnung über einen längeren Zeitraum, Tag wie Nacht, Woche wie Wochenende, angemessen zu versorgen. Es bleibt vielfach also gar nichts anderes übrig, als Schwerstkranke aufgrund des langen und gewachsenen Betreuungsaufwandes in ein Krankenhaus zu verlegen.

Verlust von Sterbeerfahrung und weitere Faktoren

Diese genannten Gründe der abnehmenden Möglichkeit einer umfassenden und längeren Betreuung Schwerstkranker in der eigenen Wohnung wurden verschärft durch eine Reihe weiterer Faktoren. Dazu zählten z. B. die zunehmende Mobilität der Bevölkerung mit dem Ergebnis, dass Eltern- und Kindergeneration räumlich weit auseinander wohnten und eine direkte Betreuung an der räumlichen Distanz scheiterte, oder die wachsende Erwerbstätigkeit – inzwischen auch die der Frau – mit der Konsequenz, diese Betreuung immer seltener leisten zu können. Des Weiteren waren ein höheres Alter der erkrankten wie der betreuenden Personen (vgl. Imhof 1988; Tab. 2; www.destasis.de[6]), oder – und nicht zuletzt – die zwischenzeitlich verloren gegangenen Erfahrungen in der Pflege und Begleitung von Menschen in der letzten Lebensphase, einschließlich helfender und stützender Rituale, ausschlaggebend. Anstelle dessen war ein hohes Maß an Hilflosigkeit im Umgang mit Sterbenden getreten.

	1600	1780	1910	1950	1980	2000
Männer	23	32	45	64	69	74
Frauen	25	35	48	67	76	80

Tab. 2: Durchschnittliche Lebenserwartung in Jahren

Im Gesamtergebnis dieser verschiedenen Entwicklungstendenzen wurden kontinuierlich immer mehr Menschen zum Sterben in ein Akutkrankenhaus verlegt.

Fehlbelegung im Krankenhaus

Jetzt setzten jedoch auch Ende der 1980er/Anfang der 1990er Jahre im Krankenhaus neue Rahmenbedingungen ein. Im Krankenhaus galten Schwerst-

---

6 Vgl. www.destatis.de/DE/ZahlenFakten/GesellschaftStaat/Bevoelkerung/Bevoelkerung.html

kranke, soweit ausdiagnostiziert, austherapiert und nicht zwingend einer vollstationären Akutversorgung bedürftig, als Fehlbelegung. Dies äußerte sich zunächst beispielsweise darin, dass die durchschnittliche Verweildauer in einer inneren Abteilung von den Krankenkassen als zu hoch gewertet und Budget-Teile von den Kostenträgern in der Finanzierung nicht mehr anerkannt wurden. Mit Einführung der Pflegeversicherung traten im Krankenhausfinanzierungsgesetz (KHG) schließlich sogar entsprechende gesetzliche Regelungen in Kraft: Krankenhausträger hatten dafür Sorge zu tragen, dass keine Fehlbelegung einträte, und Krankenkassen hatten sicherzustellen, dass keine Fehlbelegung finanziert würde, notfalls durch Einschaltung des Medizinischen Dienstes (vgl. KHG §17c). Und um der Forderung zusätzlich Nachdruck zu verleihen, dass absolut kein Patient aufgenommen würde oder länger als irgend notwendig im Krankenhaus verbliebe, wurden zum Abbau der Fehlbelegung per Gesetz für die Kalenderjahre 1997–1999 alle Krankenhausbudgets pauschal um ein Prozent gekürzt (vgl. Beitragsentlastungsgesetz 1997, Art. 3).

Damit war endgültig eine absolut menschenunwürdige Konstellation entstanden: Schwerstkranke und Sterbende galten im Krankenhaus immer häufiger als Fehlbelegung. Aber in der eigenen Wohnung, auch bei Betreuung durch Sozialstationen, kamen sie ebenfalls nicht zurecht – und ein Heimplatz ließ sich damals, selbst noch in den ersten Jahren nach Einführung der Pflegeversicherung, für Sterbende, also: für wenige Tage oder Wochen, nicht finden.

Diese prekäre Situation der Finanzierung im Krankenhaus wurde zudem überlagert durch weitere Einflüsse wie den Tatbestand, dass der Krankenhausbetrieb zu dieser Zeit vielfach nur unzulänglich auf die besonderen Bedürfnisse Schwerstkranker und Sterbender ausgerichtet war; teilweise sogar mit der Konsequenz, Menschen in der letzten Lebensphase in ein Badezimmer oder das Arztzimmer abzuschieben (vgl. George et al. 1990). Es musste also – hier aus Krankenhaussicht – eine neue Lösung gefunden werden.

Zu diesem Zweck konnte auf Erfahrungen aus dem angelsächsischen Raum zurückgegriffen werden, nämlich auf das Hospiz »als Ort des Sterbens *und* des Lebens«. Das Hospiz kann dabei gleichermaßen verstanden werden als Gebäude und Ort, insbesondere jedoch als Gesamtkonzept der ganzheitlichen Begleitung Schwerstkranker und sterbender Personen durch qualifizierte Schmerztherapie, Symptomkontrolle, psychosoziale und seelsorgliche Begleitung.

Zeitgleich und parallel wurde und wird allerdings noch ein anderer Ansatz zur grundlegenden Verbesserung der Versorgungssituation Schwerstkranker verfolgt, nämlich die Einrichtung von Palliativeinheiten in Krankenhäusern. Da diese Versorgungssituation jedoch durch die vorliegende Krankenhausstudie mit erfasst wird, ist hier die Darstellung von Zielen und Ergebnissen nicht erforderlich.

Die Hospizgrundkonzeption

Ohne die Hospizkonzeption hier im Detail vorstellen zu können (jedes Hospiz verfügt teilweise auch über andere Strukturen), wesensgemäße Elemente waren für die Hospizbewegung stets: der Sterbende und seine Bedürfnisse stehen im Mittelpunkt; an ihm haben sich Strukturen und Abläufe auszurichten; es geht in Verbindung mit ganzheitlicher Begleitung um ein möglichst hohes Maß an Lebensqualität, an Autonomie und Selbstbestimmung (vgl. www.dhpv.de[7]). Und gerade auf dem Gebiet der Lebensqualität, der Autonomie, Selbstbestimmung und Selbstständigkeit haben Hospize konzeptionell viel mehr Möglichkeiten zu bieten, als dies gewöhnlich ein durchschnittliches Akutkrankenhaus im normalen Routinebetrieb des Alltags gewähren kann. Klaren Vorrang hat deshalb die ambulante Versorgung. Ziel ist es zunächst, trotz schwerer Krankheit ein dauerhaftes oder möglichst langes Verbleiben in der eigenen Wohnung bzw. der vertrauten Umgebung (wie etwa im Altenheim) zu gewährleisten.

Hospizliche Begleitung endet nicht mit dem Tod der betreuten Person und umfasst nicht nur diese, sondern schließt auch die Nahestehenden mit ein und beinhaltet ebenso die anschließende Trauerbegleitung der Hinterbliebenen. Gleichzeitig wollen Hospize und die Hospizbewegung einen Beitrag zur Enttabuisierung der Themen Tod und Sterben in unserer Gesellschaft leisten bzw. umgekehrt die Integration des Sterbens in das Leben fördern. Hospize sehen sich bewusst nicht nur als Orte des Sterbens, sondern auch des Lebens. Diese Zielsetzung als Ort des Lebens wird gestützt durch das Kommen und Gehen von Gästen und Gastgruppen, Besucherkaffee, gemeinsame Veranstaltungen, gemeinsame Feste und Feiern, Ausstellungen, Informationen, Schulungen usw., jeweils im Hospizgebäude. Auch der wohnliche Charakter eines stationären Hospizes fördert diesen Aspekt.

Ein multiprofessionelles Team ermöglicht die weitgehende Realisierung dieser hohen Zielsetzung. Dem Team gehören an: in Palliativmedizin und -pflege geschulte Ärzte und Pflegemitarbeiter, sowie – teilweise alternativ – Psychologen, Theologen oder Sozialarbeiter. Wesensgemäß zählen zum Hospiz auch das ehrenamtliche Engagement und die Nachbarschaftshilfe. Haupt- wie ehrenamtliche Mitarbeiter und Mitarbeiterinnen werden auf ihre spezifischen Aufgaben umfassend vorbereitet, werden kontinuierlich fort- und weitergebildet und erhalten die erforderliche Supervision. Umgesetzt wird damit auch die gesetzliche Forderung des SGB XI nach Nachbarschaftshilfe sowie der Einführung einer neuen Kultur des Helfens und der mitmenschlichen Zuwendung (vgl. SGB XI §8, Abs. 2).

Diese skizzierte Orientierung an den Wünschen der betreuten Personen endet erst bei eventuell geforderter Beihilfe zum Suizid. Bei qualifizierter Begleitung taucht dieser Wunsch aber erfahrungsgemäß kaum auf.

---

7 Vgl. www.dhpv.de/ueber-uns_der_verband_leitsaetze.html.

Transfer der Hospizidee

Diese Grundidee der ganzheitlichen Begleitung der Menschen in der letzten Lebensphase, die konsequente Orientierung an ihren Bedürfnissen und Wünschen, die weitestgehende Autonomie und Selbstbestimmung usw. sollen nun in allen entsprechenden Einrichtungen des Gesundheitswesens zum Tragen kommen, so in Krankenhäusern, Heimen oder Sozialstationen. Ziel ist also nicht, überall neue Hospize zu errichten, sondern in den vorhandenen Institutionen hospizliche Elemente zu praktizieren. Wieweit dies für den Krankenhaussektor bislang gelungen ist bzw. gelingt, zeigen unter anderem die Ergebnisse der neuen Studie von Prof. George (vgl. George 2013a, 2013b; Stamelos 2013).

Weiterentwicklungen

Zwischenzeitlich kam es auch in der Hospizbewegung zu Ausdifferenzierungen und Weiterentwicklungen. So ist z. B. inzwischen eine Vielzahl ambulanter und stationärer Kinderhospize entstanden, um den besonderen Bedürfnissen schwerstkranker Kinder – einschließlich der ganzen Familie – gerecht zu werden. Außerdem wird zurzeit die spezialisierte ambulante Palliativversorgung (SAPV) flächendeckend auf- und ausgebaut, um trotz schwerer Krankheit ein längeres Verbleiben in der eigenen Wohnung oder vertrauten Umgebung zu ermöglichen. Hier bestanden zuvor noch Defizite, insbesondere nachts und am Wochenende, für die Realisierung qualifizierter Schmerztherapie und Symptomkontrolle. Dies führte immer noch zu eigentlich vermeidbaren Einweisungen in eine stationäre Versorgungsform. Umgekehrt sind dagegen heute angesichts moderner Kombinationspräparate und entsprechend deutlich verlängerter Restlebenszeit auch nach der Infektion mit dem HI-Virus kaum mehr spezielle Aids-Hospize erforderlich. Diese hatten die Anfangsphase der Hospizbewegung stark mitgeprägt.

Aktuelle Probleme und weiterer Handlungsbedarf

So hat sich zwar, u. a. dank des Engagements der Hospizbewegung, zwischenzeitlich vieles an der Versorgungssituation Schwerstkranker und Sterbender sowie der ihnen Nahestehenden verbessert; fast besteht jetzt jedoch schon die Gefahr der Überschätzung der Möglichkeiten eines Hospizes, denn Tod und Sterben können weiterhin hart und schmerzhaft bleiben. Es gibt nicht nur ein friedliches Verabschieden nach einem erfüllten Leben. Und oftmals ist die Sinnfrage nicht leicht zu beantworten, oder es bleiben Probleme ungelöst – wie beim krankheitsbedingten Sterben in jungen Jahren mit unversorgten Kindern.

In Teilbereichen besteht weiterhin erheblicher Verbesserungsbedarf. Dies betrifft beispielsweise die Begleitung von Personen mit Demenz; hier bleibt noch immer sehr viel zu lernen, was die Möglichkeiten der spezifischen Kommunikation betrifft. Und selbst wenn sich die Hospizbewegung prinzipiell als offen für alle Menschen unabhängig von ihrer Glaubenszugehörigkeit definiert, bleibt vieles noch zu tun für die Begleitung von Personen mit Migrationshintergrund, von Menschen aus anderen Kulturen, Religionen und mit einem anderen Wertehorizont.

Ein weiterer Punkt ist aktuell aufmerksam zu beobachten; hier laufen noch verschiedene Erhebungen und Analysen. Im stationären Hospiz scheint die Zahl der so genannten Kurzlieger zu wachsen, das heißt: von Personen mit einer Verweildauer von teilweise nur wenigen Stunden bis maximal drei Tagen. Hier kann die Fehlentwicklung auftreten, dass einzelne Krankenhäuser im DRG-Zeitalter[8] Schwerstkranke und Sterbende mit sehr begrenzter Restlebenserwartung noch für ganz kurze Zeit in ein Hospiz verlegen, um Kosten zu sparen, nachdem die Erlöse aus Fallpauschalen vollständig ausgeschöpft sind. Auch die Zuschläge ab der oberen Grenzverweildauer sind als finanzieller Anreiz für einen weiteren Verbleib im Krankenhaus offenkundig uninteressant. Für die betroffenen Personen bedeutet diese Verlegung jedoch lediglich Stress, ohne die besonderen Möglichkeiten des Hospizes noch nutzen zu können. Hier sind Zusammenarbeit und Abstimmung mit dem Krankenhaussektor noch verbesserungsbedürftig und sicher auch -fähig. Möglicherweise lässt sich in Einklang mit der DRG-Systematik über vom InEK (Institut zur Entwicklung der Entgelte im Krankenhaus) zu definierende Zusatzentgelte eine Lösung finden, damit keine Verlegung für wenige Stunden oder sehr wenige Tage aus finanziellen Gründen angestrebt werden muss.

Fazit

Somit haben sich in den letzten Jahren aus verschiedensten Gründen die Hospize und die Hospizbewegung als Orte des Lebens und des Sterbens zu einer neuen, in vielerlei Hinsicht krankenhausersetzenden und -ergänzenden Versorgungsform für schwerstkranke und sterbende Personen entwickelt. Sie haben qualitativ mit ganzheitlicher Sterbebegleitung, Förderung der Selbständigkeit sowie konsequenter Orientierung an Lebensqualität und den Bedürfnissen Schwerstkranker neue Akzente gesetzt und sind inzwischen auch quantitativ zu einer bedeutsamen Größe angewachsen. Trotz angedeuteter Defizite ist und bleibt die Hospiz-

---

8 Abrechnung von Krankenhauspatienten über feste Fallpauschalen, zwischen unterer und oberer Grenzverweildauer unabhängig von der tatsächlichen Zahl der Tage im Krankenhaus.

bewegung im bundesdeutschen Gesundheitswesen eine einzigartige Erfolgsgeschichte.

Für die Zukunft sollte gemeinsam im Interesse der Verbesserung der Versorgungssituation schwerstkranker und sterbender Personen, und damit letztendlich auch im eigenen Interesse, an einer kontinuierlichen und konsequenten Weiterentwicklung von Kooperation, Vernetzung und Abstimmung zwischen Hospiz und Krankenhaus sowie anderen Leistungserbringern gearbeitet werden. Hospizliche Elemente sollten überall zum Tragen kommen. Dies muss eine gemeinsame Aufgabe aller Akteure im bundesdeutschen Gesundheitswesen werden, nicht nur der Hospize.

Literatur

Allert, R. (2005): Erfolgsfaktoren für Hospize. Forschungsergebnisse zu Qualität und Kosten. Wuppertal (der hospiz verlag).

Allert, R. (2010): Stand und Handlungsbedarf der bundesdeutschen Hospizbewegung. Studie zur aktuellen Leistungs-, Kosten- und Finanzierungsentwicklung. Ludwigsburg (der hospiz verlag).

George, W. et al. (Hg. 1990): Aktuelle empirische Daten zur Sterbesituation im Krankenhaus. Med. Welt 41, 375–378.

George, W. (2013a): Gießener Studie zu den Sterbebedingungen in deutschen Krankenhäusern: Ergebnisse. In diesem Band, S. XXX–XXX.

George, W. (2013b): Gießener Studie zu den Sterbebedingungen in deutschen Krankenhäusern: Empfehlungen. In diesem Band, S. XXX–XXX.

Imhof, A. (Hg., 1988): Von der unsicheren zur sicheren Lebenszeit. Fünf historisch-demographische Studien. Darmstadt (Wissenschaftliche Buchgesellschaft).

Stamelos, G. (2013): Hinterzimmer war gestern. Sterben im Krankenhaus. kma – Das Gesundheitswirtschaftsmagazin 18, 33–36.

Internetquellen

www.destatis.de/DE/ZahlenFakten/GesellschaftStaat/Bevoelkerung/Bevoelkerung.html (Stand: 07.08.2013).

www.destatis.de/DE/ZahlenFakten/GesellschaftStaat/Bevoelkerung/HaushalteFamilien/HaushalteFamilien.html (Stand: 07.08.2013).

www.destatis.de/DE/ZahlenFakten/GesellschaftStaat/Gesundheit/Todesursachen/Tabellen/GestorbeneAnzahl.html (Stand: 07.08.2013).

www.destatis.de/DE/ZahlenFakten/Indikatoren/LangeReihen/Bevoelkerung/lrbev04.html (Stand: 07.08.2013).

www.dhpv.de/themen_hospize.html (Stand: 07.08.2013).

www.dhpv.de/ueber-uns_der_verband_leitsaetze.html (Stand: 07.08.2013).

Die Perspektive der Pflegewissenschaft auf das Sterben im Krankenhaus

Andreas Lauterbach

Einleitung – Pflege- und gesundheitswissenschaftlicher Diskurs

»Die Bundesrepublik Deutschland unterliegt einem dynamischen demografischen Wandel, der sich durch die Umkehr des Verhältnisses von jungen zu alten und hochaltrigen Bevölkerungsanteilen charakterisieren lässt« (Rogalski et al. 2008). Das Tempo der gesellschaftlichen Alterung nimmt rapide zu – mit Folgen für die sozialen Sicherungssysteme, die Arbeitswelt und die Pflege. Waren 1950 noch 6,7 Millionen Deutsche 65 Jahre und älter, werden dies 2020 18,7 Millionen sein, 2050 23,7 Millionen. Der Altersmedian steigt bis 2050 auf knapp 50 Jahre, d.h. die Hälfte der Deutschen ist 50 oder älter.

»Alter« ist ein zentraler Faktor für Pflegebedürftigkeit und die damit zusammenhängende Frage nach Tod und Sterben im institutionalisierten Rahmen. Dies zeigt sich in der Pflegequote: Die Pflegequote drückt die Wahrscheinlichkeit aus, innerhalb des jeweiligen Lebensabschnitts pflegebedürftig zu werden: Sie steigt ab dem 70. Lebensjahr stark an. Das steigende Risiko der Pflegebedürftigkeit ist eines der Kernprobleme des demographischen Wandels. Für das Jahr 2030 haben wir nach dem Status-quo-Szenario 3,4 Millionen Pflegebedürftige zu erwarten, mehrheitlich Frauen. Nicht nur die hochaltrigen Menschen sind von hoher Relevanz für künftige Bedarfskonstellationen pflegerischer Versorgung, sondern auch andere gesellschaftliche Teilpopulationen. Aktuelle Daten gehen davon aus, dass etwa ein Viertel der über 65-Jährigen an einer psychischen Störung leidet (vgl. Robert Koch Institut 2002). Die Demenz ist dabei eine der häufigsten Störungen, die vor allem überwiegend im Alter auftritt. Bei den 80- bis 84-Jährigen tritt sie schätzungsweise bei 15% und bei den über 90-Jährigen bei 30–40% auf (vgl. Vierter Bericht zur Lage der älteren Generation 2002). Es ist also zu erwarten, dass zukünftig im Rahmen der End-of-

Life-Care mehr Patienten zu versorgen sind, die einer dementiellen Erkrankung leiden.

In den kommenden Jahrzehnten wird besonders bei den Migrantinnen und Migranten aufgrund von Veränderungen der familiären Strukturen eine geringere Übernahme der Pflege und Hilfe durch Angehörige erwartet. Bundesweit wird damit gerechnet, dass sich der Anteil ausländischer Seniorinnen und Senioren 2030 auf 2,5 Millionen Menschen steigern wird. Diese machen dann 18% der Seniorenpopulation aus.

Der demographische Wandel steht in einem engen Verhältnis zur Entwicklung des Krankheitsspektrums. Er wird nach allgemeiner Auffassung sehr wahrscheinlich zu einer Zunahme chronischer Krankheiten führen. So liegt der Anteil der chronisch Kranken in der stationären und ambulanten Versorgung zwischen 40% und 50% (von Renteln-Kruse 2001). Bei Frauen und Männern zwischen 40 und 64 Jahren ist die Anfälligkeit für Krankheiten fast doppelt so hoch wie für die Altersgruppe von 15–39 Jahren. Eine nochmalige Verdoppelung lässt sich für die Altersgruppe der über 65-Jährigen feststellen. Chronische Erkrankungen und funktionelle Einschränkungen nehmen also mit zunehmendem Alter stark zu und führen zu einer überdurchschnittlich hohen Inanspruchnahme medizinischer Leistungen. Eine weitere Ursache für den Anstieg chronischer Erkrankungen ist, dass mehr chronisch Kranke ein höheres Lebensalter erreichen, sowie der medizinische Fortschritt, der das Auftreten chronischer Krankheiten durch bessere Behandlungen und Therapien begünstigt. Damit steigt statistisch betrachtet auch das Risiko der Multimorbidität, d.h., dass immer mehr Menschen in höherem Lebensalter an mehr als einer Krankheit leiden werden.

In der Pflege ist zu beobachten, dass bei 70- bis 90-Jährigen von 5–9 nebeneinander existierenden Erkrankungen auszugehen ist, von denen ein großer Teil chronisch ist. Hilfe und Pflegebedarf hängen wesentlich von der Art der Erkrankung und dem Alter der Personen ab. Im Zentrum steht dabei die Zunahme der Prävalenzen chronischer Erkrankungen:

- Herz-Kreislauferkrankungen (vgl. Hintzpeter et al. 2011)
- Diabetes mellitus (vgl. Wild et al. 2004)
- Krebserkrankungen (vgl. Hintzpeter et al. 2011)
- Demenzen (vgl. u.a. Vollmar et al. 2005, Deutsche Alzheimer Gesellschaft 2010)

Hinzu kommt ein weiteres epidemiologisches Phänomen bei älteren Menschen: »Frailty«. Frail bedeutet »hinfällig, gebrechlich«. Dahinter steht physiologisch ein labiles und leicht störbares Gleichgewicht der inneren Homöostase; in der Praxis: Untergewicht, Wasserverlust, Kachexie, Schwund der Muskelmasse, Stoffwechselstörungen, Infektionen, Dekubitalulcera uvm. Eine wachsende Anzahl von Patientinnen und Patienten wird aufgrund von Frailty in Kliniken eingewiesen und häufig kurzfristig wieder entlassen – Drehtüreffekte nehmen zu. Während in den 60er Jahren ein Klinikaufenthalt – im Schnitt – noch beinahe einen Monat dauerte, sind wir heute bei etwa 8 Tagen. Immer mehr Menschen werden also in immer kürzerer Zeit klinisch versorgt.

Hinzu kommen knapp 700.000 Menschen in Altenpflegeeinrichtungen. Deren Durchschnittsalter beträgt 85 Jahre; mehr als 60% der Bewohner/-innen leiden an dementiellen Erkrankungen; mehr als 50% der Bewohner/-innen leiden an Mangelernährung (vgl. Zegelin 2007). 70% der Kölner Altenheimbewohner/-innen erhalten Psychopharmaka. Gerade einmal 19% der Bewohner/-innen haben freien Zugang zu Haus- und Fachärzten bzw. Therapeuten.

Noch 1999 war bei fast 80% der über 69-Jährigen eine familiäre Unterstützungsleistung möglich, da mindestens ein Kind in der unmittelbaren Nachbarschaft lebte. Schon damals stellte Backes (1996) fest, dass die Anforderungen an die familiäre Solidarität im Bereich der Hilfs- und Pflegetätigkeiten gegenüber den 50er Jahren um das Doppelte gestiegen waren. Bis zum Jahr 2040 wird sich das Zusammenleben der Generationen erheblich verändern (vgl. Heinze et al. 1996). So wird die Anzahl der alleinlebenden Männer zwischen 65 und 79 Jahren wird von derzeit 17% auf 35% im Jahr 2040 ansteigen. Die »Singularisierung des Alterns« gewinnt vor allem in den Ballungszentren verstärkt an Bedeutung. Derzeit wird die Pflege älterer Menschen zu 80% von weiblichen Angehörigen übernommen (vgl. DIW Gutachten 2001). Alle Daten weisen aber darauf hin, dass die Erwerbsbeteiligung von Frauen in den nächsten Jahren zunehmen wird. Die Bereitschaft berufstätiger Frauen zur Übernahme von pflegerischen Tätigkeiten ist in allen sozialen Schichten geringer als die nicht berufstätiger Frauen (vgl. Blinkert/Klie 2000). Alltägliche Unterstützung und Hilfeleistung werden zu 90% von Familienangehörigen geleistet (vgl. Lenz et al. 1999), im Wesentlichen von Ehefrauen bzw. Töchtern (80%). Freunde und Nachbarn können verwandtschaftliche Beziehungen bzw. deren Fehlen nicht kompensieren (Künemund/Hollstein 2000). Aufgrund dieser Entwicklungen ist eine deutliche Reduktion familienpflegerischer Fürsorge zu erwarten und damit eine zunehmende Relevanz der Thematik für klinische Einrichtungen. Also: Mehr Menschen werden mit weniger familiärer Unterstützung in Kliniken sterben, sie werden mehr Grunderkrankungen mitbringen, sie sind in höherem Maße pflegebedürftig. Dies geht mit neuen Anforderungen einher.

Die Pflege mit rund 1,4 Mio. Beschäftigen im Jahr 2008 stellt die größte Berufsgruppe im Bereich der Gesundheitswirtschaft dar (vgl. Isfort et al. 2010). Die Ausbildungszahlen in der Gesundheits- und Krankenpflege zeigen eine sinkende Tendenz. Ausgehend vom Jahr 2000 bis zum Jahr 2008 sank die Anzahl der Auszubildenden um 10%. Nahezu alle Pflegewissenschaftler gehen davon aus, dass zukünftig erhebliche Versorgungslücken im klinischen und außerklinischen Versorgungsbereich zu erwarten (vgl. Isfort et al. 2010).

Ein leicht anderes Bild zeigt sich in der Altenpflege. Aufgrund des Zuwachses an Pflegeheimen erhöhte sich die Zahl der in den stationären und teilstationären Pflegeeinrichtungen Tätigen von 122.000 im Jahr 2000 auf bis 157.000 im Jahr 2008. Dieser Anstieg betrifft nicht allein die Altenpflege, sondern auch die Gesundheits- und Krankenpflege in diesem Feld (vgl. Isfort et al. 2010). Ein ähnlicher Trend ist für die ambulanten Dienste zu verzeichnen. Auch hier ist ein Zuwachs der Beschäftigten ausgehend von 38.000 für das Jahr 2000 auf 52.000 für das Jahr 2008 zu verzeichnen (vgl. Isfort et al. 2010). Diese Bereiche leiden aber in besonderem Maße an mangelnder Berufszufriedenheit, kurzer Berufsverweildauer sowie Teilzeit- und befristeten Arbeitsverhältnissen (vgl. NeXt-Study 2008).

In Deutschland wird sich der Mangel an qualifiziertem Personal in den kommenden Jahren verschärfen. Immer weniger junge Menschen entscheiden sich für den Pflegeberuf; zudem zeigen internationale Studien, dass die Pflegenden gerade in Deutschland deutlich unzufriedener mit ihrem Beruf sind.

Seit Mitte der 1990er Jahre wächst die Arbeitsbelastung, und die Standards in der pflegerischen Versorgung verändern sich nicht mehr wesentlich. Der medizinische Dienst des Spitzenverbandes der Krankenkassen stellt hierzu fest: »Es gibt nach wie vor zum Teil erhebliche Qualitätsdefizite.« Die Verbesserungen sind allenfalls formaler Natur (z.B. Fortbildungspläne), während die direkte Pflege »noch nicht zufriedenstellend« (ebd.) ist – eine Beobachtung, die sich vollständig mit dem Befund der Gesundheitsökonomie deckt. Seit fünfzehn Jahren, sagt der Kölner Gesundheitswissenschaftler Karl Lauterbach, trocknet die Pflege aus. Wir haben es also nicht nur mit einem quantitativem Fachkräftemangel zu tun – dieser geht mit einem qualitativen Mangel einher, und diese Erkenntnis ist nicht neu. Hierzu nachfolgend einige Zitate aus der Bundestagsdrucksache 14/8822, bekannt als »Vierter Bericht zur Lage der älteren Generation in der Bundesrepublik Deutschland«:

Austrocknung und Unterernährung in den Pflegeheimen, zu wenig Vorsorge gegen Wundliegen, zu selten gewechselte Windeln, Verabreichung von Sedativa »aus arbeitsökonomischen Gründen«, Gewalt gegen Bewohner mit »dem Ziel, ihren Widerstand zu brechen, vor allem um Arbeiten schneller zu erledigen« – diese Befunde überraschen umso weniger, als sie bereits ein Jahr zuvor im »Dritten Bericht zur Lage der älteren Generation« in etwas allgemeineren Worten auch schon beschrieben waren. Im Bericht findet sich allerdings ein Hinweis, der einer Erläuterung bedarf. »nicht rechtzeitig umlagern«, steht da – auch dies sei eine gängige Form der Vernachlässigung. Man muss ein wenig über Altenpflege wissen, um zu ahnen, welche unwürdige Qual in diesen drei Wörtern beschrieben wird. »nicht rechtzeitig umlagern«, das bedeutet nichts anderes, als wehrlose Menschen furchtbar zu quälen. So klar wie die Missstände benennt der aktuelle Altenbericht auch ihre Ursache: »zu wenig oder mangelhaft qualifiziertes Personal«.

Der Pflegealltag in Deutschland ist vor allem das Ergebnis einer vernachlässigten Diskussion um die Verteilung der sichtlich knapper werdenden Mittel. Während Krebstherapien mit zweifelhafter Wirkung sechsstellige Beträge kosten, und auf

Intensivstationen in zunehmenden Maße Designermedikamente appliziert werden, deren Einzelpreis das Monatsgehalt eines Altenpflegers übersteigt, darben die Bewohner in Altenheimen aufgrund mangelnder Finanzen dahin. Doch wer solche Berechnungen anstellt, setzt sich hierzulande schnell der Kritik aus, unethisch zu argumentieren. In Fragen von Leben und Tod darf Geld keine Rolle spielen. »Wenn das Überleben eines Patienten von ökonomischen Kriterien abhängt, stehen wir ethisch da, wo die Nazis aufgehört haben«, schrieb Frank Ulrich Montgomery, der langjährige Vorsitzende der Ärztevereinigung Marburger Bund. Doch dieser Punkt ist längst erreicht. Die Diskussion um den Fachkräftemangel ist auch eine Diskussion um Priorisierung von Ausgaben. Pflegewissenschaft beklagt, dass wir uns zu sehr auf das Funktionieren unserer Medizintechnologien verlassen, während der therapeutischen und pflegerischen Versorgung an der »Abbruchkante des Lebens« zu geringes Gewicht beigemessen wird.

Mit der Neuordnung der Pflegeausbildungs- und Prüfungsverordnungen sowie der geplanten Erweiterung pflegerischer Kompetenzen auf ärztliche Tätigkeiten werden sich die genannten Probleme nur teilweise entschärfen. Gerade unter dem Aspekt einer menschenwürdigen Versorgung Sterbender in Kliniken ist nicht zu erwarten, dass ärztliche Kernkompetenzen in vermehrtem Maße an Pflegende delegiert werden. Das Grundsatzpapier des gemeinsamen Bundesausschusses, Grundlage der Neuordnung pflegerischer Tätigkeiten, legt vielmehr Wert auf medizinische Versorgungsaspekte. Doch dieser Diskurs ist wichtig, denn seine Folgen lassen sich in der Praxis täglich beobachten. Diese Befunde zeigen: Humanes Sterben in Kliniken, aber auch in ambulanten Einrichten und Einrichtungen der Altenpflege wird die Herausforderung an unser Gesundheitssystem werden.

Palliative Care, End-of-Life-Care und Sterbediskurse in der Pflege

Pflegende, die einen Menschen beim Sterben begleiten, sind immer mit den Emotionen des Sterbenden, aber auch mit den eigenen Emotionen konfrontiert. Sie sind diejenige Berufsgruppe, die den intensivsten Kontakt zu Patientinnen und Patienten hat. Im klinischen Umfeld werden Pflegende mit verschiedenen Formen von Sterben und Tod konfrontiert:

Das Sterben von Menschen oder die Betreuung von Sterbenden ereignet sich fast immer in Institutionen, wobei hierunter nicht nur Krankenhäuser, ambulante Versorgungsformen und stationäre Alten- und Pflegeheime zu verstehen sind, sondern auch »neuere« Versorgungseinrichtungen wie Palliative-Care-Einrichtungen, Hospize oder halbstationäre Kliniken und Tageskliniken. Von Unfalltod und anderen Formen plötzlichen Sterbens abgesehen, handelt es sich fast immer um institutionell geplante Formen des Sterbens. Insofern müssen sich Pflege und

Pflegewissenschaft mit sehr heterogenen Versorgungsformen auseinandersetzen, wobei der klinische Bereich den größten Raum einnimmt. Im Hinblick auf die Thematik sind einige wichtige Differenzierungen vorzunehmen:

1. Eine wichtige Rolle spielt das Alter des sterbenden Menschen. In der (emotionalen) Versorgung zeigt sich ein Unterschied, ob ein alter Mensch oder ein Kind stirbt.
2. Es ist von Bedeutung, ob Sterben das Ende eines langen, quälenden Krankheitsprozesses ist oder ob der Mensch plötzlich und unerwartet, z. B. in Folge eines Herzinfarktes oder Unfalls, stirbt. Ein wesentlicher Faktor ist hier, wie lange die pflegerische Beziehung zum Verstorbenen dauerte und wie intensiv diese war.
3. Emotional schwierige Situationen entstehen besonders dann, wenn ein Mensch unerwartet unter besonderen Begleitumständen stirbt, beispielsweise nach erfolgloser Reanimation, wenn bei den Beteiligten das Gefühl entsteht, zu wenig getan zu haben, oder schlimmer noch: wenn er aufgrund eines Behandlungsfehlers stirbt.

Moderne Pflegetheorien verstehen die Begleitung Sterbender in allen Phasen als eine genuin pflegerische Tätigkeit. Schreiner/Pack (2004) schreiben hierzu:

> »Drei Aspekte spielen dabei eine besondere Rolle:
> Insoweit Pflege ein im Wesentlichen kommunikativer Prozess ist, muss die Pflegewissenschaft im Hinblick auf die Sterbebegleitung der »Sprache« der Sterbenden besondere Aufmerksamkeit widmen. Die ›Sprache‹ Sterbender umfasst dabei eine Vielzahl verbaler und nonverbaler Kommunikationsformen.
> Eine besondere Schwierigkeit in der Betreuung Sterbender stellt die Wahrhaftigkeit in dem Kommunikationsprozess (›Wahrheit am Krankenbett‹) dar. Vor allem in Bezug auf diesen Aspekt müssen die Pflegenden sehr viel von sich selbst in den Betreuungsprozess einbringen. Zudem wird die Situation, zumindest angesichts der Rechtslage in der Bundesrepublik Deutschland, dadurch erschwert, dass die Aufklärung des Patienten ausschließlich Sache des Arztes ist.
> In den meisten Fällen werden nicht nur der sterbende Mensch, sondern auch seine Angehörigen betreut. Der Sterbende muss nicht nur von seinem Leben und den Dingen, die ihm wichtig geworden sind, sondern auch von seinen Angehörigen Abschied nehmen, und diese müssen von ihm Abschied nehmen. Abschied-Nehmen hat immer etwas mit dem Leisten von Trauerarbeit zu tun. Die Formen der Trauer und die Möglichkeiten ihrer Bewältigung sind so auch Gegenstand der Pflegewissenschaft.«

In der Diskussion um die Thematik »Sterben im Krankenhaus« sind vor allen Dingen zwei Begriffe relevant: Palliative Care und End-of-Life-Care. Diese sollen zunächst näher definiert werden:

1990 veröffentlichte die WHO[1] eine Definition für das Betreuungskonzept: Palliative Care ist demnach

> »die aktive, ganzheitliche Behandlung von Patienten mit einer progredienten, weit fortgeschrittenen Erkrankung und einer begrenzten Lebenserwartung zu der Zeit, in der die Erkrankung nicht mehr auf eine kurative Behandlung anspricht und die Beherrschung von Schmerzen, anderen Krankheitsbeschwerden, psychologischen die erfolgreiche Behandlung der Schmerzen und weiterer Symptome sowie die Hilfe bei psychologischen, sozialen und spirituellen Problemen höchste Priorität besitzt.«

2002 wurde diese Definition von einer neuen Version abgelöst. Danach ist Palliative Care

> »ein Ansatz zur Verbesserung der Lebensqualität von Patienten und deren Familien, die mit Problemen konfrontiert sind, die mit einer lebensbedrohlichen Erkrankung einhergehen: durch Vorbeugen und Lindern von Leiden, durch frühzeitiges Erkennen, untadelige Einschätzung und Behandlung von Schmerzen sowie anderen belastenden Beschwerden körperlicher, psychosozialer und spiritueller Art.«

In dieser Definition besteht das Ziel der Palliative Care darin, eine bestmögliche Lebensqualität für Patient/-innen und Angehörige zu ermöglichen. Sterben wird als ein natürlicher Vorgang angesehen, der zum Leben dazugehört. Diese Sichtweise wird in allen aktuellen Veröffentlichungen der Pflege geteilt. Exemplarisch seien hier genannt:

- ➤ Psychische, soziale und spirituelle Probleme sowie die Unterstützung und Förderung vorhandener Ressourcen stellen einen wesentlichen Pfeiler der Palliative Care dar (vgl. Bausewein et al. 2007; Dröber et al. 2004).
- ➤ Linderung und Erleichterung von Symptomen (vgl. Körber 2006) sowie das Wohlbefinden des Patienten stehen im Mittelpunkt der pflegerischen Versorgung (vgl. Bausewein et al. 2007; Dröber et al. 2004).
- ➤ Ziel ist das Erreichen der bestmöglichen Lebensqualität für kranke und sterbende Menschen (vgl. Bausewein et al. 2007; Dröber et al. 2004).

Palliative Care konzentriert sich auf maligne Tumorerkrankungen (Jack et al. 2009), nicht-maligne Erkrankungen (Nauck/Jaspers 2003), das große Feld der geriatrischen Pflege (Pastrana et al. 2008; Pleschberger et al. 2005; Kojer 2006) sowie auf Multimorbidität mit den Krankheitsbildern Demenz, Diabetes mellitus und Parkinson (Kojer 2009). Die Grundlagen für die Arbeit von Palliative-Care-Teams sind in §132d SGB V (Spezialisierte ambulante Palliativversorgung) festgelegt.

---
1 http://www.who.int/cancer/palliative/definition/en/

End-of-Life-Care hingegen umfasst alle Aspekte und Verhaltensweisen im Umgang mit sterbenden Menschen und deren Angehörigen (vgl. Anurag et al. 2009; van der Heide et al. 2007). Das National Council for Hospice and Specialist Palliative Care Services (NCHSPCS) (1995) definiert die unmittelbare Pflege von sterbenden Menschen mit dem Begriff »Terminal Care«, der sich auf die Pflege und Begleitung von Patienten bezieht, die an einer fortschreitenden unheilbaren Krankheit leiden und deren Tod binnen wenigen Tagen erwartet werden kann (vgl. NCHSPCS 1995, zit. aus Ewers/Schaefer 2005). Wann genau diese Phase einsetzt, ist in der pflegewissenschaftlichen Diskussion umstritten, da es an Kriterien zur exakten Definition fehlt. Häufig werden sehr unterschiedliche Kriterien genannt, u. a. ein »Rückzug des Patienten nach innen« im Sinne einer einsetzenden Terminalphase (Nagele et al. 2009), sobald der Patient erkennt, dass die Sterbephase einsetzt; sowie das Einsetzen einer »Finalphase« in den letzten Tagen und Stunden des Lebens (Körber 2009) bzw. rapide zunehmende Bewusstseinstrübung und Veränderung der Atmung am Lebensende.

> »End-of-life care requires a range of decisions, including questions of palliative care, patients' right to self-determination (of treatment, life), medical experimentation, the ethics and efficacy of extraordinary or hazardous medical interventions, and the ethics and efficacy even of continued routine medical interventions.«[2]

In der Diskussion werden beide Begriffe – Palliative Care und End-of-Life-Care – häufig synonym eingesetzt, obwohl sie unterschiedliche Aspekte meinen: »Eine klare Trennung der Begrifflichkeiten ist notwendig, um Missverständnissen in diesem Kontext vorzubeugen und sie zu vermeiden« (Nauck/Jaspers 2003).

Umgang mit Sterben und Tod ist seit einiger Zeit zentraler Bestandteil der pflegerischen Ausbildungscurricula im deutschsprachigen Raum. Wichtiger Aspekt dieser Curricula ist, dass die Thematik nicht allein durch reproduzierbares Wissen erschlossen werden kann, sondern vielmehr emotionsbezogenes Lernen einbezogen werden muss (Dörge 2009). In den vergangenen Jahren haben Umfang und Tiefe in den Ausbildungsrichtlinien zugenommen. Fassen wir zusammen: Sterben und Tod sind von Pflegetheorie, Pflegewissenschaft und Pflegepädagogik als »Mega-Themen« erkannt, wissenschaftlich untersucht und didaktisch ausgearbeitet worden. Halfpap (2009) stellt hierzu fest: Die Pflegenden, deren Ausbildung bereits länger zurückliegt, haben noch wenige Ausbildungsinhalte hierzu erfahren – bei den jungen Pflegenden sieht dies schon völlig anders aus.

---

2 theushealthsystem.wordpress.com/category/health-care-and-politics/

Umgang mit Sterben und Tod in klinischen Settings

Jenseits dieser theoretischen Überlegungen ist die Praxisfrage zu stellen: Wie erleben Pflegende in der Klinik Situationen, in denen es um Sterben geht? Wie sprechen sie über Situationen? Welche Erfahrungen machen Sie mit Patientinnen und Patienten sowie Angehörigen, die plötzlich mit dem Tod konfrontiert werden? In unserem qualitativen Forschungsprojekt wurde der Frage nachgegangen, welche zentralen Diskurse sich erkennen lassen und welche Bezüge zu aktuellen Fragestellungen des Gesundheitswesens sowie der Sterbediskussion erkennbar sind. Was genau kommt davon bei den Pflegenden an? Die qualitative Untersuchung[3] erfolgte auf einer 30-Betten-Station eines hessischen Klinikums der Maximalversorgung. Im Schnitt arbeiten pro Schicht 2–3 examinierte Krankenschwestern, 2–3 Schülerinnen sowie ein Zivildienstleistender. Stundenweise ist vormittags eine Stationsleitung anwesend, die vorwiegend administrative Tätigkeiten durchführt. Die Pflege wird nicht erkennbar durch ein Pflegeorganisationsmodell beeinflusst. Ein Teil der Tätigkeiten (insbesondere der Grundpflege) wird als Funktionspflege durchgeführt. Teilweise werden patientenorientierte Verteilungen von Tätigkeiten vorgenommen. Ein Pflegeleitbild oder Pflegemodell ist nicht erkennbar, allenfalls kann von einer utilitaristischen Pflegeauffassung gesprochen werden. Um die Übergabesituationen möglichst »natürlich« zu gestalten, arbeitete der Forscher zunächst mehrere Arbeitsschichten als Pfleger mit. Ziel war, Vertrautheit herzustellen und diesen als eine Person zu präsentieren, die für die Belange der Pflegenden eintritt, was dank Personalknappheit und hohem Arbeitsaufkommen schnell erreicht werden konnte. Dann begann die Datenerhebungsphase. Dreimal täglich wurde die Station 30 Minuten vor Beginn der Übergabe bis 30 Minuten nach Ende besucht. Es wurden 25 aufeinander folgende Übergaben beobachtet. Die Übergabegespräche wurden mittels eines Raummikrofons, das außerhalb der direkten Sichtweite der Beteiligten platziert wurde, digital aufgezeichnet. Es gibt im Textmaterial deutliche Hinweise, dass die Pflegenden sich durch dieses Setting nicht gestört fühlten und die Situation als »natürlich« einschätzten. Bereits während der Datenerhebung erfolgte eine erste Sichtung des Textmaterials unter dem Aspekt der Verwendbarkeit für die Forschungsarbeit. Die einzelnen Übergaben wurden im Anschluss an die jeweilige Erhebung mit ihren markantesten Effekten schriftlich zusammengefasst. Diese Zusammenfassungen dienten als Entscheidungsgrundlage für die Beurteilung, ob und wann eine Sättigung der Daten eintrat. Der Zugang zum Textmaterial der Übergaben folgte der Inhaltsanalyse nach Mayring. Über die drei Grundformen

---

3 Das Material wurde im Frühjahr 2007–2011 im Rahmen des Forschungsprojektes »Stille Post: Serielle Reproduktionen« erhoben und in diesem Beitrag einer Sekundäranalyse unterzogen.

Zusammenfassung, Explikation und Strukturierung wurden aus dem schriftlichen Material heraus Kategorien konstruiert. Eine Kategorie kann beispielsweise ein Schlagwort, ein Sachverhalt oder Satz sein. Lag bereits eine Kategorie vor, wurde das weitere Material unter diese Kategorie subsumiert. Nach ca. 10–50% der Inhaltsanalyse, wenn keine neuen Kategorien mehr gebildet werden konnten (Sättigung), erfolgte eine Prüfung und eventuelle Überarbeitung des Kategoriensystems. Die Qualität des Prozesses wurde anhand des Kriterienkatalogs der British Sociological Association Medical Sociology (vgl. Seale 1999) sowie des Katalogs des National Institute of Health (vgl. NIH 2001) sichergestellt. Die Auswertung der Daten erfolgte mit maxQDA.

Die vorgefundene schriftliche Pflegedokumentation erfolge über ein IT-basiertes System. Dieses lässt die Eingabe von Volltexten zu, alternativ können vordefinierte Textbausteine automatisch eingefügt werden. Die Parametrisierung des Dokumentationssystems erfolgte in Kooperation mit den Pflegenden der Station. Eine Anlehnung an Klassifikations- oder Dokumentationssysteme ist nicht erkennbar; auch nicht, ob und welche pflegetheoretischen Annahmen dem System zugrunde liegen. Das Dokumentationssystem wird folglich als digitale Freitextdokumentation genutzt, deren einziger Unterschied zur klassischen Kardexmappe das gewählte Medium ist. Das System ist seit mehr als 24 Monaten im Einsatz, die Einführungsphase kann damit als abgeschlossen gelten. Auf Station existieren zwei Dokumentationsplätze im Stationszimmer, von denen einer zum Zeitpunkt der Erhebung defekt war. Die Texte der Pflegedokumentation wurden ausgedruckt, abgetippt[4] und als Rich-Text in maxQDA importiert. Es erfolgte keine Korrektur der Orthographie und keine Glättung der Dokumentation. Sie wird hier in der Form zitiert, in der sie dem IT-System entnommen wurde. Alle Beteiligten stimmten dem Forschungsprojekt über einen Informed Consent zu. Es wurde ein ethisches Clearing eingeholt.

Einige zentrale Ergebnisse sollen hier in aller Kürze vorgestellt werden. Wie bei qualitativen Untersuchungen üblich, besitzen die Ergebnisse eine begrenzte Reichweite und sind nicht auf andere Kliniken übertragbar – zeigen aber dennoch einige Probleme exemplarisch auf.

Der sterbende Patient als medizinisches Problem

Ein sterbender Patient ist – trotz aller Routine des pflegerischen Versorgungsprozesses – ein Ereignis, das immer wieder die (emotionalen) Schwierigkeiten der Pflegenden zutage treten lässt. Dies zeigt sich sehr deutlich in der Weise, wie sich Pflegende in Dienstgesprächen verhalten. Wenn sterbende Menschen von Pflegenden versorgt werden, ist ein verbreiteter »Schutzmechanismus« anzutreffen:

---

4 Aus technischen Gründen war ein digitaler Export/Import nicht möglich.

Negieren der ausweglosen Situation und Rückzug auf »sicheres Terrain«. Im folgenden Beispiel stehen die medizinischen Informationen so ausschließlich im Vordergrund, dass der Bericht eher einem maschinellen Vorgang als einer pflegerisch relevanten Situation gleicht:

»**Anke:** Herr Albers, kriegt Infusionen nach Plan. Das, was heut noch laufen muss, steht da. Er soll um 15 ach so, dann hat er ne Drainage bekommen ... Der Sog soll jetzt bis 14 Uhr laufen und dann von 16 bis 20 Uhr noch mal. Zwischendurch ist ne Lungenaufnahme zu machen ... um 15 Uhr soll en Blutbild abgenommen werden ... Er kann überhaupt gar nichts schlucken. Is gerade angeordnet, MST und Neurociltropfen und Adalatkapseln und L-Thyroxin is, is alles wieder abgesetzt, zumindest ... insofern kann man es nicht dosieren kann, dass es also nur en Tröpfchen auf der Zunge gibt. (...) Essen weiter sonst nichts. Kriegt Refo, dreimal 80, Tacef zweimal zwei, Decortin zweimal 25. Und dann läuft im Moment noch ne Aminoplasmal mit G10 (...). Danach geht's weiter: 1000 Sterofundin und danach G10 mit fünf Ampullen Paspertin...
Pia: Weswegen/was hat der Mann überhaupt?
Anke: Pleuramesotheliom. Waschen kann er sich nicht alleine. Da hat Milan geholfen. Und eh ach so. Statt der Tem. Statt des MST kann er bei Schmerzen eine Ampulle Temgesic subkutan haben« (Fall 2, Ü1, Walther 1997, S. 0–22).[5]

Übersetzt bedeutet diese Übergabe zunächst einmal: der Patient ist schwerst erkrankt und der Ausgang ungewiss, in jedem Fall handelt es sich um eine Situation, in der es um Leben und Tod geht. Die Übermittlung medizinischer Fakten vermittelt Sicherheit in einer Situation, die eigentlich belastend ist; sie hilft, eine Situation zu meistern, in der möglicherweise belastende pflegerische Maßnahmen zu klären sind. Die Quantifizierung und Funktionalisierung verhindert, dass diese Härte zum Tragen kommt.

Noch deutlicher kommt dies im folgenden Fall zum Ausdruck:

»**Anke:** ja, und in der 18 liegt ein Patient, Brieder, 79 Jahre. Auch mit nem Pleuramesotheliom. Präfinal. So, der lag sonst immer auf de A, aber da war gestern kein Einzelzimmer frei. Da ham wir den bekommen. (...) Der hat jetzt von gestern nachmittag bis heute morgen um 10 eine 500er Kochsalz mit zwei Ampullen Rohypnol ganz langsam laufen gehabt. Und das reicht auch. Ja. Nebenbei bekommt er an Flüssigkeit 5% und Kochsalz. Was ist noch mit dem? Katheter mussten wir ihm nicht legen. Der liegt so still, das geht mir ner Urinflasche (...)« (Fall 2, Ü1, Walther 1997, S. 100–108).

---

5 Sekundäranalyse aus Fall 2.

Konkret bedeutet dies vor allem eines: Dieser Patient liegt im Sterben. Die Beschreibung ist eher funktional-technisch, wichtige pflegerische Sachverhalte werden (gezielt) ausgeblendet. Wie sehr dieser »Pakt der Sicherheiten« verinnerlicht ist, zeigt sich im weiteren Verlauf der Übergabe: Eine Person[6] betritt den Raum und teilt mit, dass der Patient während der Übergabe verstorben ist. Die Pflegende kommentiert dies wie folgt:

»**Anke:** Hätt ich mir sparen können, die Übergabe… Gut. Dann zum Umzug. Dann kann die Private von mir aus kommen« (Fall 2, Ü1, Walther 1997, S. 113).

Die multimorbide Patientin als »unser Ei«, oder: »… irgendwann ist es auch mal vorbei.«

In diesem Beispiel wird der Fall von Frau Groß näher dargestellt. Die Patientin ist hochaltrig, aus einem Pflegeheim eingewiesen worden, weist zahlreiche Grunderkrankungen auf und soll nun einem operativen Eingriff (Ovarialkarzinom) unterzogen werden. Diese Patientin wird in der Übergabe wie folgt angekündigt:

»**Pascale:** So! Weiter! Dann haben wir in der 212 aufgenommen eine Patientin aus einem Pflegeheim bei Wetzlar. Ein Ovarialkarzinom. Also, die Patientin hat ein Ovarial-CA, soll hier eine Total-E kriegen. Sie ist Zustand nach mehreren Apoplex.
Olga: Schön! (…)
Pascale: Da ist halt die Frage nach Abführmaßnahmen. Tomie am Mittwoch. Da muss man dann über die PEG über die PEG halt Oralav geben. Einlauf kann sie nicht halten und anders kriegst du das nicht. Nur dann kannst du der ein geblocktes Darmrohr hinten rein stopfen und hoffen, es fließt ab.
Uta: Naja, ein Darmrohr mit Blockung musst du erst mal …
Pascale: habe ich noch irgendwas hingeschrieben?
Uta: Das soll er mal mitbringen. Ich geh es am besten gleich holen.
Pascale: Also mit dem rechten Zeh Außenknöchel, das ist …
Olga: Was?
Pascale: Also mit dem rechten Zeh Außenknöchel, das ist … das habe ich hingeschrieben, aber das stimmt nicht.
Uta: Es ist am besten, wenn wir das offen lassen und weiter beobachten. Das ist nur eine große Stelle. Es sieht aus, als ob das vom Liegen wäre.
Olga: Wie alt ist denn die?
Pascale: 78. Das ist kein Alter, aber guck dir mal die Patientin an, wie die ist und

---

6 Aus dem Material ist nicht genau erkennbar, ob Pflegende oder Stationsarzt.

da muss man nicht noch mal eine -tomie machen. Weil irgendwann ist es auch mal vorbei.«

In der tags darauf folgenden Übergabe wird die Patientin wie folgt vorgestellt:

»Frau Groß geht heute noch in den OP.
Marga: Welche Frau Groß?
Olga: Die kennst du nicht!
Marga: Das ist die
Olga: Ich sage doch: Das ist unser Ei.
Marga: Das ist unser Ei, ja« (Fall 1, Tag 5, NDFD, S. 52–57).

»Das ist unser Ei« ist die am stärksten verkürzte Form, in denen Pflegende beschreiben können, dass eine Patientin pflegerische Unterstützung in hohem Maße benötigt. Es handelt sich um eine abwertende Formulierung, in deren Zentrum nicht die Betrachtung des Menschen an sich, sondern nur die pflegerische Perspektive des Arbeit-und-Mühe-machenden Patienten enthalten ist. Sie enthält keinerlei Informationen über den sozialen und humanen Aspekt der Person und reduziert Menschen auf die mechanistische Versorgung von Menschen, die an Einschränkungen der Aktivitäten des täglichen Lebens leiden.

Diese Sichtweise tritt besonders deutlich hervor, wenn Patientinnen in hohem Maße besonderer pflegerischer Betreuung bedürfen. Die unauffälligen und unkomplizierten Patientinnen können mit einer gewissen Empathie rechnen, während bei pflegebedürftigen und »ungewöhnlichen« Patientinnen wichtige Informationssammlungen unterbleiben – als hätten die Pflegenden Angst vor näherem Kontakt, der mit der Informationssammlung einhergeht. Interessant ist, wie Pflegende die Fragestellung nach der Sinnhaftigkeit lebensverlängernder Eingriffe thematisieren: »Weil irgendwann ist es auch mal vorbei.« Damit endet die Diskussion.

Deutlich hervor tritt dieses Muster bei der Patientin Frau Beck. Frau Beck leidet an einer schweren Cerebralparese, die sie sich im Rahmen einer Reanimation zugezogen hat. Aktuell ist sie eingewiesen worden, um sich einem gynäkologischen Eingriff zu unterziehen. Die Pflegende des Spätdienstes stellt die Patientin so vor:

»Ei, das ist die Frau Beck, die mal reanimiert worden ist und danach dann alles etwas verschlaubert, alles. Die etwas retard da raus gekommen ist bei.«

Und weiter:

»**Uta:** Die Frau Beck in der ... die Frau Beck, ja das ist halt die Frau Beck ne. Die behinderte da, die kennst du ja. Die reanimiert worden ist, ne« (Fall 1, Tag 3, SDND, S. 69–71).

Diskussion

Diese drei Fälle stehen stellvertretend für die großen Fragestellungen, der sich Pflege und Pflegewissenschaft gegenüberstehen:

Verdichtung und Fragmentierung pflegerischer Tätigkeiten

Mit Blick auf die Versorgungsstrukturen ist festzuhalten, dass die Versorgung im Vorfeld stationärer Aufenthalte zu stark fragmentiert ist und nicht dazu beiträgt, sterbende Patientinnen und Patienten in angemessenem Rahmen zu versorgen. Dies betrifft vor allem Fragen der Pflegeüberleitung vom Krankenhaus bzw. ins Krankenhaus. Das oben angeführte Beispiel der Heimbewohnerin Frau Groß steht stellvertretend für die zahlreichen Praxissituationen, die in diesen Komplex fallen.

Drehtüreffekte und die eingangs angeführten Veränderungen in der Versorgungsstruktur wirken sich zusätzlich negativ auf die pflegerische Arbeitsbelastung aus.

Eine wichtige Konsequenz wäre, interdisziplinäre Settings aus Pflegenden, Ärzten, Seelsorgern und Angehörigen zu schaffen und zu fördern, die den Focus der End-of-Life-Care stärker betonen. Die Notwendigkeit dieser Settings darf nicht unterschätzt werden. Das BMfSJ schreibt hierzu:

> »Außerdem werden bei stationärer Unterbringung teilweise strukturelle Mängel, die sich vor allem an Qualitätsgesichtspunkten festmachen lassen benannt. Beispielsweise wird die Gefahr gesehen, dass durch Überbetonung der Struktur- und Prozessqualität der Versorgung eine Verengung der Pflege auf somatische Gesichtspunkte erfolgt und die menschliche, geistig-seelische Zuwendung zu wenig Beachtung findet.«[7]

Strukturelle Bedingungen

Nur knapp 20% der Pflegenden haben nach dem Ende ihrer Ausbildung Fort- oder Weiterbildungsmaßnahmen zum Thema Tod und Sterben wahrgenommen. Halfpap (2009) konnte zeigen, dass die Strukturen im Klinikbereich für eine gute Versorgung Sterbender ungünstig sind. Aufgrund des Personalmangels im Pflegebereich werden längere Fortbildungen (> 1 Tag) nicht genehmigt, und gerade die langjährig Berufstätigen haben in ihrer Ausbildung nur wenige Kompeten-

---

[7] Erster Bericht des BMFSJ über die Situation der Heime und die Betreuung der Bewohnerinnen und Bewohner. www.bmfsfj.de/doku/Publikationen/heimbericht/1-vorbemerkungen-und-kurzzusammenfassung-wesentlicher-ergebnisse-des-heimberichts.html

zen zum Thema »Sterben« mitgenommen. Viele Pflegende benennen auch ganz klar ein weiteres Problem: »Hintern abwischen im Akkord – Kranke versorgen im Eilschritt: da bleibt keine Zeit für ein tröstendes Gespräch« (Interview 2, 2, S. 21–22). Pflege Sterbender heißt auch immer: Beratung Sterbender – eine berufsgesetzliche Verankerung tut not. Doch gerade die anstehenden Veränderungen und Herausforderungen verlangen nach zusätzlichen Qualifikationen.

Interdisziplinarität

Die interdisziplinäre Zusammenarbeit mit anderen Berufsgruppen wird als schwierig empfunden. Mehr als die Hälfte der befragten Pflegenden gab an, die Zusammenarbeit mit den Ärzten sei schwierig. Halfpap stellt die These auf, dieser Mangel an Kommunikation sei in der Schwierigkeit begründet, dass die Ärzte »solche Dinge nicht thematisieren« können und sich auf »rein medizinische Aspekte« zurückziehen. »Die Ärzte sind zwei Minuten da, füllen die Papiere aus und wir sind dann mit den Sterbenden allein« (Halfpap 2009).

Desiderata

Was ist notwendig, damit aus pflegerischer Sicht menschenwürdiges Sterben im Krankenhaus möglich ist? Hier sind vor allem zu nennen:
1. Berufsgesetzliche Verankerung der Beratung und Betreuung Sterbender durch Pflegende.
2. Ressourcen finanzieller und zeitlicher Art, um Fort- und Weiterbildung sowie Supervision pflegerischer Teams zu ermöglichen.
3. Interdisziplinäre Settings und Teamsitzungen aller am Sterbeprozess Beteiligten, insbesondere aber bessere Vernetzung der Pflegenden, Therapeuten, Seelsorger und Ärzte.

Eines bleibt festzuhalten: Die Qualität pflegerischer End-of-Life-Care und palliativer Pflege ist starken – institutionell begründeten – Schwankungen unterworfen, bei gutem Theorie- und Forschungsstand der Pflegeforschung. Man mag hier ein Transferproblem ausmachen – aber auch: Mangelnde Zeit- und Personalressourcen. In Fragen der Ethik aber darf Geld keine Rolle spielen, oder?

»**Michaela:** So, jetzt können wir noch mal über alles nachdenken. Totales Chaos. Jeder redet ja durcheinander« (Tag 1, NDFD, S. 107–109).

Literatur

Abrahamian, H.; Bruns, V. & Grünsteudl, V. (2007): Den letzten Weg gemeinsam gehen. Hospize und Sterbebegleitung. Wien (Goldegg Verlag).

Andraschko, H. G. (2008): Palliativpflege. Projekt- und Qualitätsmanagement im Gesundheitswesen. URL: www.pqm-online. de/downloads/palliativpflege.pdf (Stand: 22.05.2013).

Anurag, R.; Sheilendra, K.; Pahwa, R.; Suresh, K.; Parijat, S. & Deepti, M. (2009): Palliative And End Of Life Care. The Internet Journal of Pain, Symptom Control and Palliative Care 6(2).

Bausewein, C.; Roller, S. & Voltz, R. (2007): Leitfaden Palliativmedizin. Palliative Care. München (Elsevier).

Begemann, V. (2006): Hospiz – Lehr- und Lernort des Lebens. Stuttgart (Kohlhammer).

Binder, C. (2008): Pflege ist Schwer(st)arbeit. Pflegenetz, 20–21.

Brinkmann-Gobel, R. (2001): Handbuch für Gesundheitsberater. Bern (Verlag Hans Huber).

Boß, C. (1999): Die Arbeit mit Tod und Sterben aus pflegerischer Sicht. Erfahrungen im Spannungsfeld beruflicher Erfüllung und persönlicher Belastung. Die Schwester Der Pfleger, 726–727.

Büssing, A. & Glaser, J. (2003): Dienstleistungsqualität und Qualität des Arbeitslebens im Krankenhaus. Göttingen (Hogrefe-Verlag).

Decker, F. & Decker, A. (2008): Management in Gesundheits- und Sozialbetrieben. Baden-Baden (Nomos).

Greiner, S.; Knobloch, D. (2006): Palliative Care. Schwerstkranke und sterbende Menschen würdevoll begleiten. Die Schwester Der Pfleger, 496–500.

Hulskers, H. (2001): Die Qualität der pflegerischen Beziehung: Ein Anforderungsprofil. Pflege. Die wissenschaftliche Zeitschrift für Pflegeberufe, 39–45.

Jack, B. A.; Littlewood, C.; Eve, A.; Murphy, D.; Khatri, A. & Ellershaw, J. E. (2009): Reflecting the scope and work of palliative care teams today: an action research project to modernise a national minimum data set. Palliative Medicine 23(1), 80–86.

Johns, C. (2004): Selbstreflexion in der Pflegepraxis. Gemeinsam aus Erfahrungen lernen. Bern (Verlag Hans Huber).

Keller, S. (2009): Pflege zuhause. So organisieren Sie die Hilfe. Frankfurt am Main (Mabuse Verlag).

Klähn, S. (1999): Lebensbegleitung bis zum Tod. Die Schwester Der Pfleger, 716–718.

Knipping, C. (2006): Lehrbuch Palliative Care. Bern (Verlag Hans Huber).

Körber, E. (2006): Palliativbetreuung im Akutspital aus Sicht der Pflegepersonen. Österreichische Pflegezeitschrift, 12–16.

Kulbe, A. (2008): Sterbebegleitung. Hilfen zur Pflege Sterbender. München (Urban & Fischer Verlag).

Li, S. (2005): Doing criticism in ›symbiotic niceness‹: a study of palliative care nurses' talk. Social Science and Medicine, 1949–1959.

Polit, D. F.; Beck, C. T.; & Hugler, B. P. (2004): Lehrbuch Pflegeforschung. Methodik, Beurteilung, Anwendung. Bern (Verlag Hans Huber).

Resetarics, P. (2008): Grundlagen pflegerischen Handelns. Wien (Wilhelm Maudrich Verlag).

Rest, F. (2006): Sterbebeistand, Sterbebegleitung, Sterbegeleit. Handbuch für den stationären und ambulanten Bereich. Stuttgart (Kohlhammer).

Sandgren, A.; Thulesius, H.; Fridlund, B. & Pertersson, K. (2006): Striving for Emotional Survival in Palliative Cancer Nursing. Qualitative Health Research 16(1), 79–96.

Schwamberger, H. (2008): Gesundheits- und Krankenpflegegesetz. Wien (Verlag Österreich).
Student, J.C.; Mühlum, A. & Student, U. (2004): Soziale Arbeit in Hospiz und Palliative Care. München (Ernst Reinhardt Verlag).
Van der Heide, A.; De Vogel-Voogt, E.; Visser, A.; Van der Rijt, C.C.D.; Van der Maas, P.J. (2007): Dying at home or in an institution: perspectives of Dutch physicians and bereaved relatives. Support Care Cancer, 1413–1421.
Warmbrunn, A. (2006): Berufliches Selbstverständnis entwickeln und lernen, berufliche Anforderungen zu bewältigen. München (Elsevier).

Internetquellen

www.bmfsfj.de/doku/Publikationen/heimbericht/1-vorbemerkungen-und-kurzzusammenfassung-wesentlicher-ergebnisse-des-heimberichts.html (Stand: 08.08.2013).
www.theushealthsystem.wordpress.com/category/health-care-and-politics/ (Stand: 08.08.2013).
www.who.int/cancer/palliative/definition/en/ (Stand: 01.05.2009).

Wandel des Sterbens im Krankenhaus: Besser sterben auf Palliativstationen?

Swantje Goebel, Karin Jors & Gerhild Becker

In den Grundsätzen der Bundesärztekammer zur ärztlichen Sterbebegleitung von 2011 wird die Aufgabe eines Arztes folgendermaßen beschrieben:

> »Aufgabe des Arztes ist es, unter Achtung des Selbstbestimmungsrechtes des Patienten Leben zu erhalten, Gesundheit zu schützen und wiederherzustellen sowie Leiden zu lindern und Sterbenden bis zum Tod beizustehen. Die ärztliche Verpflichtung zur Lebenserhaltung besteht daher nicht unter allen Umständen« (Bundesärztekammer 2011, S. 346).

Auch wenn hier klar ausgedrückt, ist es keine Selbstverständlichkeit, dass die Sterbebegleitung zur ärztlichen Aufgabe gehört. Das alte französische Medizinersprichwort »guerir – quelquefois, soulager – souvent, consoler – toujours« (heilen – manchmal, lindern – oft, trösten – immer) geriet im 20. Jahrhundert in Vergessenheit. Im Gegensatz zum 19. Jahrhundert, in dem der Tod als etwas Normales und Unvermeidbares betrachtet wurde, wurde das Sterben im 20. Jahrhundert in westlichen Gesellschaften verdrängt und galt als etwas Unerwünschtes (vgl. Dreßke 2008). Die Fortschritte der modernen Medizin im 20. Jahrhundert (z. B. künstliche Beatmung, Organtransplantationen) ermöglichten Ärzten, menschliches Leben zu erhalten und sogar zu verlängern. Die Verlängerung des menschlichen Lebens wurde damit zum Hauptziel der Medizin (vgl. Allert 2010). Für Ärzte wurde das Sterben »eine konkret zu bewältigende Aufgabe« (Göckenjan/Dreßke 2002, S. 81). Innerhalb des Krankenhauses wurde Sterben als Niederlage angesehen, die seinem Ziel »Leben zu bewahren, beschädigtes Leben wiederherzustellen« (Ferber 1970, S. 241) widerspricht.

Doch im Laufe des 20. Jahrhunderts sind immer mehr Menschen im Krankenhaus gestorben. Zwischen 1968 und 1978 stieg die Anzahl der Sterbefälle im Krankenhaus in Deutschland über 10%, von 44,2% auf 59,2% (vgl. Schmeling et al. 1982). Diese neue gesellschaftliche Entwicklung hatte vielfältige Hintergründe. Erstens starben Menschen nicht mehr so häufig an einfachen Infektionskrankheiten, was zur Folge hatte, dass die Menschen auch länger lebten und öfters an Herz-/Kreislauferkrankungen, Organversagen, Alterserkrankungen oder Krebs starben, also an chronischen Erkrankungen mit langwierigem Verlauf (Becker/Xander 2013, S. 9). Außerdem änderten sich die familiären Strukturen, sodass Familienmitglieder nicht mehr grundsätzlich bereit waren oder die Möglichkeit hatten, ihre sterbenden Angehörigen zu pflegen und bis zum Tod zu begleiten. Die Verlagerung von Sterbenden ins Krankenhaus hatte zudem den Vorteil einer besseren medizinischen Versorgung (vgl. Schmeling et al. 1982).

Obwohl ein wachsender Anteil der Gesellschaft im Krankenhaus verstarb, waren sowohl das Krankenhaus als auch das ärztliche Personal nicht auf das Sterben vorbereitet. Da das Sterben der Zielsetzung des Krankenhauses widersprach, wurden Ärzte in ihrer Ausbildung auch nicht für den Umgang mit Sterbenden geschult (vgl. Ferber 1970). Lau bezeichnete die Sterbesituation im Krankenhaus deshalb als »ein unsicheres Feld sozialen Handelns«, in dem Ärzte aufgrund ihrer Rollenerwartung, das Leben zu verlängern, in Konflikt gerieten und nur auf unzureichende Normen zurückgreifen könnten (vgl. Lau 1975, S. 15).

Dieses neue und unsichere Feld weckte in den 60er Jahren die Aufmerksamkeit der amerikanischen Soziologen Glaser und Strauss. So wie in Deutschland starben damals immer mehr Amerikaner im Krankenhaus. Als ein Ergebnis beobachteten die Wissenschaftler, dass Ärzte es vermieden, Patienten über die Realität ihres bevorstehenden Todes aufzuklären, um die Krankenhausroutine, die auf die heilbaren Patienten gerichtet war, aufrecht zu erhalten (vgl. Glaser/Strauss 1974). Man könnte sagen, dass Sterbende auf die Klinikmitarbeitenden wie eine *Betriebsstörung* wirkten, und es wurde alles getan, um sie zu verdecken. Der amerikanische Soziologe Sudnow schilderte beispielsweise in seinem Buch *Organisiertes Sterben,* dass Patienten, die unmittelbar vor dem Sterben waren, von Pflegenden wie Leichen hergerichtet wurden, um sie nach dem Tod möglichst schnell aus dem Weg zu haben (vgl. Sudnow 1973). Außerdem berichtete Sudnow von Ärzten, die sterbende Patienten auf andere Stationen überwiesen, damit ihre Station damit nicht belastet wurde (ebd.).

Wie man an der damaligen Forschung erkennt, waren Sterbende im Krankenhaus unwillkommene Gäste: Krankenhäuser und das Klinikpersonal waren nicht auf den Umgang und die adäquate Versorgung terminal Erkrankter und Sterbender eingerichtet. Allerdings gab es auch keinen anderen Ort in der Gesellschaft, der auf die medizinischen und pflegerischen Anforderungen adäquat reagieren konnte. Pflegeheime hatten nicht genügend Plätze und nahmen auch keine Personen auf, die sowieso nur noch wenige Tage oder Wochen zu leben hatten (vgl. Allert 2010). Hospiz- und Palliativversorgung entstand somit als eine Art »Krisenkonsequenz« (Gronemeyer et al. 2004, S. 25), als eine Reaktion auf diese Mangelsituation. Die dringende Notwendigkeit einer neuen Versorgungsstruktur wurde zuallererst und beharrlich von Betroffenen reklamiert; es bildeten sich lokale Initiativen, und rasch erwuchs daraus eine neue Bürgerbewegung. Angehörige und Klinikmitarbeitende, die diese Situation als schwierig erlebten, setzten sich ein für einen ganzheitlichen Fürsorgeansatz, der neben einer adäquaten Symptomkontrolle auch den psychosozialen Bedürfnissen und spirituellen Nöten der Schwerstkranken und Sterbenden begegnete. Vorbild war die Engländerin Dame Cicely Saunders, die mit der Eröffnung des *St. Christopher's Hospice* bereits 1967 die moderne Hospizbewegung begründete und als Medizinerin, Sozialarbeiterin und Christin den ganzheitlichen Ansatz selbst verkörperte.

Als passende Lösung für die drängenden Erfordernisse der Zeit breiten sich Hospizidee und Palliativmedizin – beides ist historisch miteinander gewachsen – in Deutschland seit Mitte der 80er Jahre aus. Auch wenn noch keine bedarfsdeckende Versorgung erreicht ist, hat sich die Palliativmedizin als feste Säule im deutschen Gesundheitswesen etabliert. Gemäß dem Prinzip »ambulant vor stationär« existieren aktuell 1.500 ambulante Einrichtungen (z.B. Spezialisierte Ambulante Palliativversorgungsnetze), 195 stationäre Hospizen und 231 Palliativstationen (DHPV). Innerhalb dieses Versorgungsnetzes unterschiedlicher Organisationsformen kommt der Palliativstation eine gesonderte Funktion zu: Palliativstationen sind an Krankenhäuser angegliederte, eigenständige »Interventionseinrichtungen« (Prönnicke 2010, S. 16) für jene Schwerstkranken und Sterbenden, die eine spezialisierte palliativmedizinische und psychosoziale Versorgung benötigen. Zwar gehört die Sterbebegleitung genauso zu ihren Aufgaben, ihr Ziel ist jedoch die Stabilisierung der Krankheitssituation bei anschließender Entlassung.

Mit der Einrichtung von Palliativstationen haben also auch Krankenhäuser einen Ort geschaffen, an dem Sterben akzeptiert wird. Dort erhalten die Schwerstkranken die für sie erforderliche individuelle, ganzheitliche Behandlung und Begleitung. Angesichts der beschriebenen Entwicklungen läge es nahe, Sterben auf der Palliativstation als ein gutes – im Vergleich zu anderen Krankenhausstationen vielleicht sogar besseres – Sterben zu bezeichnen. Das allerdings impliziert zwei Annahmen, die einer genaueren Betrachtung bedürfen: Erstens: wir wissen, wie ein gutes Sterben aussieht, und können Sterbevorgänge auf Palliativstationen demzufolge als solches deklarieren. Zweitens: auf anderen Krankenhausstationen wird schlechter gestorben als auf der Palliativstation.

Was braucht ein gutes Sterben? Lässt sich die Antwort auf diese Frage überhaupt objektivieren? Wie können wir hier zu einer Einschätzung kommen? Und woran sollte sich ein Vergleich der Sterberealitäten verschiedener Stationen orientieren? Verstorbene können uns keine Auskunft mehr geben, und wir als Außenstehende können ihre Sterbeverläufe nicht hinreichend bewerten. Allerdings können wir uns ein Bild von ihren Sterbebedingungen machen. Wir können die strukturellen Gegebenheiten auf Palliativstationen im Vergleich zu anderen Sterbeorten im

Krankenhaus betrachten, und untersuchen, wie Sterben auf Palliativstationen organisiert wird und was dies für die Beteiligten, also für Patienten, Angehörige sowie Versorgende, bedeutet. Und wir können diese besondere Versorgungskultur in ihrem zeithistorischen Kontext betrachten, soziologisch einordnen und abgleichen mit aktuell gültigen Vorstellungen von einem guten Lebensende.

In Bezug auf die finanziellen und personellen Rahmenbedingungen sind Palliativstationen unbestritten besser aufgestellt als andere Klinikstationen; sie weisen einige Mindestmerkmale auf, die auf anderen Stationen zum Teil nicht erforderlich sind. Das Personal hat einen höheren Stellenschlüssel und muss für »die aufwendige und komplexe Palliativbehandlung« (Deutsche Gesellschaft für Pallativmedizin 2012, S. 1) besonders ausgebildet sein. Weiterhin sind mindestens zwei nichtärztliche Therapien (e. g. Sozialarbeit, Psychologie, Physiotherapie, Kunst- und Musiktherapie) in die Behandlung einzubeziehen, um eine »ganzheitliche Behandlung zur Symptomkontrolle und psychosozialen Stabilisierung« (ebd., S. 3) zu ermöglichen. Auch tägliche Fallbesprechungen im multiprofessionellen Team gehören zum Arbeitsablauf, und eine multidisziplinäre Teambesprechung mit allen involvierten Berufsgruppen soll zumindest einmal in der Woche gewährleistet werden (vgl. ebd.). Außerdem gehört die Unterstützung der Angehörigen zum Arbeitsauftrag, sowohl während der Behandlung des Patienten als auch nach seinem Tod (vgl. ebd.).

Palliativmedizinische Versorgung ist strukturell also auf Sterbeprozesse spezialisiert, sie kann entsprechend differenziert reagieren und Verläufe möglicherweise noch einmal anders steuern (vgl. Göckenjan/Dreßke 2005). Das liegt vor allem an ihrer besonderen Zielsetzung. Organisationssoziologisch betrachtet, ist ein Krankenhaus eine Institution, die ein gesellschaftliches Gemeinziel verfolgt: die Heilung bzw. Optimierung des Gesundheitszustands des Patienten, um seine funktionale Wiedereingliederung in Alltagsverhältnisse zu erreichen (vgl. ebd.). Indem sich ein Patient in das Krankenhaus begibt, nimmt er die Krankenrolle an (vgl. Parsons 1965) und ordnet sich diesem Ziel unter; seine individuellen Wünsche sind den etablierten Prozessen medizinischer Versorgung hintenanzustellen (vgl. Göckenjan/Dreßke 2005).

Für palliative Patienten kann diese Zielsetzung jedoch nicht mehr funktionieren. Gerade ihr individuelles Bedürfnis gilt als handlungsleitend. Patientenautonomie zu wahren und zu fördern, ist strikte Handlungsmaxime. Auf einer Palliativstation geht es im Gegensatz zum grundsätzlichen Auftrag der Organisationseinheit Krankenhaus nicht mehr darum, zu heilen, sondern Leiden zu lindern und Lebensqualität sicherzustellen. Lebensqualität steht als Norm über der Lebenszeit als quantitativer Größe, und nur der Patient selbst kann bestimmen, welche Maßnahmen dem Behandlungsziel Lebensqualität in seinem Fall entgegenkommen. Dafür wird die Individualität der Patienten zur Grundlage allen Betreuungshandelns gemacht. Dieses Prinzip besteht vom Beginn des Aufenthalts bis zum Ende. Es zeigt sich bei der Anamnese und alltäglichen Tätigkeiten durch ein Kennenlernen der Biografie des Patienten neben dem klinischen Krankheitsbild. Und es zeigt sich bei der Entlassung von Verstorbenen anhand von Erinnerungsritualen (vgl. Pfeffer 2005). Gleiches wird im Behandlungsverlauf offenbar, denn auch hier bleibt das Selbst des Sterbenden primäre Referenz. Somit kommt den Patienten und ihren Angehörigen die Ausgestaltung der Sterberolle zu, und den Versorgenden die aktive Gestaltung von Aushandlungsprozessen anstelle von direktiv oder suggestiv bevorzugten Behandlungsstrategien (vgl. Göckenjan/Dreßke 2005).

Mit diesen Prämissen ist die palliativmedizinische Versorgungskultur weit mehr als bloß eine Reaktion auf einen Versorgungsnotstand. Sie ist auch angetreten, um dem modernen Schreckensbild eines *würdelosen* Sterbens in Krankenhäusern ein optimistisches Bild entgegenzusetzen. Es wundert also nicht, warum die Palliativkultur so erfolgreich ist und warum die öffentliche wie mediale Wahrnehmung derart positiv ausfällt, schließlich entspricht sie mit ihrer normativen und handlungsleitenden Programmatik den Prinzipien unserer modernen, individualisierten Gesellschaft (vgl. Schneider 2006): So wie wir in immer mehr Bereichen unseres Lebens Entscheidungen selbst zu treffen und zu verantworten haben, so ist zunehmend auch das letzte Stück des Lebensweges individuell und von den Betroffenen zu bestimmen. Freilich bedeutet das nicht, dass die palliativmedizinische Versorgung ein *gutes* oder sogar *besseres* Sterben garantieren kann. Aber darum geht es vielleicht auch nicht. Vielmehr geht es darum, den *eigenen* Tod zu sterben und dabei bestmögliche Unterstützung zu erhalten, um nicht, wie Rilke es formulierte, den Tod sterben zu müssen, der an der Klinik angestellt ist (vgl. Rilke 1980). Dies zu ermöglichen, gehört zu den Aufgaben der Palliativmedizin – und grundsätzlich zu den Aufgaben von Ärzten, wie anfangs erwähnt. Die Etablierung der Palliativmedizin als medizinisches Fach hat das Sterben wieder ins Bewusstsein der Medizin gerufen. Mit der Aufnahme ins Medizincurriculum werden angehende Ärzte heute besser auf den Umgang mit Sterbenden vorbereitet. Natürlich fördern die strukturellen und kulturellen Rahmenbedingungen auf der Palliativstation eine angemessene Sterbebegleitung. Grundlage ist aber eine Haltung der Akzeptanz und Solidarität mit den Sterbenden. Dies ist »die letzte Garantie dafür, dass der kranke Mensch in der Tat ›seinen eigenen Tod‹ sterben kann« (Sporken 1982, S. 155). Dafür sorgt die Palliativmedizin; sie fördert eine neue, offenere Sterbekultur im Krankenhaus. Gelingt es, diese Haltung auf allen Krankenhausstationen zu integrieren, können Sterbende, egal auf welcher Station, in Würde im Krankenhaus sterben.

Literatur

Allert, R. (2010): Von den Anfängen der bundesdeutschen Hospizbewegung. Motive, Ziele, Schwierigkeiten und Erfolge. Die Hospiz-Zeitschrift 12(43), 11–14.

Becker, G. & Xander, C. (2013, im Druck): Palliativmedizin – eine Antwort auf die Herausforderungen von Sterben und Tod heute. In: Koch, U. & Bengel, J. (Hg.): Enzyklopädie der Psychologie. Medizinische Psychologie. Band 2. Göttingen (Hogrefe Verlag).

Bundesärztekammer (2011): Grundsätze der Bundesärztekammer zur ärztlichen Sterbebegleitung. Deutsches Ärzteblatt 108(7), 346–348.
Deutsche Gesellschaft für Palliativmedizin (2007): Empfehlung der Deutschen Gesellschaft für Palliativmedizin (DGP) zur Personalbesetzung auf Palliativstationen. URL: www.dgpallia tivmedizin.de/diverses/stellungnahmen-der-dgp.html (Stand: 18.07.2013).
Deutsche Gesellschaft für Palliativmedizin (2012): Glossar der Deutschen Gesellschaft für Palliativmedizin zu den Mindestmerkmalen der OPS 8–98e. URL: www.dgpalliativmedizin.de/dgp-dokumentationshilfen.html (Stand: 18.07.2013).
Deutscher Hospiz- und Palliativverband (DHPV): Hospiz- und Palliativversorgung. URL: www.dhpv.de/themen_hospiz-palliativ.html (Stand: 18.07.2013).
Deutscher Hospiz- und Palliativverband (DHPV): Palliativstationen. URL: www.dhpv.de/themen_palliativstationen.html (Stand: 18.07.2013).
Dreßke, S. (2008): Identität und Körper am Lebensende. Die Versorgung Sterbender im Krankenhaus und im Hospiz. Psychologie & Gesellschaftskritik 32(2/3), 109–129.
Ferber, C. von (1970): Der Tod: ein unbewältigtes Problem für Mediziner und Soziologen. In memoriam Werner Hofmann. Kölner Zeitschrift für Soziologie und Sozialpsychologie 22(2), 237–250.
Glaser, B. G. & Strauss, A. L. (1974): Interaktion mit Sterbenden. Beobachtungen für Ärzte, Schwestern, Seelsorger und Angehörige. Göttingen (Vandenhoeck & Ruprecht).
Göckenjan, G. & Dreßke, S. (2002): Wandlungen des Sterbens im Krankenhaus und die Konflikte zwischen Krankenrolle und Sterberolle. Österreichische Zeitschrift für Soziologie 27(4), 80–96.
Göckenjan, G. & Dreßke, S. (2005): Sterben in der Palliativversorgung. Bedeutung und Chancen finaler Aushandlung. In: Knoblauch, H. & Zingerle, A. (Hg.): Thanatosoziologie. Tod, Hospiz und die Institutionalisierung des Sterbens. Berlin (Duncker & Humblot), 147–167.
Gronemeyer, R.; Fink, M.; Globisch, M. & Schumann, F. (2004): Helfen am Ende des Lebens. Hospizarbeit und Palliative Care in Europa. Wuppertal (der hospiz verlag).
Lau, E. E. (1975): Tod im Krankenhaus. Soziologische Aspekte des Sterbens in Institutionen. Köln (Bachem).
Parsons, T. (1965): Struktur und Funktion der modernen Medizin. Kölner Zeitschrift für Soziologie und Sozialpsychologie Sonderheft 3, 10–57.
Pfeffer, C. (2005): »Hier wird immer noch besser gestorben als woanders.« Eine Ethnographie stationärer Hospizarbeit. Bern (Verlag Hans Huber).
Prönnicke, R. (2010): Was ist aus Hospiz geworden – aus Sicht der Palliativmedizin. Die Hospiz-Zeitschrift 12(43), 16–17.
Rilke, R. M. (1980): Die Aufzeichnungen des Malte Laurids Brigge. In: Werke. Bd. III, 1: Prosa. Frankfurt am Main (Suhrkamp/Insel), S. 113–114.
Schmeling, C.; Jährig, C. & Koch, U. (1982): Sterben im Krankenhaus. Medizin, Mensch, Gesellschaft 7, 140–149.
Schneider, W. (2006): Das gute Sterben? – Zur Institutionalisierung des Sterbens in der Hospiz- und Palliativarbeit. URL: admin.fnst.org/.../Vortrag_W._Schneider_11.11.06.pdf (Stand: 18.07.2013).
Sporken, P. (1982): Sterben in Institutionen. Medizin, Mensch, Gesellschaft 7, 150–155.
Sudnow, D. (1973): Organisiertes Sterben – eine soziologische Untersuchung. Frankfurt am Main (Fischer).

Intensivstation – Sterbeprozess und medizinische Versorgung

Marco Gruß & Markus A. Weigand

Einleitung

»Dying, like most other human acts, can be done well or badly. But unlike many other things we do, we only die once, so it is important to get it right first time.« (»Sterben kann, wie viele andere menschliche Handlungen, gut oder schlecht ablaufen. Aber anders als viele andere Dinge, die wir tun, sterben wir nur einmal. Daher ist es wichtig, es beim ersten Mal richtig zu machen.«)

Scarre 2012

Durch moderne intensivmedizinische Therapie können heutzutage auch bei sehr alten und kranken Patienten risikoreiche und gefährliche Eingriffe durchgeführt werden. Erkauft wird dieser »Segen« für die Patienten jedoch mit teilweise sehr intensiven und invasiven Maßnahmen wie hochdosierter Katecholamintherapie, invasiver Beatmung, Dialyse etc. Dies führt dazu, dass für viele Patienten wie auch für Angehörige und behandelnde Ärzte und Pflegekräfte die Frage nach dem »Haben wir das wirklich gewollt?« in den Mittelpunkt rückt. Die SUPPORT-Studie konnte schon 1995 zeigen, dass Ärzte ihre Patienten mit deutlich ausgedehnteren Therapiemaßnahmen behandelten, als sie es für sich selbst akzeptieren würden, und dass viele Patienten auf einer Intensivstation im komatösen Zustand oder beatmet starben (vgl. The SUPPORT Principal Investigators 1995). In den letzten Jahren wird zunehmend diskutiert, ob in der Intensivmedizin alles, was durchgeführt werden kann, auch sinnvoll ist und durchgeführt werden soll. Viele Patienten haben Angst, dass der natürliche Sterbeprozess sowie ihr Leiden durch Intensivmedizin verlängert werden.

Marco Gruß & Markus A. Weigand

Epidemiologie: Wer stirbt woran auf der Intensivstation?

Im Jahre 2010 sind in Deutschland 858.768 Menschen gestorben (vgl. Statistisches Bundesamt 2010, S. 33, Tabelle 2.2.1.), davon ca. die Hälfte in Krankenhäusern. In Deutschland sind bisher sehr wenig Details über die Epidemiologie des Sterbens in Krankenhäusern bekannt (vgl. Nemitz 2010), obwohl die Daten prinzipiell von den Krankenhäusern nach §21 des Krankenhausentgeltgesetzes übermittelt werden müssen. Nach einer österreichischen Untersuchung waren im Jahr 2003 4,7% der Männer und 3,2% der Frauen über 75 Jahre auf einer Intensivstation in Behandlung (vgl. Dorner 2010), und nach Daten des Norwegischen Intensive Care Registers lag das durchschnittliche Alter norwegischer Intensivpatienten 2009 bei 64,4 Jahren, wobei 25% aller Patienten älter als 75 Jahre waren (zitiert in Andersen/Kvale 2012). Im Jahre 2004 starb ca. jeder fünfte Amerikaner auf einer Intensivstation (vgl. Angus et al. 2004). Dabei variiert die Sterblichkeit von Intensivpatienten nach Patientengut bzw. Intensivstation und wird zwischen 6% und 40% beschrieben, wobei der APACHE-III-Score bei Aufnahme einen guten Prädiktor für ein Versterben auf der Intensivstation darstellt (vgl. Angus et al. 2004). Wie zu erwarten, steigt die Sterblichkeit von Patienten z. B. mit schwerer Sepsis oder septischem Schock von 45,6% (< 60 Jahre) über 60,7% (60–80 Jahre) auf 78,9% bei Patienten über 80 Jahren mit zunehmendem Alter deutlich an (vgl. Nasa et al. 2012). Demnach sterben vier von fünf Patienten über 80 Jahren mit schwerer Sepsis/septischem Schock trotz moderner und aufwendiger Intensivtherapie. Dazu passend verstarben mehr als drei Viertel der Fälle auf einer österreichischen Intensivstation an therapierefraktärem akuten oder chronischen Multiorganversagen bzw. an Herz-Kreislaufversagen (vgl. Mayr et al. 2006).

Ist Sterben auf der Intensivstation anders?

»Aufgabe der Ärztinnen und Ärzte ist es, das Leben zu erhalten, die Gesundheit zu schützen und wiederherzustellen, Leiden zu lindern, Sterbenden Beistand zu leisten«, heißt es in der Berufsordnung für Ärzte (Bundesärztekammer 1997/2011). Der Betreuung sterbender Menschen wird also eine ganz erhebliche Bedeutung beigemessen. Dabei werden Patienten in aller Regel in einer Phase ihrer Erkrankung auf die Intensivstation aufgenommen, in der entweder eine Heilung möglich und wahrscheinlich scheint oder in der aufgrund einer akuten, oft dramatischen Verschlechterung des Zustandes eine ausführliche und differenzierte Würdigung der mittelfristigen Therapieziele nicht stattfindet. Wenn dies nach einer mehr oder weniger erfolgreichen Stabilisierungsphase dann möglich wäre, ist der Patient aber oft in seinen Einflussmöglichkeiten stark eingeschränkt.

Analgosedierung und/oder meistens auch invasive Beatmung erschweren die Kommunikation erheblich. Die weiteren Entscheidungen über ihr Leben liegen dann oft in den Händen von Angehörigen, Pflegekräften und Ärzten. Letztendlich sind über die Hälfte der Todesfälle auf Intensivstationen Folge einer iatrogenen Therapiebegrenzung/-einstellung (vgl. Cook et al. 2003; Azoulay et al. 2003; Sprung et al. 2008). Die zunehmenden technischen Möglichkeiten in den letzten Jahren haben aber leider auch zu Automatismen im Krankenhaus geführt, sodass nicht selten auch Patienten mit weit fortgeschrittenen chronischen Leiden und Patienten bei Verschlechterungen im Endstadium ihrer Grunderkrankung auf eine Intensivstation aufgenommen werden. So verbringen etwa die Hälfte der Amerikaner, die im Krankenhaus sterben, die letzten drei Tage Ihres Lebens auf einer Intensivstation (O'Mahony et al. 2010). Doch ist ein Sterbeprozess auf einer Intensivstation mit invasivem Monitoring und invasiven Maßnahmen wirklich das, was wir uns für unsere letzten Lebenstage und -stunden wünschen? Bei nur 15-minütiger Überwachung der Vitalparameter werden noch am Tage des Todes ca. 100-mal der Blutdruck, die Atemfrequenz und die Herzfrequenz gemessen (vgl. Lustbader et al. 2011). Die Aufforderung, das Monitoring doch nach einer Entscheidung zur Therapiebegrenzung/-reduktion auszustellen, führt oft zu Unverständnis und gipfelte sogar in der Feststellung einer jungen Kollegin: »Wie sollen wir denn dann feststellen, wann sie tot ist?« (persönliche Erfahrungen M. Gruß). Dabei spiegeln die gesteigerte Intensität und das Monitoring sich wohl nicht immer in einer verbesserten Versorgung wider. So erhielten lediglich weniger als die Hälfte der auf einer Intensivstation Verstorbenen vor ihrem Tod eine – nach Einschätzung der Familienangehörigen – adäquate Analgesie (vgl. Mularski et al. 2005).

Wie erleben Angehörige und betreuendes Personal Sterben auf der Intensivstation?

In einer Untersuchung zur Lebensqualität am Lebensende äußerten Patienten, Angehörige sowie betreuende Ärzte und Pflegepersonal eindeutig, dass vor allem eine lebensverlängernde Therapie in der letzten Lebenswoche sowie ein Aufenthalt auf der Intensivstation eine erhebliche Einschränkung der Lebensqualität mit sich brachten (Zhang et al. 2012). Auf der anderen Seite wirkten sich vor allem ein religiöser Glaube sowie eine starke Arzt-Patienten-Beziehung im Sinne einer »therapeutischen Allianz« positiv aus (Zhang et al. 2012). Bei vielen Patienten, die später auf einer Intensivstation versterben, entwickelt sich im Laufe des Aufenthalts eine Situation, in der bei Pflegenden und Ärzten die Erkenntnis reift, dass das Leben des Patienten nicht zu retten ist. Nun wird über einen palliativen Ansatz diskutiert. Da auf Intensivstationen aber nahezu immer die lebenserhaltende und kurative Therapie das primäre Ziel ist, bedeutet dies zumindest teilweise eine Umstellung für das betreuende Personal. Im Gegensatz zu Pflegekräften in Hospizen oder Palliativstationen gibt es für Pflegepersonal auf Intensivstationen bisher nur selten professionelle Unterstützung im Umgang mit Sterben und Tod (vgl. Espinosa et al. 2010). In einer Umfrage mit über 1.000 Leitern von Intensivstationen wurden ungenügendes Training in der Kommunikation über Therapie am Lebensende, inadäquate Kommunikation zwischen Behandlungsteam und Patienten/Angehörigen sowie Angst vor rechtlichen Konsequenzen als die drei entscheidenden Hürden zu einer optimalen Therapie am Lebensende identifiziert (vgl. Nelson et al. 2006). Passend dazu konnten sich lediglich 18% kritisch kranker Tumorpatienten und nur 30% der Angehörigen an ein offenes Gespräch über das Procedere des Sterbeprozesses erinnern. Sowohl die Patienten als auch die Angehörigen, die sich an ein solches Gespräch erinnern konnten, waren sowohl mit der Betreuung allgemein als auch mit der Kommunikation und der Entscheidungsfindung auf der Station deutlich zufriedener als die Angehörigen, mit denen nicht gesprochen wurde (vgl. Nelson et al. 2006). Daneben gelten auch mangelnde psychologische Unterstützung, fehlende Teambesprechungen und Probleme mit den getroffenen Entscheidungen bzw. dem Prozess der Entscheidungsfindung als Ursachen für Konflikte auf der Intensivstation (vgl. Azoulay et al. 2009). Wenn den Angehörigen lediglich eine passive Rolle in der Entscheidungsrate zugestanden wird, kann dies sogar deutlich die Inzidenz an posttraumatischen Stress-Syndromen erhöhen (vgl. Anderson et al. 2009), wobei andererseits auch beschrieben wurde, dass gerade die Teilnahme an der Entscheidungsfindung bzw. das aktive Entscheiden ein posttraumatisches Stress-Syndrom erzeugen kann (Azoulay et al. 2004). Hier besteht die entscheidende pflegerische und ärztliche Aufgabe darin, für jeden einzelnen Patienten und seine Angehörigen zu erkunden, inwieweit sie in der Lage sind, Entscheidungen bis hin zum Therapieabbruch mitzutragen und zu gestalten. Dass diese schwierige Aufgabe gelingen kann, zeigt eine prospektive Studie aus den Niederlanden, die generell eine hohe Zufriedenheit der Angehörigen mit der »Qualität des Sterbeprozesses« ihrer verstorbenen Angehörigen belegt (vgl. Gerritsen et al. 2013). Die Autoren nennen v. a. eine kontinuierliche und offene Kommunikation als einen der wesentlichen Faktoren für die Zufriedenheit der Angehörigen.

Sterben auf der Intensivstation als Problem? Wie kann es weitergehen?

Auch auf Intensivstationen kann der Sterbeprozess so gestaltet werden, dass für Angehörige und Patienten Menschlichkeit und Zuwendung erkennbar im Vordergrund stehen. Während früher Intensivmedizin und Palliativmedizin als diametral eingeschätzt wurden, hat in den letzten Jahren ein erheblicher Sinneswandel begonnen, und palliativmedizinische Betreuung für Intensivpatienten nimmt auch in der Literatur einen zunehmenden Stellenwert ein (vgl. Mosenthal et al. 2008; Mercadante/Giarratano 2012; Adolph et al. 2011; Lustbader et al. 2011). So wurden verschiedenste Modelle vom palliativmedizinischen Konsildienst (vgl. Lustbader et al. 2011) bis hin zu Palliativstationen mit Beatmungsmöglichkeiten (vgl. Digwood et al. 2011) entwickelt, die letztendlich immer eine verbesserte Versorgung sterbender Patienten leisten. Angesichts der schlechten Vorhersagbarkeit von Krankheitsverläufen kann es durchaus auch sinnvoll sein, »Trigger-basierte« integrative Ansätze zur Einschaltung eines palliativmedizinischen Teams zu implementieren (vgl. Adolph et al. 2011). So könnte in der Zukunft – ähnlich wie das »Sepsis bundle« – ein »Palliative Care bundle« helfen, alle Patienten bei ihrer Aufnahme auf die Intensivstation sowie in den folgenden Tagen des Intensivaufenthaltes immer wieder systematisch mittels einer Checkliste auf die Indikation zu palliativmedizinischer, psychologischer und spiritueller Unterstützung zu screenen und diese Unterstützung dann auch rasch und kompetent zur Verfügung zu stellen (vgl. Nelson 2006). Dabei kann eine systematische bzw. curriculare Ausbildung im Umgang mit sterbenden Patienten die bekanntermaßen bei vielen Ärzten vorhandenen Unsicherheiten und Ängste in der Kommunikation mit Sterbenden und deren Angehörigen deutlich mindern (Seoane et al. 2012). Wenn zuletzt die personellen Ressourcen so gestaltet werden, dass ausreichend Zeit für die Bedürfnisse sterbender Patienten bleibt, so ist zu hoffen, dass sich die Unterschiede zwischen Intensivmedizin und Palliativmedizin in der Zukunft lediglich noch in der Begrifflichkeit äußern werden. Dann kann »intensive Palliativtherapie« in der letzten und vielleicht schwersten Phase des Lebens auf allen Intensivstationen zum Standard werden.

Literatur

Adolph, M.D.; Frier, K.A.; Stawicki, S.P.; Gerlach, A.T. & Papadimos, T.J. (2011): Palliative critical care in the intensive care unit: A 2011 perspective. Int J Crit Illn Inj Sci 1(2), 147–153.

Andersen, F.H. & Kvale, R. (2012): Do elderly intensive care unit patients receive less intensive care treatment and have higher mortality? Acta Anaesthesiol Scand 56(10), 1298–1305.

Anderson, W.G.; Arnold, R.M.; Angus, D.C. & Bryce, C.L. (2009): Passive decision-making preference is associated with anxiety and depression in relatives of patients in the intensive care unit. J Crit Care 24(2), 249–254.

Angus, D.C.; Barnato, A.E.; Linde-Zwirble, W.T.; Weissfeld, L.A.; Watson, R.S.; Rickert, T. & Rubenfeld, G.D. (2004): Use of intensive care at the end of life in the United States: an epidemiologic study. Crit Care Med 32(3), 638–643.

Azoulay, E.; Pochard, F.; Garrouste-Orgeas, M.; Moreau, D.; Montesino, L.; Adrie, C. et al. (2003): Decisions to forgo life-sustaining therapy in ICU patients independently predict hospital death. Intensive Care Med 29(11), 1895–1901.

Azoulay, E.; Pochard, F.; Chevret, S.; Adrie, C.; Annane, D.; Bleichner, G. et al. (2004): Half the family members of intensive care unit patients do not want to share in the decision-making process: a study in 78 French intensive care units. Crit Care Med 32(9), 1832–1838.

Azoulay, E.; Timsit, J. F.; Sprung, C. L.; Soares, M.; Rusinova, K.; Lafabrie, A. et al. (2009): Prevalence and factors of intensive care unit conflicts: the conflicus study. Am J Respir Crit Care Med 180(9), 853–860.

Bundesärztekammer (1997/2011): (Muster-)Berufsordnung für die in Deutschland tätigen Ärztinnen und Ärzte (Stand 2011) – MBO-Ä 1997 – in der Fassung der Beschlüsse des 114. Deutschen Ärztetages 2011 in Kiel. URL: www.bundesaerztekammer.de/page.asp?his=1.100.1143 (Stand: 20.07.2013).

Cook, D.; Rocker, G.; Marshall, J.; Sjokvist, P.; Dodek, P.; Griffith, L. et al. (2003): Withdrawal of mechanical ventilation in anticipation of death in the intensive care unit. N Engl J Med 349(12), 1123–1132.

Digwood, G.; Lustbader, D.; Pekmezaris, R.; Lesser, M. L.; Walia, R.; Frankenthaler, M. & Hussain, E. (2011): The impact of a palliative care unit on mortality rate and length of stay for medical intensive care unit patients. Palliat Support Care 9(4), 387–392.

Espinosa, L.; Young, A.; Symes, L.; Haile, B. & Walsh, T. (2010): ICU nurses' experiences in providing terminal care. Crit Care Nurs Q 33(3), 273–281.

Gerritsen, R. T.; Hofhuis, J. G. M.; Koopmans, M.; van der Woude, M.; Bormans, L.; Hovingh, A. & Spronk, P. E. (2013): Perception by family members and ICU staff of the quality of dying and death in the ICU: a prospective multicenter study in The Netherlands. Chest 143(2), 357–363.

Lustbader, D.; Pekmezaris, R.; Frankenthaler, M.; Walia, R.; Smith, F.; Hussain, E. et al. (2011): Palliative medicine consultation impacts DNR designation and length of stay for terminal medical MICU patients. Palliat Support Care 9(4), 401–406.

Mayr, V. D.; Dunser, M. W.; Greil, V.; Jochberger, S.; Luckner, G.; Ulmer, H. et al. (2006): Causes of death and determinants of outcome in critically ill patients. Crit Care 10(6), R154.

Mercadante, S. & Giarratano, A. (2012): The anesthesiologist and end-of-life care. Current Opinion in Anaesthesiology 25(3), 371–375.

Mosenthal, A. C.; Murphy, P. A.; Barker, L. K.; Lavery, R.; Retano, A. & Livingston, D. H. (2008): Changing the culture around end-of-life care in the trauma intensive care unit. J Trauma 64(6), 1587–1593.

Mularski, R. A.; Heine, C. E.; Osborne, M. L.; Ganzini, L. & Curtis, J. R. (2005): Quality of dying in the ICU. ratings by family members. Chest 128(1), 280–287.

Nasa, P.; Juneja, D.; Singh, O.; Dang, R. & Arora, V. (2012): Severe sepsis and its impact on outcome in elderly and very elderly patients admitted in intensive care unit. J Intensive Care Med 27(3), 179–183.

Nelson, J. E. (2006): Identifying and overcoming the barriers to high-quality palliative care in the intensive care unit. Crit Care Med 34(11 Suppl), 324–331.

Nelson, J. E.; Angus, D. C.; Weissfeld, L. A.; Puntillo, K. A.; Danis, M.; Deal, D. et al. (2006): End-of-life care for the critically ill: A national intensive care unit survey. Crit Care Med 34(10), 2547–2553.

Nemitz, S., Statistisches Bundesamt (2010): Persönliche Mitteilung via E-Mail. Betreff: Krankenhaus- und Todesursachenstatistik-Erstanfrage. 29.09.2010 an Marco Gruß.

O'Mahony, S.; McHenry, J.; Blank, A. E.; Snow, D.; Eti Karakas, S.; Santoro, G. et al. (2010): Preliminary report of the integration of a palliative care team into an intensive care unit. Palliat Med 24(2), 154–165.

Scarre, G. (2012): Can there be a good death? J Eval Clin Pract 18(5), 1082–1086.

Seoane, L.; Bourgeois, D.A.; Blais, C.M.; Rome, R.B.; Luminais, H.H. & Taylor, D.E. (2012): Teaching palliative care in the intensive care unit: how to break the news. Ochsner J 12(4), 312–317.

Sprung, C.L.; Woodcock, T.; Sjokvist, P.; Ricou, B.; Bulow, H.H.; Lippert, A. et al. (2008): Reasons, considerations, difficulties and documentation of end-of-life decisions. Intensive Care Med 34(2), 271–277.

Statistisches Bundesamt (2010): Statistisches Jahrbuch für die Bundesrepublik Deutschland 2010. Wiesbaden (Statistisches Bundesamt).

Dorner, T.; Knopp, A.; Stettner, H. & Freidl, W. (2010): Geschlechtsspezifische Unterschiede bezüglich Aufnahmeraten auf Intensivstationen, Aufenthaltsdauer und durchgeführten intensivmedizinischen Maßnahmen bei Personen im Alter ab 75 Jahren. Gesundheitswesen 72(2), e72–e75.

The SUPPORT Principal Investigators (1995): A controlled trial to improve care for seriously ill hospitalized patients. The study to understand prognoses and preferences for outcomes and risks of treatments (SUPPORT). JAMA 274(20), 1591–1598.

Zhang, B.; Nilsson, M.E. & Prigerson, H.G. (2012): Factors important to patients' quality of life at the end of life. Arch Intern Med 172(15), 1133–1142.

Sterben auf der Intensivstation

Hans Pargger & Ursi Barandun Schäfer

Intensivstation: Ein (Un-)Ort zum Sterben?

Der primäre Auftrag von Intensivstationen ist, das Leben zu retten. In den letzten Jahren wächst jedoch die Erkenntnis, dass Überleben nicht für alle betreuten Patientinnen und Patienten[1] die beste Option ist. Ist die Behandlung ohne Aussicht auf Erfolg und/oder verzichtet eine urteilsfähige Person auf lebenserhaltende Maßnahmen, lautet das neue Ziel: dem Betroffenen ein Sterben in Würde zu ermöglichen.

Die wenigsten der auf Intensivstationen betreuten Menschen sterben während ihres Aufenthaltes dort – je nach Fachrichtung, Art des Spitals und Verlegungspraxis sind es 1–10%. Allerdings erlebt circa ein Viertel der ehemaligen Intensivpatienten das erste Jahr nach der Spitalentlassung nicht mehr (vgl. Brinkmann et al. 2013).

Wir wissen nicht, wie sich ein Sterben in hochakuten Situationen – wie zum Beispiel nach erfolglosen Wiederbelebungsmaßnahmen – auf die Sterbenden selbst auswirkt. Für die Angehörigen bedeutet ein solcher Tod, nicht Abschied nehmen zu können. Die betreuenden Intensivmediziner und -pflegende empfinden mitunter Versagensgefühle. Der Anteil derjenigen, die unter solchen Umständen sterben, wird zunehmend geringer. In 50–90% der Todesfälle auf Intensivstationen in den USA und Europa geht eine Entscheidung zur Limitierung der lebenserhaltenden Therapie voraus (vgl. Jox et al. 2010).

Ethische Entscheidungsfindung

In der Praxis ist es oft sehr schwierig einzuschätzen, wann eine intensivmedizinische Behandlung aussichtslos wird und deshalb aus ethischer Sicht beendet

---

[1] Zugunsten der Lesbarkeit verwenden wir die weibliche und die männliche Bezeichnung abwechslungsweise.

werden sollte – insbesondere bei Unklarheit über die Diagnose und die Prognose. Ebenso schwierig ist es, den Patientenwillen von nicht urteilsfähigen Menschen zu eruieren. Dies führt dazu, dass das Personal manchmal Entscheidungen zu treffen hat, zu denen ihm die wichtigsten Grundlagen fehlen.

Erfahrungsgemäß tendieren Pflegende, die viel mehr Zeit mit den Patientinnen verbringen, dazu, Hinweise auf (potenzielles) Leiden stärker zu gewichten als Ärzte. Insbesondere, wenn Menschen explizit äußern, sterben zu wollen, nehmen die Pflegenden das als Äußerung des freien Patientenwillens wahr, den es zu respektieren gilt. Demgegenüber tendieren Ärzte, die die Verantwortung für die medizinische Therapie tragen, eher dazu, die (potenziellen) Chancen auf Genesung in den Vordergrund zu stellen und das vorübergehende Leiden in Kauf zu nehmen (Ferrand et al. 2003). Dabei bleibt manchmal außer Acht, dass der Wunsch zu sterben auch Ausdruck einer aktuellen Überforderung sein kann. Es ist nicht einfach, eine solche *situativ* bedingte Lebensmüdigkeit von einem »stabilen« Todeswunsch zu unterscheiden. Pflegende scheinen zwar besser als Ärztinnen einschätzen zu können, welche schwerkranken Patientinnen überleben; die zu erwartende Lebensqualität der Überlebenden schätzen sie jedoch noch häufiger zu pessimistisch ein, als das Intensivmediziner tun (vgl. Frick et al. 2003).

Wenn Pflegende Verordnungen zu diagnostischen und therapeutischen Maßnahmen ausführen, deren ethische Angemessenheit sie anzweifeln, trägt das zu Konflikten im Team von Intensivstationen (vgl. Azoulay et al. 2009) und »Moral distress« bei. »Moral distress« gefährdet die Integrität der Betroffenen, belastet und trägt mit dazu bei, dass Kolleginnen den Arbeitsplatz und sogar den Beruf aufgeben (vgl. AACN 2008) – unabhängig davon, ob die wahrgenommenen Zweifel im Sinne der betreffenden Patienten »berechtigt« sind.

Eine jüngere Leitlinie der Schweizerischen Akademie für Medizinische Wissenschaften (SAMW 2012) empfiehlt, solche Entscheidungen interprofessionell und anhand definierter Verfahren zu treffen. Es stehen viele Vorgehensweisen zur Verfügung (vgl. Cottone/Claus 2000).

In Basel wurde in enger Zusammenarbeit zwischen der Universität und dem Universitätsspital Basel das Verfahren METAP entwickelt (vgl. Reiter-Theil et al. 2011). Das Akronym steht für *M*odular (mehrere Stufen), *E*thische *T*herapieentscheidung, *A*llokation (Zuteilung der verfügbaren Ressourcen) und *P*rozess. METAP versteht sich als Eskalationsmodell mit vier Stufen: Hat eine Fachperson Zweifel an der ethischen Angemessenheit einer Behandlung, reflektiert sie die Situation anhand der Unterlagen (Stufe 1). Bleiben Zweifel bestehen, sucht sie das Gespräch mit einer zweiten Fachperson, die darin speziell ausgebildet ist (Stufe 2). Bringt dies auch keine zufriedenstellende Lösung, wird eine interprofessionelle ethische Fallbesprechung der an der Therapie beteiligten Fachpersonen (Stufe 3) einberufen. Falls auch bei dieser keine Option gefunden wird, die für alle beteiligten Fachpersonen die beste Lösung darstellt, findet ein Ethikkonsilium mit einer außenstehenden Fachperson in angewandter Medizinethik und ethischer Entscheidungsfindung statt. Zur Unterstützung jeder dieser vier Stufen dient ein Leporello (Checkliste für die Kitteltasche) mit den ethischen Prinzipien, den wichtigsten Fragen und Kriterien für die systematische Reflexion zur ethischen Entscheidungsfindung als Kurzversion der ausführlichen Unterlagen (Albisser Schleger et al. 2012).

Rechtlicher Rahmen

Selbstverständlich gilt es, bei der Suche nach einer guten Lösung den rechtlichen Rahmen zu wahren. Das Schweizerische Strafgesetzbuch verbietet Maßnahmen, die beabsichtigen, den Tod herbeizuführen (»Aktive Sterbehilfe«) – auch wenn die/der Betroffene darum bittet. Der Verzicht auf lebensrettende respektive lebensverlängernde Maßnahmen (»Passive Sterbehilfe«) sind explizit erlaubt, sofern sie auf dem autonomen Entscheid der/des Betroffenen oder der Aussichtslosigkeit der medizinischen Therapie basieren. Nicht explizit erwähnt, aber gemäß aktueller Gesetzespraxis ebenfalls legitimiert ist die sogenannte »indirekte aktive Sterbehilfe«, also Maßnahmen zur Behandlung von Symptomen unter Inkaufnahme einer Verkürzung des Lebens (Bundesamt für Justiz undatiert).

Bedeutend ist zudem das Erwachsenenschutzgesetz, seit dem 01.01.2013 Teil des Schweizerischen Zivilgesetzbuches (2013). Es beabsichtigt die Stärkung der Autonomie, unter anderem durch die Stärkung der Bedeutung von Patientenverfügungen und der darin verfügten »Stellvertretung in gesundheitlichen Fragen« im Fall der Urteilsunfähigkeit eines kranken oder verunfallten Menschen. Hat jemand keine Patientenverfügung, resp. ist darin keine Stellvertretung festgelegt, legt das Gesetz die Reihenfolge fest, nach der die Angehörigen oder die Beistände die Stellvertretung einnehmen.

Therapiezieländerung

Kommt das Behandlungsteam zum Schluss, dass nicht mehr »alles Machbare« für die Lebenserhaltung unternommen werden soll, sondern das Ziel der Behandlung ein Sterben in Würde ist, spricht die Literatur von Therapieabbruch, Therapieverzicht und Therapielimitierung (»Withdrawal«). Der neuere Begriff Therapie*zieländerung* bringt explizit zum Ausdruck, dass dabei nicht nur Therapie *weggelassen* wird, sondern dass es vielmehr darum geht, sie an das neue Ziel *anzupassen*.

Viele Menschen haben nicht in erster Linie Angst vor dem Tod, sondern Angst vor dem Sterben, insbesondere davor, am Ende ihres Lebens an Schmerzen, Atemnot oder anderen quälenden Symptomen zu leiden. Das Therapieziel für Menschen am Ende des Lebens lautet daher unabhängig davon, wo die Betreuung stattfindet: die Kontrolle von Symptomen und daraus resultierendem Leiden sowie die Unterstützung der Betroffenen und ihrer Angehörigen angesichts des letzten Abschieds und der damit verbundenen Trauer.

Wichtig ist, dass Patientinnen und Angehörige verstehen, dass nicht nach jeder Therapielimitierung respektive jeder Therapiezieländerung der baldige Tod eintritt. Möglicherweise wird lediglich beschlossen, eine allfällige weitere Komplikation nicht zu behandeln, also beispielsweise auf Antibiotika, Intubation und künstliche Beatmung, Dialyse, medikamentöse oder mechanische Herz-/Kreislaufunterstützung oder Reanimation zu verzichten. Auch wenn beschlossen wird, lebenserhaltende Maßnahmen – zum Beispiel künstliche Beatmung – abzusetzen, ist es möglich, dass sich der Zustand der Patientin unerwartet verbessert.

Fachliche Herausforderungen

Auf der Intensivstation erfordert diese Umstellung des Behandlungsziels ein radikales Umdenken: Die Maßnahmen zur Überwachung, Therapie und Pflege sind auf das neue Ziel Symptomkontrolle und Unterstützung bei Abschied und Trauer auszurichten. Beispielsweise hat die Überwachung der Sauerstoffsättigung nun nicht (mehr) das Ziel, frühzeitig die Gefährdung von Organen durch Hypoxämie zu erkennen, sondern Hinweise auf subjektive Atemnot wahrzunehmen, um gezielt dagegen vorgehen zu können. Der Umfang des Monitorings (Blutdruck, Herzfrequenz, Atmungsparameter) soll davon abhängen, ob diese Werte helfen, Schmerzen und andere Symptome zu erkennen. Wenn nicht, kann und soll man darauf verzichten, denn die entsprechenden Kabel selbst können Dyskomfort verursachen.

Auch bei der Behandlung geht es nicht um »standardmäßige« Lösungen (z. B. alle Menschen am Lebensende sollen Morphin erhalten). Vielmehr wird die Behandlung an die Symptome und die Präferenzen der betroffenen Patientin/des betroffenen Patienten angepasst. Erfahrungen aus Hospizen belegen, wie entlastend es für Menschen am Lebensende sein kann, mit dem behandelnden Team abzumachen, dass sie eine narkoseähnliche Sedierung (»palliative Sedation«) erhalten, falls sie in eine akute Atemnotkrise kommen sollten, die sich mit anderen Mitteln nicht beheben lässt. Andere lehnen es ab, in ihren letzten Stunden Medikamente zu erhalten, die ihr Bewusstsein beeinträchtigen. Um solche Bedürfnisse berücksichtigen zu können, müssen wir alles daransetzen, frühzeitig mit den Betroffenen respektive ihrer Stellvertretung darüber zu sprechen.

In der Literatur finden sich einige Aspekte zur Umsetzung der Entscheidung zum Therapieabbruch, die kontrovers diskutiert werden (vgl. Curtis 2005; Stroud

2002), sowie Empfehlungen nationaler und internationaler Fachgesellschaften (vgl. Carlet et al. 2004; Janssens 2013; Truog et al. 2008; Valentin 2004). Beispielsweise zur Frage, ob und wie die künstliche Beatmung beendet werden soll (vgl. Campell 2007), und zur terminalen Sedierung (vgl. Müller-Busch 2004). Letztlich soll immer das Wohl der Betroffenen im Vordergrund stehen, und das kann auch der Tod sein.

Die Optionen sollen innerhalb der einzelnen Behandlungsteams diskutiert werden und können in einem lokalen Verfahren münden (vgl. Operative Intensivstation 2010). Der Gewinn liegt darin, einen Konsens zu finden. Dadurch reduziert sich die Belastung durch wiederkehrende fruchtlose Diskussionen in der Einzelsituation.

Ist die Intensivstation (un-)geeignet für die Betreuung am Lebensende und palliative Therapie?

Gemäß der Kommission für die Anerkennung von Intensivstationen der Schweizerischen Gesellschaft für Intensivmedizin (vgl. Schweizerische Gesellschaft für Intensivmedizin 2010) werden auf Intensivstationen »lebensbedrohlich gefährdete Menschen mit *potentiell guter Prognose*« behandelt. Ist es gerechtfertigt, auch Patienten nach einer Limitierung der Therapie respektive mit dem Therapieziel »Sterben in Würde« auf der Intensivstation zu behandeln, das heißt, End-of-Life-Care anzubieten?

Einmal mehr kann auch hier keine für alle Situationen richtige Antwort gegeben werden. Wichtig ist, zu realisieren, dass auch End-of-Life-Care aufwändig sein und nur mit genügend Personal patientengerecht durchgeführt werden kann. Es gibt also keinen Grund, Patienten auf die Bettenstation zu verlegen und quasi ihr Leben respektive ihr Sterben in Würde zu gefährden, nur weil sie keine Maximal-Therapie mehr wollen oder diese aus medizinischen oder ethischen Gründen nicht mehr sinnvoll ist. Dem Willen der Patienten kann auf der Intensivstation vielleicht eher entsprochen werden als auf der Bettenstation. Ethisch gesehen ist jedoch auch das Prinzip der Gerechtigkeit zu beachten, insbesondere, wenn die Platz- oder Personalressourcen beschränkt sind.

Anders ist die Situation bei Patientinnen, bei denen ein palliativer chirurgischer Eingriff, zum Beispiel eine Tumorreduktionsoperation mit anschließender Chemotherapie, geplant ist. In diesen Fällen sind die Aufklärung der Patienten vor dem Eingriff sowie die Festlegung des Ausmaßes der allfälligen Intensivtherapie vor dem Eingriff ganz entscheidend. Ist dies geklärt, kann eine begrenzte Intensivtherapie durchaus sinnvoll sein. Oft ist es im Sinne der Betroffenen, dann auf eine Reanimation zu verzichten – auch während der Operation und dem Aufenthalt auf der Intensivstation. Die Maxime »Wer A sagt, sagt auch B« hat hier keinen Platz.

Fazit

Auch auf der auf Intensivstation gilt: Sterben und Tod gehören zum Leben. Statt den Tod als »Feind« zu betrachten, können und sollen wir danach fragen, welche Probleme, Bedürfnisse und Ressourcen Menschen am Lebensende und ihre Angehörigen haben.

In den vergangenen Jahren wurde viel daran gearbeitet, besser unterscheiden zu können, welche Therapie für die einzelnen Betreuten ethisch angemessen ist. Als Fortsetzung dieser positiven Entwicklung gilt es nun, sich damit auseinanderzusetzen, was »gutes Sterben« bedeutet (Steffen-Bürgi 2009; Geo Wissen 2013) und von welchen konkreten Maßnahmen die Patientinnen am meisten profitieren. Als Grundlage dafür können sowohl die Empfehlungen von Fachgesellschaften für Intensivmedizin als auch die Entwicklungen und Erfahrungen der Spezialbereiche Palliativmedizin und Palliativpflege den Teams der einzelnen Intensivstationen gute Dienste leisten. Die Menschen am Lebensende und ihre Angehörigen wünschen sich gute Betreuung und Zuwendung, im Hospiz und auf der Intensivstation gleichermaßen. Wir sollten alles daran setzen, diesen Wunsch soweit möglich zu erfüllen.

Literatur

ACCN (2008): Moral Distress. Public Policy. American Association of Critical-Care Nurses (ACCN).

Albisser Schleger, H.; Mertz, M.; Meyer-Zehnder, B. & Reiter-Theil, S. (2012): Klinische Ethik – METAP: Leitlinie für Entscheidungen am Krankenbett. Berlin (Springer).

Azoulay, E.; Timsit, J. F.; Sprung, C. L.; Soares, M.; Rusinová, K.; Lafabrie, A.; Abizanda, R.; Svantesson, M. et al. (2009): Prevalence and factors of intensive care unit conflicts: the conflicus study. Am J Resp. Crit Care Med 180(9), 853–860.

Brinkmann, S.; Bakhshi-Raiez, F.; Abu-Hanna, A.; de Jonge, E. & de Keizer, N. F. (2013): Determinants of mortality after hospital discharge in ICU patients: literature review and Dutch Cohort Study. Crit Care Med 41, 1237–1251.

Bundesamt für Justiz (undatiert). Die verschiedenen Formen der Sterbehilfe und ihre gesetzliche Regelung. Schweizerische Eidgenossenschaft. URL: www.ejpd.admin.ch/ejpd/de/home/themen/gesellschaft/re_gesetzgebung/ref (Stand: 23.05.2012).

Campell, M. L. (2007): How to withdraw meachanical ventilation. AACN Advanced Critical Care 18(4), 397–403.

Carlet, J.; Thijs, L. G.; Antonelli, M.; Cassell, J.; Cox, P.; Hill, N. et al. (2004): Challenges in end-of-life care in the ICU. Intensive Care Med 30, 770–784.

Cottone R. R. & Claus R. E. (2000): Ethical decision-making models: a review of the literature. J Couns Dev 78 275–283.

Curtis, J. R. (2005): Interventions to improve care during withdraw of life-sstaining treatments. J Palliat Med 8(Supl 1), 116–131.

Ferrand, E.; Lemaire, F.; Regnier, B.; Kuteifan, K.; Badet, M.; Asfar, P. et al. (2003): Discrepancies between perceptions by physicians and Nursing staff in intensive care unit end-of-life Decisions. Am J Respir Crit Care Med 167, 1310–1315.

Frick, S.; Uehlinger, D. E. & Zuercher Zenklusen, R. M. (2003): Medical futility: predicting outcome in intensive care unit patients by nurses and doctors – a prospective comparative study. Crit Care Med 31(2), 456–461.

Geo Wissen 51 (2013). Vom guten Umgang mit dem Tod. Hamburg (Geo GmbH).

Janssens, U. (2013): Therapiezieländerung und Therapiebegrenzung. Positionspapier der Sektion Ethik der deutschen Interdisziplinären Vereinigung für Intensiv- und Notfallmedizin DIVI. Intensiv-News, (1), 28.

Jox, R. J.; Krebs, M.; Fegg, M.; Reiter-Theil, S.; Frey, L.; Eisenmenger, W. & Borasio, G. D. (2010): Limiting life-sustaining treatment in German intensive care units: a multiprofessional survey. J Crit Care, 25(3), 413–419.

Müller-Busch, H. C. (2004): Sterbende sedieren? Z Palliativmedizin 5, 107–112.

Operative Intensivstation (2010): Konzept Sterbebegleitung. Lokale Richtlinie. Basel (Departement Anästhesie, Universitätsspital Basel).

Reiter-Theil S.; Mertz M.; Albisser Schleger H.; Meyer-Zehnder, B.; Kressig, R. & Pargger, H. (2011): Klinische Ethik als Partnerschaft – oder wie eine ethische Leitlinie für den patientengerechten Einsatz von Ressourcen entwickelt und implementiert werden kann. Ethik in der Medizin 23, 93–105.

SAMW (2012): Ethische Unterstützung in der Medizin. Medizinethische Emfehlungen. Basel (Schweizerische Akademie der Medizinischen Wissenschaften, SAMW). URL: www.samw.ch/de/Ethik/Richtlinien/Aktuell-gueltige-Richtlinien.html (Stand: 1. Juli 2013).

Schweizerische Gesellschaft für Intensivmedizin, Kommission für die Anerkennung von Intensivstationen (2010): Richtlinien für die Anerkennung von Intensivstationen (IS) durch die Schweizerische Gesellschaft für Intensivmedizin (SGI). URL: http://www.sgi-ssmi.ch/index.php/reglemente-und-formulare.html (Stand: 16. Juli 2013).

Schweizerisches Zivilgesetzbuch (2013): 3. Abteilung, Artikel 360–456. URL: www.admin.ch/opc/de/classified-compilation/19070042/index.html (Stand: 1. Juli 2013).

Steffen-Bürgi, B. (2009): Ein »Gutes Sterben« und ein »Guter Tod«: zum Verständnis des Sterbeideals und seiner Bedeutung für Hospiz und Palliative Care. Pflege 22, 372–378.

Stroud, R. (2002): The withdrawl of life support in adult intensive care. An evaluative review of literature. Nursing in Critical Care 7(4), 176–184.

Truog. R.D.; Campbell, M.L.; Curstis, J.R.; Haas, C.E.; Luce, J.M.; Rubenfeld, G.D.; Rushton, C.H. & Kaufmann, D.C. (2008). Recommendations for end-of-life care in the intensive care unit: a consensus statement by the American College (corrected) of Critical Care Medicine. Crit Care Med 36(3), 953–963.

Valentin, A. et al. (2004): Empfehlungen zum Thema Therapiebegrenzung und -beendigung an Intensivstationen. Konsensuspapier der Intensivmedizinischen Gesellschaften Österreichs. Wien Klin Wochenschr. 116(21–22), 763–767.

Ergebnisse der Gießener Studie zu den Sterbebedingungen in deutschen Krankenhäusern

Wolfgang George

Hintergrund

Ungefähr die Hälfte aller Menschen Deutschlands sterben nach Aussage des statistischen Bundesamtes 2011 in Krankenhäusern (Statistisches Bundesamt 2012). Dabei sind 60% der im Krankenhaus Verstorbenen älter als 75 Jahre. Insgesamt versterben ca. 2% aller im Krankenhaus betreuten Patienten (vgl. Gaber/Wildner 2011). Allein dieser Sachverhalt rechtfertigt eine genauere Beschreibung der medizinisch-pflegerischen und psycho-sozialen Sterbebedingungen. So gilt es u. a. folgende Fragen zu klären:

- Sind die Räumlichkeiten für die Betreuung Sterbender angemessen?
- Stehen genügend Pflegekräfte, Ärzte und Seelsorger zur Verfügung?
- Werden die Patienten hinreichend über ihre Situation und über belastende Therapien informiert?
- Findet eine hinreichende Schmerztherapie statt?
- Werden die Angehörigen der Betroffenen in diese letzte Lebensphase einbezogen?
- Wie stellt sich die Situation auf Intensivstation dar?

Wichtig ist auch die Klärung der Voraussetzungen, unter denen die beruflichen Helfer arbeiten:

- Wie gut sind die Pflegekräfte und Ärzte auf die Betreuung von Sterbenden vorbereitet?
- Finden diese genügend Zeit zur Betreuung?
- Wissen sie sich für diese Arbeit anerkannt?
- Wie ist der Austausch unter den Mitarbeitern?
- Wie belastet sind die Helfer?

Ihren Ausgangspunkt findet die Studie vor 25 Jahren in einer Diplom- und Promotionsarbeit von Wolfgang George (siehe etwa George 1989 S. 103–106), der »Gießener Studie zu den Sterbebedingungen in deutschen Krankenhäusern«. Gemeinsam mit Dieter Beckmann entwickelte der Autor einen Fragebogen zur Erfassung der psycho-sozialen, sowie auch relevanter medizinisch-pflegerischer Bedingungen des Sterbens in den Krankenhäusern. Nach vollzogener »Testkonstruktion« wurden damals in einem ersten Schritt 204, später dann weitere 400 Ärzte und Pflegende befragt. Zusammengefasst ergab sich insgesamt ein ziemlich düsteres Bild, das durch zahlreiche Versorgungsdefizite ausgezeichnet war. Im Rahmen der Promotionsschrift wurde die Studie ausgeweitet und auch durch eine Befragung in der Schweiz und Polen internationalisiert.

Zur Überraschung der Autoren findet bis heute keine systematische, empirische Situationsbeschreibung des Sterbens in den Krankenhäusern in Deutschland statt. Auch für die als Ort des Sterbens zunehmend bedeutsamen stationären Pflegeeinrichtungen findet sich keine wissenschaftliche oder anderweitig begründete Prüfung oder Bewertung in dieser Hinsicht. Obwohl nahezu alle Menschen, die hierzu befragt werden, das Zuhause als Ort des Sterbens wählen würden.

Natürlich sind in den zurückliegenden Jahren Untersuchungen zu wichtigen Teilfragen des Versorgungsprozesses, z.B. im Handlungsfeld der Palliative Care (siehe hierzu insbesondere Goebel et al. in diesem Band) oder auch der Hospizprogramme (siehe hierzu insbesondere Allert in diesem Band), geführt worden. In den Beiträgen der Autoren des Buches werden diese ausführlich beschrieben.

Weiterführende quantitative, empirische Daten über den Sterbeort Krankenhaus, die durch hierfür geeignete bundesweite Studien erhoben wurden, liegen indes nach Kenntnis des Autors nicht vor und können damit die immer wieder geführte Diskussion zum Sterbeort Krankenhaus nicht leiten.

Das war für die Autoren, 25 Jahre nach der Durchführung der ersten Studien, ein ausreichender Grund für eine erneute Befragung von Pflegepersonal und Ärzten in Krankenhäusern.

Ziele der Studie 2013

Es sind drei Hauptziele der Studie zu identifizieren:
1. Möglichst detaillierte Beschreibung der Bedingungen
2. Vergleich der Ergebnisse 1988/2013
3. Entwicklung eines Interventionsplans bzw. Entwicklungsprojektes

Zu 1: Der verwendete Fragebogen umfasst 40 Items aus 7 unterschiedlichen Skalen (Themenschwerpunkten). Der Fragebogen ist so konstruiert, dass dieser in 10–15 Minuten bearbeitet werden kann. Zu 2: Der Vergleich der Ergebnisse

1988/2013 soll insbesondere Entwicklungstrends (Verbesserung/StatusQuo/ Verschlechterungen) identifizieren. Zu 3: Zu den Aspekten, die als problematisch erkannt werden, sollen Empfehlungen bzw. Interventionsmöglichkeiten hergeleitet werden, die dann in einem möglichen Entwicklungsprojekt praktisch umgesetzt werden können.

Erhebung und Beschreibung der Stichprobe

Neben der Möglichkeit, einen Online-Fragebogen (über die Zuteilung eines Passwortes) zu bearbeiten – eine Möglichkeit, die von 202 Personen genutzt wurde – fand die wesentliche Ansprache und Datenerhebung über geführte E-Mail-Kontakte (z.T. mit Telefonaten) zu Geschäftsführungen, Innerbetrieblichen Fortbildungseinrichtungen, Pflegedienstleitungen und Ärztlicher Leitung in Krankenhäusern statt. Praktisch ermöglicht wurde die Studiendurchführung durch individuelle Bearbeitung und Rücksendung des Fragebogens (ca. ¼ der Bögen) oder einen dezidierten Ansprechpartner im Krankenhaus, der die Verteilung und Rückübersendung anonym ermöglichte (ca. ¾ der Bögen). Es wurden ca. 1.000 als relevant identifizierte (keine Reha- bzw. Kurkrankenhäuser, keine Kinderkrankenhäuser, keine psychiatrischen Krankenhäuser) Krankenhäuser kontaktiert. Das Ziel, insgesamt 400 Teilnehmer aus möglichst vielen Bundesländern Deutschlands – und hierbei aus ca. 60–70 Krankenhäusern – für die Studie zu gewinnen, wurde mit über 1.400 Teilnehmern aus 212 Krankenhäusern aller Bundesländer deutlich übertroffen. In den Tabellen 1–10 werden die teilnehmenden Krankenhäuser bzw. Teilnehmer im Näheren beschrieben.

Repräsentativität und Übertragbarkeit der Studienergebnisse

Insgesamt beteiligten sich 212 Krankenhäuser. Die Studie wurde von freigemeinnützigen Krankenhäusern stärker unterstützt (59%), als diese in der Grundgesamtheit (36–37%) repräsentiert sind. Von einer nachträglichen Justierung wurde abgesehen, da in einem varianzanalytischen Vergleich gezeigt werden konnte, dass der Einfluss der Art der Trägerschaft nur eine sehr geringe Auswirkung auf die Art der Beantwortung besitzt. Auch von einer möglichen Justierung (z.B. auf maximal 5 Teilnehmer pro Krankenhaus) wurde abgesehen, da gezeigt werden konnte, dass die Art der Beantwortung in jedem einzelnen Krankenhaus aufgrund unterschiedlichster Kliniken, Versorgungszielen, Stationen (Onkologie, Allgemein, Intensiv) zu deutlich unterschiedlichen Ergebnissen innerhalb eines Krankenhauses führt, die stärker wirken als der Vergleich zwischen den einzelnen Krankenhäusern.

Versorgungsauftrag	Verteilung	
	absolut	in Prozent
Grund- und Regelversorgung	691	54%
Schwerpunktkrankenhaus	300	23%
Maximalversorgung	273	21%

Tabelle 1: Teilnehmer nach Versorgungsauftrag des Krankenhauses (Total Votes: 1.264)

Trägerschaft	Verteilung	
	absolut	in Prozent
öffentlich	324	24%
freigemeinnützig	784	59%
privatwirtschaftlich	208	15%

Tabelle 2: Teilnehmer nach Trägerschaft des Krankenhauses (Total Votes: 1.316)

Antwort	Verteilung		
	absolut	in Prozent	1988
Allgemeinstation	537	43%	34%
Intensivstation	301	24%	26%
Onkologische Station	100	8%	9%
Palliativstation	65	5%	–
Stationäre Pflegeeinrichtung	22	1%	–
Sonstige	202	16%	31%

Tabelle 3: Teilnehmer nach Art der Station/des Versorgungsbereiches (Total Votes: 1.227)

Ergebnisse der Gießener Studie zu den Sterbebedingungen in deutschen Krankenhäusern

Bundesland	Anzahl
Baden-Württemberg	155
Bayern	49
Berlin	31
Brandenburg	86
Bremen	31
Hamburg	16
Hessen	138
Mecklenburg-Vorpommern	12
Niedersachsen	226
Nordrhein-Westfalen	194
Rheinland-Pfalz	63
Saarland	55
Sachsen	14
Sachsen-Anhalt	281
Schleswig-Holstein	23
Thüringen	16
ohne Bundeslandangabe	41
alte Bundesländer	1.028
neue Bundesländer	409
gesamt	1.431

Tabelle 4: Teilnehmer nach Bundesland (Total Votes: 1.431)

Antwort	Verteilung		
	absolut	*in Prozent*	*1988*
männlich	341	24%	37%
weiblich	1.041	75%	63%

Tabelle 5: Teilnehmer nach Geschlecht (Total Votes: 1.382)

Antwort	Verteilung		
	absolut	in Prozent	1988
bis 20 Jahre	43	3%	4%
21 bis 30 Jahre	386	28%	47%
31 bis 40 Jahre	285	20%	40%
41 bis 50 Jahre	389	28%	5%
über 50 Jahre	271	19%	4%

Tabelle 6: Teilnehmer nach Alter (Total Votes: 1.374)

Antwort	Verteilung		
	absolut	in Prozent	1988
Arzt/Ärztin	266	19%	23%
Krankenpflegepersonal	942	69%	57%
Pflegeschüler/in	136	10%	20%
Altenpflegekraft	6	0%	0%

Tabelle 7: Teilnehmer nach Art der Berufsausbildung (Total Votes: 1.353)

Antwort	Verteilung		
	absolut	in Prozent	1988
in Ausbildung	132	9%	7%
bis 2 Jahre	101	7%	7%
3 bis 5 Jahre	170	12%	36%
6 bis 10 Jahre	147	10%	24%
mehr als 10 Jahre	818	59%	28%

Tabelle 8: Teilnehmer nach Berufserfahrung (Total Votes: 1.368)

Antwort	Verteilung	
	absolut	in Prozent
keine Erfahrung	12	0%
wenig Erfahrung	126	9%
etwas Erfahrung	441	31%
große Erfahrung	615	44%
sehr große Erfahrung	186	13%

Tabelle 9: Teilnehmer nach Erfahrung in der Sterbebetreuung (Total Votes: 1.380)

Antwort	Verteilung	
	absolut	in Prozent
nie	9	0%
selten, etwa 1–2x im Jahr	169	12%
gelegentlich, etwa monatlich	614	46%
oft, etwa wöchentlich	411	31%
sehr oft, mehrfach in der Woche	111	8%

Tabelle 10: Teilnehmer nach Sterbehäufigkeit auf Station (Total Votes: 1.314)

Zusammenfassend kann berichtet werden, dass die Studie dann einen quasi-repräsentativen Charakter besitzt, wenn sich auch aus oben aufgezeigten Kriterien (relativ starke Beteiligung von Krankenhäusern freigemeinnütziger Trägerschaft) Einschränkungen ergeben könnten.

Aufbau und Inhalte des Fragebogens

Die insgesamt 39 Items/Fragen sind den folgenden 7 Skalen bzw. inhaltlichen Schwerpunkten zugeordnet. Darüber hinaus existiert eine offene Frage zur Verbesserung der Ausbildung in der Sterbebetreuung.
1. Die zeitliche, personelle und räumliche Situation. 8 Items/Fragen: 1, 2, 3, 4, 5, 6, 7, 8
2. Die Ausbildung. 2 Items/Fragen: 9, 10
3. Das Arbeitsklima. 6 Items/Fragen: 11, 12, 13, 14, 15, 16
4. Die Kommunikationssituation. 2 Items/Fragen: 17, 18
5. Die Angehörigenintegration. 9 Items/Fragen: 19, 20, 21, 22, 23, 24, 25, 26, 27
6. Die Schmerztherapie, Lebenserhaltung und Aufklärung. 9 Items/Fragen: 28, 29, 30, 31, 32, 33, 34, 35, 36
7. Das würdevolle Sterben, eigene Belastung. 3 Items/Fragen: 37, 38, 39

Itemverteilungen

Im Folgenden werden die Verteilungen der einzelnen Fragen vorgestellt. In der unteren Zeile wird – wo möglich – jeweils kursiv die Verteilung der Studie 1988 vorgestellt.

Skala 1: Die zeitliche, personelle und räumliche Situation

1. Wie oft können Sie sich Zeit für die Betreuung Sterbender nehmen? (Total Votes: 1.415)

Antwort	Verteilung		
	absolut	in Prozent	1988
nie	33	2%	8%
selten	465	32%	22%
gelegentlich	544	38%	38%
oft	295	20%	29%
immer	78	5%	3%

Ergebnisse: Es sind 25% *(1988: 32%)* aller Befragten, die angeben, dass sie sich immer bzw. regelmäßig Zeit für die Betreuung Sterbender nehmen können. Dem gegenüber stehen 34% *(1988: 30%)*, die berichten, nur selten bzw. nie über Zeit zu verfügen. Die Einschätzungen haben sich kaum verändert. Befund: problematisch. Trend: keine Veränderung.

2. Sind genügend Ärzte vorhanden, um Sterbende zu betreuen? (Total Votes: 1.417)

Antwort	Verteilung		
	absolut	in Prozent	1988
meistens nicht	439	30%	35%
manchmal	437	30%	27%
meistens	351	24%	19%
fast immer	144	10%	12%
immer	46	3%	7%

Ergebnisse: Es sind 37% *(1988: 38%)* der Befragten, die angeben, dass meistens, fast immer bzw. immer genügend Ärzte zur Sterbebetreuung anwesend wären. Demgegenüber berichten 60% (1988: 62%), dass dies nur manchmal bzw. meistens nicht der Fall wäre. Befund: problematisch. Trend: keine bedeutsame Veränderung.

3. *Sollten Ihrer Meinung nach Ärzte mehr Zeit für die Betreuung Sterbender haben?* *(Total Votes: 1.417)*

Antwort	Verteilung		
	absolut	in Prozent	1988
ist ausreichend	79	5%	0%
etwas mehr	299	21%	11%
mehr	443	31%	44%
deutlich mehr	487	34%	20%
sehr viel mehr	109	7%	22%

Ergebnisse: Dass Ärzte mehr Zeit für die Betreuung Sterbender haben sollten, berichten 72% *(1988: 86%)* der Befragten. Dass diesen ausreichend Zeit zur Betreuung zur Verfügung steht geben 5% *(1988: 0%)* der Befragten an. Befund: problematisch. Trend: keine bedeutsame Veränderung.

4. *Ist genügend Pflegepersonal vorhanden, um Sterbende zu betreuen? (Total Votes: 1.423)*

Antwort	Verteilung		
	absolut	in Prozent	1988
meistens nicht	666	46%	42%
manchmal	401	28%	32%
meistens	245	17%	15%
fast immer	97	6%	7%
immer	14	0%	4%

Ergebnisse: 23% *(1988: 26%)* der Befragten geben an, dass immer, fast immer genügend bzw. zumeist Pflegepersonal zur Sterbebetreuung zur Verfügung steht. Demgegenüber stehen 46% *(1988: 42%)* die angeben, dass dies meistens nicht der Fall ist. Befund: problematisch. Trend: keine bedeutsame Veränderung.

5. *Sollte Ihrer Meinung nach das Pflegepersonal mehr Zeit für die Betreuung Sterbender haben? (Total Votes: 1.419)*

Antwort	Verteilung		
	absolut	in Prozent	1988
ist ausreichend	34	2%	0%
etwas mehr	171	12%	10%
mehr	324	22%	40%
deutlich mehr	607	42%	26%
sehr viel mehr	283	19%	24%

Ergebnisse: Ein Mehr an Betreuungszeit der Sterbenden durch Pflegende wünschen sich 98% *(1988: 100%)* der Befragten. 61% *(1988: 50%)* geben an, deutlich bzw. sehr viel mehr Zeit zu benötigen. Befund: problematisch. Trend: noch problematischer.

6. *Sind auf Ihrer Station genügend Seelsorger verfügbar, um Sterbende zu betreuen? (Total Votes: 1.404)*

Antwort	Verteilung		
	absolut	in Prozent	1988
nie	168	11%	32%
selten	329	23%	22%
gelegentlich	399	28%	19%
oft	372	26%	12%
immer	136	9%	13%

Ergebnisse: 34% *(1988: 54%)* der Befragten geben an, dass selten bzw. nie genügend Seelsorger für die Betreuung der Sterbenden zur Verfügung stehen. Es sind 35% *(1988: 25%)*, die angeben, dies sei oft bzw. immer der Fall. Ergebnis: problematisch. Trend: Verbesserung gegenüber 1988.

7. *Sollten sich Ihrer Meinung nach Seelsorger vermehrt um Sterbende kümmern? (Total Votes: 1.407)*

Antwort	Verteilung		
	absolut	in Prozent	1988
ist ausreichend	262	18%	2%
etwas mehr	322	22%	25%
mehr	368	26%	41%
deutlich mehr	337	23%	18%
sehr viel mehr	118	8%	14%

Ergebnisse: Als ausreichend bezeichnen 18% *(1988: 2%)* der Befragten das Engagement der Seelsorge. 31% *(1988: 32%)* wünschen sich ein deutlich bzw. sehr viel umfassenderes Kümmern. Befund: problematisch. Trend: keine bedeutsame Veränderung.

8. Wie sind die räumlichen Voraussetzungen geeignet, um Sterbende zu betreuen? (Total Votes: 1.412)

Antwort	Verteilung		
	absolut	in Prozent	1988
mangelhaft	506	35%	40%
ausreichend	284	20%	13%
befriedigend	358	25%	24%
gut	209	14%	18%
sehr gut	55	3%	5%

Ergebnisse: Nach Aussagen der Befragten beschreiben 55% *(1988: 53%)* der Befragten die räumlichen Voraussetzungen als mangelhaft bzw. ausreichend. 20% *(1988 23%)* der Befragten geben an, die Voraussetzungen seien gut bzw. sehr gut geeignet. Befund: problematisch! Trend: keine bedeutsame Veränderung.

Zusammenfassung zeitliche, personelle und räumliche Situation
Anders als zur durchweg bestehenden Übernachtungsmöglichkeit für Angehörige bleibt die *räumliche Situation* für eine angemessene Sterbebetreuung zurück. Über die Hälfte der Befragten können diese nur mit ausreichend bzw. mangelhaft bewerten. Die *zeitliche Ressource* für die Betreuung Sterbender ist nach Aussagen der betroffenen Helfer unzureichend; zu wenig Pflegende, zu wenig Ärzte, Seelsorger und zu wenig Zeit für die Betreuung Sterbender kennzeichnen nach mehrheitlicher Einschätzung die Situation. Nur ein Drittel der Befragten sehen hier keine Probleme in ihrem Arbeitsumfeld.

Skala 2: Die Ausbildung

9. Wie würden Sie die Vorbereitung auf die Betreuung Sterbender während Ihrer Ausbildung beschreiben? (Total Votes: 1.382)

Antwort	Verteilung		
	absolut	in Prozent	1988
mangelhaft	553	38%	64%
ausreichend	245	17%	20%
befriedigend	324	23%	11%
gut	225	16%	4%
sehr gut	55	3%	1%

Ergebnisse: Als nur mangelhaft bzw. ausreichend (Schulnote 4) bewerten 45% *(1988: 84%)* der Befragten ihre berufliche Vorbereitung/Ausbildung. Dem gegenüber stehen 19% *(1988: 55%)*, die eine gute bzw. sehr gute Ausbildung berichten. Befund: problematisch. Trend: es kann eine eindeutige Verbesserung berichtet werden. Dies allerdings auf schlechtem Niveau.

10. Für wie sinnvoll halten Sie eine umfangreichere Ausbildung zur Betreuung Sterbender während der Berufsausbildung innerhalb Ihrer Berufsgruppe? (Total Votes: 1.399)

Antwort	Verteilung	
	absolut	in Prozent
gar nicht	5	0%
wenig	31	2%
etwas	111	7%
ziemlich	488	34%
sehr	764	54%

Ergebnisse: Es sind 88% der Befragten, die sich für eine umfassendere Ausbildung aussprechen. Befund: großer Bedarf. Trend: es liegen keine Vergleichszahlen vor.

Zusammenfassung Ausbildung
Fast jeder 2. berichtet von einer *Ausbildung* in unzureichender Qualität, entsprechend setzen sich über 80% für einen deutlichen Ausbau ein.

Skala 3: Das Arbeitsklima

11. Wie groß ist Ihrer Meinung nach der Einfluss des Arbeitsklimas auf die Betreuung Sterbender? (Total Votes: 1.399)

Antwort	Verteilung		
	absolut	in Prozent	1988
vernachlässigbar	19	1%	2%
gering	104	7%	10%
mittel	278	19%	12%
deutlich	459	32%	40%
groß	539	38%	36%

Ergebnisse: Nach Einschätzung von 70% *(1988: 76%)* der Befragten besitzt das Arbeitsklima einen deutlichen bzw. großen Einfluss auf die Betreuung Sterbender. Nur 8% *(1988: 12%)* halten dies für vernachlässigbar bzw. gering. Befund: unproblematisch. Trend: keine bedeutsame Veränderung.

12. Wie schätzen Sie Ihre Einflussmöglichkeiten ein, den Umgang mit Sterbenden zu verbessern? (Total Votes: 1.404)

Antwort	Verteilung		
	absolut	in Prozent	1988
gar keine	56	3%	7%
geringe	453	32%	39%
mittlere	512	36%	35%
deutliche	292	20%	15%
große	91	6%	4%

Ergebnisse: 35% *(1988: 47%)* der Befragten geben an, keinen oder doch nur geringen Einfluss zu besitzen, um die Betreuung von Sterbenden zu verbessern. 26% *(1988: 19%)* sprechen sich einen deutlichen bzw. großen Einfluss zu. Ergebnisbewertung. Befund: problematisch. Trend: es kann eine leichte Verbesserung berichtet werden.

13. Wie kollegial schätzen Sie den Umgang zwischen den verschiedenen Berufsgruppen (z. B. zwischen Pflegepersonal und Ärzten) an Ihrem Arbeitsplatz ein? (Total Votes: 1.410)

Antwort	Verteilung		
	absolut	in Prozent	1988
gar nicht	8	0%	7%
wenig	139	9%	22%
etwas	325	23%	47%
ziemlich	707	50%	17%
sehr	231	16%	5%

Ergebnisse: Dass die unterschiedlichen Berufsgruppen sehr bzw. ziemlich kollegial untereinander handeln, berichten 67% *(1988: 22%)* der Befragten; mangelnde oder fehlende Zusammenarbeit berichten 9% *(1988: 29%)*. Befund: positive Aussage, wichtige Ressource. Trend: eindeutige Verbesserung gegenüber 1988.

14. *Wie kollegial schätzen Sie den Umgang der Berufskollegen (mit gleicher Berufs-ausbildung) untereinander an Ihrem Arbeitsplatz ein? (Total Votes: 1.416)*

Antwort	Verteilung	
	absolut	in Prozent
gar nicht	2	0%
wenig	46	3%
etwas	195	13%
ziemlich	770	54%
sehr	403	28%

Ergebnisse: 82% geben an, dass der Umgang innerhalb der Berufsgruppe sehr bzw. ziemlich kollegial sei, nur 3% berichten von geringer Ausprägung, keiner konstatiert fehlende Kollegialität. Befund: positive Aussage, wichtige Ressource. Trend: Bestimmung nicht möglich.

15. *Wenn Sie sich Zeit für einen Sterbenden nehmen, in welchem Ausmaß findet diese Arbeit Anerkennung bei Mitarbeitern anderer Berufsgruppen im Vergleich zu anderen Tätigkeiten? (Total Votes: 1.407)*

Antwort	Verteilung		
	absolut	in Prozent	1988
keine	59	4%	4%
geringere	399	28%	28%
genauso viel	575	40%	48%
eher größere	317	22%	16%
deutlich größere	57	4%	4%

Ergebnisse: 26% *(1988: 20%)* der Befragten geben an, dass, wenn sie sich für Sterbende Zeit nehmen, dies zu größerer Anerkennung bei anderen Berufsgruppen führen würde (im Vergleich zu anderen Tätigkeiten). 32% *(1988: 32%)* berichten dies führe zu keiner bzw. geringerer Anerkennung. Befund: eher problematisch. Trend: keine bedeutsame Veränderung.

16. Wenn Sie sich Zeit für einen Sterbenden nehmen, in welchem Ausmaß findet diese Arbeit Anerkennung bei Mitarbeitern Ihrer eigenen Berufsgruppe im Vergleich zu anderen Tätigkeiten? (Total Votes: 1.408)

Antwort	Verteilung		
	absolut	in Prozent	1988
keine	29	2%	4%
geringere	257	18%	21%
genauso viel	702	49%	53%
eher größere	344	24%	17%
deutlich größere	76	5%	5%

Ergebnisse: 29% *(1988: 22%)* der Befragten geben an, dass wenn sie sich für Sterbende Zeit nehmen, dies zu größerer Anerkennung innerhalb der eigenen Berufsgruppen führen würde (im Vergleich zu anderen Tätigkeiten). 20% *(1988: 22%)* berichten, dies führe zu keiner bzw. geringerer Anerkennung. Befund: eher problematisch. Trend: keine bedeutsame Veränderung.

Zusammenfassung Arbeitsklima
Die Bedeutung des *Arbeitsklimas* auf die Betreuungsqualität wird durchweg erkannt. Nur jeder vierte Befragte attestiert sich selbst eine »deutliche Möglichkeit« zur Einflussnahme auf die Situation der Sterbebetreuung, jeder dritte sieht sich mit geringen bzw. fehlenden Möglichkeiten konfrontiert. Wenn sich ein Mitarbeiter um Sterbende bemüht, erfährt dieser in aller Regel hierfür Anerkennung. Auch wenn die Möglichkeit zum Ausbau besteht: insgesamt kooperieren die Berufsgruppen, sowohl unter- als auch miteinander.

Skala 4: Die Kommunikationssituation

17. Wenn ein Patient verstorben ist, wird dann über diesen Tod und seine Umstände gesprochen? (Total Votes: 1.422)

Antwort	Verteilung	
	absolut	in Prozent
nie	21	1%
selten	218	15%
gelegentlich	423	29%
oft	498	35%
immer	262	18%

Ergebnisse: Dass oft bzw. immer, nachdem ein Patient verstorben ist, über diesen Tod gesprochen wird, berichten 43%. 16% der Befragten geben an, dies komme nie bzw. nur selten vor. Befund: eher wenig problematisch. Trend: nicht möglich.

18. Wie oft wünschen Sie sich nach dem Tod eines Patienten die Möglichkeit eines Gesprächs mit Kollegen? (Total Votes: 1.419)

Antwort	Verteilung	
	absolut	in Prozent
nie	42	2%
selten	225	15%
gelegentlich	558	39%
oft	426	30%
immer	168	11%

Ergebnisse: 41% der Befragten geben an, dass sie sich oft bzw. immer ein Gespräch mit den beruflichen Kollegen wünschen. Nie bzw. selten wünschen sich das 17% der Befragten. Befund: Es besteht umfassender Gesprächsbedarf mit den Kollegen. Trend: nicht möglich.

Zusammenfassung Kommunikationssituation
Insgesamt deckt sich der Gesprächsbedarf für die überwiegende Mehrheit mit der Gesprächsmöglichkeit.

Skala 5: Die Angehörigenintegration

19. Wie oft wünschen Sie sich nach dem Tod eines Patienten die Möglichkeit eines Gespräches mit den Angehörigen des Verstorbenen? (Total Votes: 1.417)

Antwort	Verteilung		
	absolut	in Prozent	1988
nie	131	9%	23%
selten	409	28%	42%
gelegentlich	512	36%	13%
oft	262	18%	14%
immer	103	7%	8%

Ergebnisse: 25% *(1988: 22%)* der Befragten geben an, dass sie sich oft bzw. immer ein Gespräch mit den Angehörigen wünschen. Nie bzw. selten wünschen sich dies 27% *(1988: 65%)*. Befund: Es besteht begrenzter Gesprächsbedarf mit den Angehörigen auf Seiten der beruflichen Helfer. Trend: Die Betreuer der Sterbenden formulieren stärker als vor 25 Jahren ein Gesprächsinteresse.

20. *Wie schätzen Sie die Besuchszeiten an Ihrem Arbeitsplatz ein, um Angehörigen die Betreuung Sterbender zu ermöglichen? (Total Votes: 1.409)*

Antwort	Verteilung	
	absolut	in Prozent
ausreichend	1.196	84%
eher zu wenig	109	7%
zu wenig	63	4%
deutlich zu wenig	27	1%
viel zu wenig	14	0%

Ergebnisse: 84% der Befragten geben an, dass die Besuchszeiten ausreichend angeboten werden. Befund: problematisch. Trend: nicht möglich.

21. *Besteht an Ihrem Krankenhaus eine Übernachtungsmöglichkeit für Angehörige? (Total Votes: 1.379)*

Antwort	Verteilung		
	absolut	in Prozent	1988
ja	1.138	82%	15%
nein	241	17%	85%

Ergebnisse: 82% der Befragten geben an, dass in deren Krankenhaus die Möglichkeit zur Übernachtung besteht. Befund: Dies ist ein positiver Befund. Trend: Hier haben sich die Verhältnisse sehr zu einem positiven Ergebnis entwickelt.

22. *Für wie sinnvoll halten Sie eine Übernachtungsmöglichkeit für Angehörige? (Total Votes: 1.411)*

Antwort	Verteilung	
	absolut	in Prozent
gar nicht	5	0%
wenig	19	1%
etwas	58	4%
ziemlich	244	17%
sehr	1.085	76%

Ergebnis: Für 76% der Befragten ist eine Übernachtungsmöglichkeit sehr sinnvoll.

23. *Sollten Ihrer Meinung nach Angehörige mehr in die Betreuung der Sterbenden einbezogen werden? (Total Votes: 1.408)*

Antwort	Verteilung	
	absolut	in Prozent
nein, die Beziehung ist ausreichend	227	16%
ja, etwas mehr	220	15%
ja, mehr	371	26%
ja, deutlich mehr	347	24%
ja, sehr viel mehr	243	17%

Ergebnisse: Für 16% der Befragten ist die Integration der Angehörigen ausreichend. 67% sehen ein deutlich zu steigerndes Engagement. Befund: problematisch. Trend: nicht möglich.

24. *Werden an Ihrem Arbeitsplatz Angehörige Sterbender dazu ermutigt, sich bei der Pflege zu beteiligen? (Total Votes: 1.398)*

Antwort	Verteilung		
	absolut	in Prozent	1988
nie	105	7%	29%
selten	375	26%	40%
gelegentlich	535	38%	15%
oft	321	22%	12%
immer	62	4%	4%

Ergebnis: Dass Angehörige immer bzw. oft ermutigt werden, sich in der Pflege zu engagieren, gaben 26% *(1988: 16%)* an. Es sind 33%, die angeben, dies nie oder selten zu tun *(1988: 69%)*. Befund: immer noch eine problematische Situation. Trend: Verbesserung zugunsten der Angehörigenintegration, wenn auch auf niedrigem Niveau.

25. Kann die ständige Anwesenheit von Angehörigen Ihrer Erfahrung nach belastend auf sterbenskranke Menschen wirken? (Total Votes: 1.402)

Antwort	Verteilung	
	absolut	in Prozent
nie	95	6%
selten	419	29%
gelegentlich	797	56%
oft	83	5%
immer	8	0%

Ergebnis: 5% geben an, dass eine ständige Präsenz die Sterbenden oft stören könnte. Die restliche Gruppe sieht nur eine gelegentliche bzw. seltene Störqualität der Angehörigen bei ständiger Präsenz. Befund: unproblematisch. Trend: nicht möglich.

26. Stört Sie die ständige Anwesenheit von Angehörigen sterbenskranker Patienten bei der Ausübung Ihrer beruflichen Tätigkeiten? (Total Votes: 1.408)

Antwort	Verteilung	
	absolut	in Prozent
nie	311	22%
selten	628	44%
gelegentlich	405	28%
oft	61	4%
immer	3	0%

Ergebnis: Dass sich die beruflichen Helfer durch die Angehörigen bei Ausübung ihrer beruflichen Tätigkeit gelegentlich gestört fühlen, geben 32% der Befragten an. 68% sind nie bzw. selten gestört. Befund: unproblematisch bzw. wünschenswert. Trend: nicht möglich.

27. Könnten Sie sich vorstellen, Laienhelfer (z. B. Ehrenamtliche) in die Betreuung Sterbender mit einzubeziehen? (Total Votes: 1.413)

Antwort	Verteilung		
	absolut	in Prozent	1988
gar nicht	111	7%	17%
wenig	253	17%	29%
etwas	285	20%	24%
gut	490	34%	14%
sehr gut	274	19%	16%

Ergebnis: 53% der Befragten können sich die Einbindung von Laienhelfern in die Betreuung gut bzw. sehr gut vorstellen *(1988: 30%)*. 24% bleiben zurückhaltend (gar nicht/wenig) *(1988: 46%)*. Befund: nicht unproblematisch. Trend: eindeutige Verbesserung der Einschätzung.

Zusammenfassung Angehörigenintegration
Eine Übernachtungsmöglichkeit für Angehörige besteht in aller Regel, die Beachtung von Besuchszeiten steht nicht im Vordergrund. Die aktive Einbindung in die pflegerische Versorgung ist nicht der Regelfall, nur 26% werden grundsätzlich hierzu angeleitet. Dabei wissen die Helfer darum, dass die Angehörigen die Sterbenden nicht stören, so wie sie sich selbst in aller Regel nicht durch die Anwesenheit von Angehörigen gestört sehen.

Skala 6: Die Schmerztherapie, Lebenserhaltung und Aufklärung

28. Die Verwendung von Schmerzmitteln erfolgt an Ihrem Arbeitsplatz (Total Votes: 1.405)

Antwort	Verteilung		
	absolut	in Prozent	1988
zu wenig	59	4%	11%
eher zu wenig	432	30%	21%
gerade richtig	879	62%	62%
eher zu viel	27	1%	2%
zu viel	8	0%	0%

Ergebnis: Dass die Verwendung von Schmerzmedikamenten gerade richtig erfolge, berichten 62% der Befragten *(1988: 62%)*. Es sind 34% die angeben, dass die Schmerzmedikation als eher zu wenig bzw. zu wenig erfolge *(1988: 32%)*. Befund: problematisch. Trend: keine Verbesserung bzw. Status quo.

29. Sind Sie der Auffassung, dass bei sterbenskranken Patienten zu häufig unnötig lebensverlängernde Maßnahmen ergriffen werden?(Total Votes: 1.406)

Antwort	Verteilung		
	absolut	in Prozent	1988
nie	21	1%	10%
selten	212	15%	30%
gelegentlich	576	40%	28%
oft	546	40%	26%
immer	51	3%	6%

Ergebnis: Dass nie bzw. selten unnötige lebensverlängernde Maßnahmen ergriffen werden, geben 16% der Befragten an *(1988: 40%)*. Es sind 41% der Befragten, die angeben, dass dies oft bzw. immer der Fall wäre. Befund: ausgesprochen problematisch. Trend: Verschlechterung.

30. Werden sterbenskranke Patienten an Ihrem Arbeitsplatz, soweit bei Bewusstsein, über ihre Prognose aufgeklärt? (Total Votes: 1.399)

Antwort	Verteilung		
	absolut	in Prozent	1988
nie	10	0%	15%
selten	111	7%	24%
gelegentlich	264	18%	25%
meistens	724	51%	17%
immer	290	20%	16%

Ergebnis: 71% *(1988: 33%)* der Befragten geben an, dass Sterbende meistens bzw. immer über deren Prognose informiert seien. 7% *(1988: 39%)* geben an, dass dies nie bzw. selten der Fall sei. Befund: wenig problematisch. Trend: eindeutige Verbesserung gegenüber 1988.

31. Werden Ihrer Meinung nach Patienten über die körperlichen und seelischen Belastungen bei invasiven Therapieformen ausreichend aufgeklärt? (Total Votes: 1.402)

Antwort	Verteilung		
	absolut	in Prozent	1988
nie	23	1%	22%
selten	316	22%	27%
gelegentlich	336	23%	22%
meistens	593	42%	15%
immer	134	9%	12%

Ergebnis: Dass Sterbende nie bzw. selten über invasive Therapien aufgeklärt werden, berichten 23% *(1988: 49%)* der Befragten. 51% *(1988: 27%)* geben an, dies geschehe meistens bzw. immer. Befund: problematisch. Trend: deutliche Verbesserung auf unzureichendem Niveau.

32. Halten Sie es für richtig, wenn man sterbenskranke Patienten über vielleicht lebensverlängernde, aber belastende Therapien umfassend informiert? (Total Votes: 1.410)

Antwort	Verteilung	
	absolut	in Prozent
nie	12	0%
selten	58	4%
gelegentlich	166	11%
meistens	463	32%
immer	711	50%

Ergebnisse: 82% halten die umfassende Information über belastende Therapien für grundsätzlich richtig, 4% lehnen dieses Verhalten in seltenen Fällen ab. Befund: unproblematisch. Trend: nicht möglich.

33. Halten Sie die Aufklärung von Patienten über ihren Krankheitszustand allgemein für wünschenswert? (Total Votes: 1.409)

Antwort	Verteilung		
	absolut	in Prozent	1988
nie	0	0%	5%
selten	7	0%	22%
gelegentlich	70	4%	25%
oft	433	30%	28%
immer	899	63%	20%

Ergebnisse: Es sind 93% *(1988: 48%)* aller Befragten, welche die Aufklärung von Sterbenden für prinzipiell wünschenswert erachten. Dass dies nie bzw. in seltenen Fällen nicht der Fall sei, geben 0% *(1988: 27%)* an. Befund: unproblematisch Trend: eine sehr deutliche Verbesserung der Einstellung der Befragten.

34. Wollen sterbenskranke Menschen wissen, wie es um sie steht? (Total Votes 1.411)

Antwort	Verteilung		
	absolut	in Prozent	1988
nie	0	0%	2%
selten	29	2%	6%
gelegentlich	236	16%	39%
meistens	992	70%	45%
immer	154	10%	8%

Ergebnisse: 2% *(1988: 8%)* aller Befragten geben an, Sterbende wollten nie bzw. selten wissen, wie es um sie steht. 80% *(1988: 53%)* gehen davon aus, dass dies meistens bzw. immer der Fall sei. Befund: unproblematisch. Trend: deutliche Verbesserung der Einstellung der Befragten.

35. Wenn Sie das Gefühl haben, dass ein sterbenskranker Patient über seine Krankheitsprognose informiert werden möchte, gehen Sie auf dieses Bedürfnis ein?(Total Votes: 1.404)

Antwort	Verteilung		
	absolut	in Prozent	1988
nie	5	0%	16%
selten	33	2%	18%
gelegentlich	121	8%	19%
oft	423	30%	19%
immer	822	58%	27%

Ergebnisse: 88% *(1988: 46%)* der Befragten geben an, dass diese oft bzw. immer auf das Informationsbedürfnis eingehen. 2% *(1988: 34%)* gehen selten bzw. nie auf dieses Bedürfnis ein. Befund: unproblematisch. Trend: deutliche Verbesserung der Situation, die sich im praktischen Verhalten der Befragten ausdrückt.

36. Sind Sie der Meinung, dass die Aufklärung von sterbenskranken Patienten über deren schlechte Prognose den weiteren Krankheitsverlauf ungünstig beeinflusst? (Total Votes: 1.396)

Antwort	Verteilung		
	absolut	in Prozent	1988
gar nicht	208	14%	14%
wenig	536	38%	32%
etwas	491	35%	26%
ziemlich	133	9%	20%
sehr	28	2%	8%

Ergebnisse: Von den Befragten geben 11% *(1988: 28%)* an, dass die Kundgabe der Prognose einen ungünstigen Einfluss auf den weiteren Krankheitsverlauf nimmt, während 52% *(1988: 46%)* davon ausgehen, dass kein bzw. nur geringer Einfluss hiervon ausgeht. Befund: nicht unproblematisch. Trend: geringe, positive Veränderung.

Zusammenfassung: Schmerztherapie, Lebenserhaltung und Aufklärung
Immerhin berichten ⅓ der Befragten von einer »nicht ausreichenden«, über 60% von einer »genau richtigen« Schmerztherapie. Dass 41% der Befragten zu häufig unnötige Lebensverlängerung berichten, ist ein ausgesprochen problematischer Befund der Studie. In dieses Bild reiht sich der Befund ein, dass nur die Hälfte der Befragten davon ausgeht, dass bei invasiven Eingriffen grundsätzlich in der gebotenen Form informiert wird. Dabei geben 80% der Befragten an, dass Sterbende wissen wollen, wie es um sie steht. Die Einstellung der Helfer weist in die richtige, deren Verhalten nicht immer in die richtige Richtung.

Skala 7: Das würdevolle Sterben, eigene Belastung

37. *Glauben Sie, dass an Ihrem Arbeitsplatz ein würdevolles Sterben möglich ist?* (Total Votes: 1.411)

Antwort	Verteilung		
	absolut	in Prozent	1988
nie	30	2%	12%
selten	258	18%	23%
gelegentlich	401	28%	36%
oft	592	41%	24%
immer	130	9%	5%

Ergebnisse: Es sind 50% *(1988: 29%)* der Befragten, die angeben, dass an deren Arbeitsplatz immer bzw. oft ein würdevolles Sterben möglich sei. 48% *(1988: 71%)* geben an, dass dies gelegentlich (28%), selten (18%) bzw. nie (2%) der Fall sei. Befund: sehr problematisch. Trend: eine deutliche Verbesserung, zugleich auf unzureichendem Niveau.

38. Denken Sie, dass die Art, wie mit verstorbenen Patienten an Ihrem Arbeitsplatz umgegangen wird, mit der Menschenwürde vereinbar ist? (Total Votes: 1.412)

Antwort	Verteilung		
	absolut	in Prozent	1988
gar nicht	11	0%	40%
wenig	153	10%	32%
etwas	231	16%	15%
ziemlich	650	46%	9%
sehr	367	25%	4%

Ergebnisse: Den Umgang mit den Verstorbenen beschreiben 71% *(1988: 13%)* als sehr bzw. ziemlich mit der Menschenwürde vereinbar. 26% *(1988: 87%)* beschreiben dies nicht als Regelfall (gar nicht, wenig, etwas). *Befund:* problematisch. *Trend:* Deutliche Verbesserung.

39. Denken Sie, dass Sie aufgrund Ihrer Erfahrungen mehr oder weniger Angst vor dem Sterben haben als andere Menschen? (Total Votes: 1.388)

Antwort	Verteilung		
	absolut	in Prozent	1988
weniger	277	19%	14%
etwas weniger	219	15%	12%
gleich viel	575	41%	44%
etwas mehr	210	15%	18%
mehr	107	7%	12%

Ergebnisse: 34% *(1988: 26%)* der Befragten geben an, aufgrund ihrer Erfahrungen weniger Angst vor dem eigenen Sterben zu besitzen; 22% *(1988: 30%)* beschreiben ein Mehr an Besorgnis. Befund: problematisch. Trend: Verbesserung der Situation.

Zusammenfassung Würdevolles Sterben und eigene Belastung
Die Hälfte der Befragten berichtet davon, dass grundsätzlich ein würdevolles Sterben möglich ist. Dass der Umgang mit dem Toten mit dessen Menschenwürde vereinbar ist, beschreiben nahezu alle Befragten. Jeder 5. Befragte gibt an, dass er aufgrund seiner Erfahrungen mehr Angst vor dem eigenen Sterben hat.

Frage 40: Offene Frage
In der 40. Frage wurde den Teilnehmern die Möglichkeit gegeben, Vorschläge zu benennen, auf welche Art die Berufsausbildung für die Betreuung Sterbender anzupassen sei. *Ergebnisse*: Insgesamt nutzten 783 Befragte diese Möglichkeit. 140 Personen berichten über mangelnden Praxisbezug der Ausbildung, geringe Ausbildungstiefe und fehlende Kontinuität der Auseinandersetzung mit dem Thema. Ebenso groß ist die Gruppe derer, die sich Seminarangebote auch nach der eigentlichen Ausbildung wünschen. Insgesamt wurden von 90 Befragten die zeitliche Situation und das bestehende Personaldefizit problematisiert. 29 Personen problematisierten die nicht hinreichende Ausbildung der Gesprächsführung. Eine ebenso große Gruppe (34) beklagt das bestehende Einfühlungsvermögen und mangelnde Sensibilitätsvermittlung.

Vergleich der Studien 1988 und 2013

Bezeichnung der Skala	Items im Vergleich	Ergebnisse der Items 2012 gegenüber 1988 sind … (in Klammern: Itemnummer)		
		besser	gleich	schlechter
Skala 1: Die zeitliche, personelle und räumliche Situation	8	0	7 (1–5, 7, 8)	1 (6)
Skala 2: Die Ausbildung	1	1 (9)	0	0
Skala 3: Das Arbeitsklima	5	2 (12, 13)	3 (11, 15, 16)	0
Skala 4: Die Kommunikationssituation	0	Bewertung nicht möglich, da keine Vergleichszahlen vorhanden		
Skala 5: Die Angehörigensituation	4	4 (15, 21, 24, 27)	0	0
Skala 6: Die Schmerztherapie, Lebenserhaltung und Aufklärung	8	6 (30, 31, 33–36)	1 (28)	1 (29)
Skala 7: Das würdevolle Sterben, eigene Belastung	3	3 (37–39)	0	0

Kategorie »Ergebnisse der Items«: »besser« = hier gibt es eine Verbesserung gegenüber 1988; »gleich« = hier gibt es keine Veränderung gegenüber 1988; »schlechter« = hier gibt es eine Verschlechterung gegenüber 1988.

Ergebnisse: Insgesamt wurden 29 Items wiederholt gemessen. Es zeigt sich dabei, dass für 11 Items keine Trendveränderung in deren Mittelwert erkennbar ist, dass für 16 Items eine positive Mittelwertveränderung erkennbar wird und dass für 2 Items eine Verschlechterung des Mittelwerts aufgezeigt wird.

Befund: Obwohl es insgesamt zu Verbesserungen gekommen ist und in einzelnen Skalen wie der Angehörigenintegration (Skala 4), Schmerztherapie, Lebenserhaltung und Aufklärung (Skala 6) sowie Würdevolles Sterben, eigene Belastung (Skala 7) durchgängig Verbesserungen aufgezeigt werden können, bleibt das erreichte Niveau insgesamt problematisch. Besonders auffällig sind die beiden Items, in welchen eine Verschlechterung aufgezeigt werden kann: Die Frage nach der Häufigkeit unnötig lebensverlängernder Interventionen, und dass sich die Pflegenden mehr um die Sterbenden bemühen müssten.

Zusammenfassung: Es hat in den vergangenen 25 Jahren eine Verbesserung in nahezu allen Bereichen der psycho-sozialen und medizinisch-pflegerischen Erfordernissen stattgefunden, zugleich befindet sich die Betreuung Sterbender in den Krankenhäusern auf noch immer verbesserungswürdigem Niveau.

Der Einfluss der Variable:
1. Art des Versorgungsauftrages des Krankenhauses
2. Art des Krankenhausträgers
3. Art des Geschlechts
4. Alter
5. Art der Berufsausbildung
6. Art des Arbeitsplatzes

Unabhängige Variable	Anzahl der signifikanten Items	Prozentualer Anteil der signifikanten Items an allen Items (39)
Versorgungsauftrag	7	18%
Krankenhausträgerschaft	7	18%
Geschlecht	11	28%
Beruf	18	46%
Alter	21	54%
Arbeitsplatz	30	77%

Der Einfluss der Variable »Versorgungsauftrag des Krankenhauses«
Als signifikant unterschiedlich >.005 ausgezeichnet. Verwendet wurde ANOVA-Varianzanalyse. Verglichen wurden Krankenhäuser der Grund- und Regelversorgung, Schwerpunktkrankenhäuser und Krankenhäuser der Maximalversorgung.

Bezeichnung der Skala	Itemnummern	Anzahl Items (… signifikante Items)
Skala 1: Die zeitliche, personelle und räumliche Situation	signifikant: 2, 6	8 (2)
Skala 2: Die Ausbildung	keine Signifikanzen	2 (–)
Skala 3: Das Arbeitsklima	keine Signifikanzen	6 (–)
Skala 4: Die Kommunikationssituation	keine Signifikanzen	2 (–)
Skala 5: Die Angehörigensituation	signifikant: 21	9 (1)
Skala 6: Die Schmerztherapie, Lebenserhaltung und Aufklärung	signifikant: 28, 29, 31	9 (3)
Skala 7: Das würdevolle Sterben, eigene Belastung	signifikant: 38	3 (1)

Insgesamt wurden 7 von 39 Items unterschiedlich bewertet.

Befundbeispiele:

S1 Dass zu wenige Ärzte vorhanden sind, wird von Befragten in Krankenhäusern der Maximalversorgung (MW: 2,4) stärker ausgedrückt als von Mitarbeitern in Krankenhäusern der Grund- und Regelversorgung (MW: 2,1).

S1 Dass zu wenige Seelsorger vorhanden sind, wird von Befragten in Krankenhäusern der Maximalversorgung (MW: 3,2) stärker ausgedrückt als von Mitarbeitern in Krankenhäusern der Grund- und Regelversorgung (MW: 2,9).

S6 Aus Perspektive der Teilnehmer werden unnötig lebensverlängernde Maßnahmen in Krankenhäusern der Maximalversorgung (MW: 3,4) eher vorgetragen als in solchen der Grund- und Regelversorgung (MW: 3,2).

Die Art des Versorgungsauftrages besitzt einen schwachen Einfluss auf die Bewertung der Sterbebetreuungssituation. In den Einrichtungen der Grund- und Regelversorgung wird in der Tendenz die Situation weniger problematisch beschrieben.

Der Einfluss der Variable »Krankenhausträger«
Als signifikant unterschiedlich >.005 ausgezeichnet. Verwendet wurde ANOVA-Varianzanalyse. Verglichen wurden öffentliche, privatwirtschaftliche und freigemeinnützige Träger.

Bezeichnung der Skala	Itemnummern	Anzahl Items (... signifikante Items)
Skala 1: Die zeitliche, personelle und räumliche Situation	signifikant: 6, 7, 8	8 (3)
Skala 2: Die Ausbildung	signifikant: 9	2 (1)
Skala 3: Das Arbeitsklima	keine Signifikanzen	6 (–)
Skala 4: Die Kommunikationssituation	keine Signifikanzen	2 (–)
Skala 5: Die Angehörigensituation	signifikant: 21	9 (1)
Skala 6: Die Schmerztherapie, Lebenserhaltung und Aufklärung	signifikant: 30	9 (1)
Skala 7: Das würdevolle Sterben, eigene Belastung	signifikant: 38	3 (1)

Insgesamt wurden 7 von 39 Items unterschiedlich bewertet.

Befundbeispiele:

S1 Dass zu wenige Seelsorger vorhanden sind und diese sich stärker kümmern sollten, wird von Befragten öffentlicher und privatwirtschaftlich betriebener Krankenhäuser stärker ausgedrückt als von Mitarbeitern freigemeinnütziger Einrichtungen.

S1 Die räumlichen Voraussetzungen für die Sterbebetreuung wird von den Befragten der freigemeinnützigen Krankenhäuser (MW: 2,5) weniger problematisiert als von denen öffentlicher (MW: 2,2) und privatwirtschaftlicher Träger (MW: 2,0).

S6 Dass an ihrem Arbeitsplatz der Umgang mit den Verstorbenen würdevoll vollzogen wird, geben in den freigemeinnützigen Einrichtungen (MW: 4,0) mehr Befragte an als in den öffentlich (MW: 3,7) und privatwirtschaftlich (MW: 3,7) verantworteten Kliniken.

Die Art der Trägerschaft des Krankenhauses besitzt einen schwachen Einfluss auf die Bewertung der Sterbebetreuungssituation. In den Einrichtungen freigemeinnütziger Trägerschaften ist in der Tendenz die Situation weniger problematisch ausgeprägt.

Der Einfluss der Variable »Geschlecht«
Als signifikant unterschiedlich >.005 ausgezeichnet. Verwendet wurde der T-Test für unabhängige Gruppen.

Bezeichnung der Skala	Itemnummern	Anzahl Items (... signifikante Items)
Skala 1: Die zeitliche, personelle und räumliche Situation	signifikant: 1, 4	8 (2)
Skala 2: Die Ausbildung	keine Signifikanzen	2 (–)
Skala 3: Das Arbeitsklima	keine Signifikanzen	6 (–)
Skala 4: Die Kommunikationssituation	signifikant: 17, 18	2 (2)
Skala 5: Die Angehörigensituation	signifikant: 19, 20, 21, 22	9 (4)
Skala 6: Die Schmerztherapie, Lebenserhaltung und Aufklärung	signifikant: 28, 32, 34	9 (3)
Skala 7: Das würdevolle Sterben, eigene Belastung	keine Signifikanzen	3 (0)

Insgesamt wurden 11 von 39 Items unterschiedlich bewertet.

Befundbeispiele:

S1 Dass Pflegende mehr Zeit für die Betreuung Sterbender haben sollten, betonen Männer (MW: 3,4) weniger ausgeprägt als Frauen (MW: 3,7).

S4 Frauen wünschen sich stärker als Männer Gespräche innerhalb des Teams und auch mit den Angehörigen.

S5 Dass eine Übernachtungsmöglichkeit für Angehörige sinnvoll ist, betonen Frauen stärker als Männer.

S6 Frauen gehen im Vergleich zu Männern eher davon aus, dass die Sterbenen eine zu geringe Schmerzmedikation erhalten. Sie sprechen sich auch stärker für eine umfassende Information in Bezug auf belastende Verfahren ein (MW: Männer 2,4; Frauen 2,7).

Die Zugehörigkeit zum weiblichen bzw. männlichen Geschlecht besitzt einen leichten Einfluss auf die Bewertung der Sterbebetreuungssituation. Dabei ist offensichtlich, dass Frauen die Situation stärker problematisieren und sich stärker auf psychosoziale Kompetenzen verlassen.

Der Einfluss der Variable »berufliche Ausbildung«
Als signifikant unterschiedlich werden Variablen mit einem Signifikanzniveau >.005 ausgezeichnet. Verwendet wurde der T-Test für unabhängige Gruppen.

Bezeichnung der Skala	Itemnummern	Anzahl Items (... signifikante Items)
Skala 1: Die zeitliche, personelle und räumliche Situation	signifikant: 4	8 (1)
Skala 2: Die Ausbildung	signifikant: 9	2 (1)
Skala 3: Das Arbeitsklima	signifikant: 13, 16	6 (2)
Skala 4: Die Kommunikationssituation	signifikant: 17	2 (1)
Skala 5: Die Angehörigensituation	signifikant: 21, 22, 27	9 (3)
Skala 6: Die Schmerztherapie, Lebenserhaltung und Aufklärung	signifikant: 28, 29, 30, 32, 35, 36	9 (6)
Skala 7: Das würdevolle Sterben, eigene Belastung	signifikant: 37, 38, 39	3 (3)

Insgesamt wurden 18 von 39 Items unterschiedlich bewertet.

Befundbeispiele:

S1 Ärzte (MW: 2,3) gehen eher davon aus, dass genügend Pflegende zur Sterbebetreuung zur Verfügung stehen als die Pflegenden selbst (MW: 2,0).

S2 Dass sie durch ihre Ausbildung auf die Betreuung Sterbender vorbereitet wurden, berichten die Pflegenden (MW: 2,5) positiver als die Ärzte (MW: 1,5).

S3 Dass sich die verschiedenen Berufsgruppen untereinander kollegial begegnen, berichten die Ärzte stärker als die Pflegekräfte.

S5 Die Einbeziehung von Laienhelfern können sich Ärzte (MW: 3,7) besser vorstellen als Pflegende (MW: 3,4).

S6 Dass die Schmerztherapie unzureichend ist, formulieren Pflegende (MW: 2,5) stärker als Ärzte (MW: 2,9).

S6 Dass zu häufig unnötig lebensverlängernde Maßnahmen ergriffen würden, berichten Ärzte (MW: 3,0) weniger oft als Pflegende (MW: 3,4).

S6 Dass über invasive Verfahren nicht ausreichend informiert wird, berichten Pflegende (MW: 3,2) akzentuierter als Ärzte (MW: 3,7).

S6 Dass die Kundgabe der Prognose den weiteren Krankheitsverlauf negativ beeinflusst, geben mehr Ärzte (MW: 2,5) als Pflegende (MW: 2,0) an.

S7 Dass an ihrem Arbeitsplatz ein würdevolles Sterben möglich ist, berichten mehr Ärzte (MW: 3,7) als Pflegende (MW: 3,3).

Die Art der Berufsausbildung besitzt einen mittleren Einfluss auf die Gesamtbewertung der Sterbebetreuungssituation, auf die Skalen 6 und 7 einen sehr starken

Einfluss. Dass die Berufsausbildung insbesondere auf die Skalen (Items) einen Einfluss besitzt, in denen das Ausmaß der Schmerztherapie und die Frage der »Würdehaftigkeit« der Situation u. ä. geprüft wird, ist nicht überraschend.

Der Einfluss der Variable »Alter«
Als signifikant unterschiedlich >.005 ausgezeichnet. Verwendet wurde der Kruskal-Wallis-Test.

Bezeichnung der Skala	Itemnummern	Anzahl Items (... signifikante Items)
Skala 1: Die zeitliche, personelle und räumliche Situation	signifikant: 4, 6	8 (2)
Skala 2: Die Ausbildung	signifikant: 9	2 (1)
Skala 3: Das Arbeitsklima	signifikant: 11, 12, 13, 14	6 (4)
Skala 4: Die Kommunikationssituation	signifikant: 17, 18	2 (2)
Skala 5: Die Angehörigensituation	signifikant: 19, 20, 24, 26, 27	9 (5)
Skala 6: Die Schmerztherapie, Lebenserhaltung und Aufklärung	signifikant: 31, 32, 35, 36	9 (4)
Skala 7: Das würdevolle Sterben, eigene Belastung	signifikant: 37, 38, 39	3 (3)

Insgesamt wurden 21 von 39 Items unterschiedlich bewertet.

Befundbeispiele:
S1 Jüngere Mitarbeiter problematisieren stärker das Fehlen von Seelsorgern.
S1 Die räumlichen Bedingungen werden von den Jüngeren umfassender problematisiert.
S2 Die Jüngeren sehen sich besser durch die Ausbildung auf die Betreuung Sterbender vorbereitet.
S3 Der Einfluss, den das Arbeitsklima auf die Betreuung besitzt, wird von den Älteren höher eingeschätzt.
S4 Der Gesprächswunsch mit Kollegen und Angehörigen ist bei älteren Mitarbeitern stärker ausgeprägt.
S5 Das Ausmaß der Angehörigenintegration in die Pflege wird von jüngeren Mitarbeitern als geringer ausgeprägt berichtet.
S6 Die jüngeren Mitarbeiter problematisieren das Ausmaß der Information bei der Anwendung invasiver Therapien und Eingriffe stärker.

S7 Die älteren Befragten berichten über stärkere eigene Ängste vor dem Sterben aufgrund ihrer Berufserfahrung als jüngere Mitarbeiter. Zugleich wurde auch der Einfluss der Erfahrung im Umgang mit Sterbenden bewertet. Hier zeigt sich, dass erfahrene Mitarbeiter weniger Ängste entwickeln als beruflich unerfahrene.

S7 Die älteren Befragten geben an, dass an ihrem Arbeitsplatz die Bedingungen der Menschenwürde häufiger erfüllt seien, als dies jüngere angeben.

Ältere Mitarbeiter problematisieren insgesamt die Bedingungen weniger als jüngere Mitarbeiter, orientieren sich aber durchaus an den Bedürfnissen der Angehörigen bzw. wissen stärker um die Bedeutung entlastender Gespräche und eines guten Arbeitsklimas.

Der Einfluss der Variable »Art des Arbeitsplatzes«
Als signifikant unterschiedlich werden Gruppenunterschiede >.005 ausgezeichnet. Verwendet wurde ANOVA-Varianzanalyse. Verglichen wurden Allgemein-, Intensiv- und onkologische Stationen.

Bezeichnung der Skala	Itemnummern	Anzahl Items (... signifikante Items)
Skala 1: Die zeitliche, personelle und räumliche Situation	signifikant: 1, 2, 4, 6, 8	8 (5)
Skala 2: Die Ausbildung	signifikant: 10	2 (1)
Skala 3: Das Arbeitsklima	signifikant: 11, 12, 13, 14, 15, 16	6 (6)
Skala 4: Die Kommunikationssituation	signifikant: 17, 18	2 (2)
Skala 5: Die Angehörigensituation	signifikant: 20, 21, 22, 23, 24, 26, 27	9 (7)
Skala 6: Die Schmerztherapie, Lebenserhaltung und Aufklärung	signifikant: 28, 29, 30, 31, 34, 36	9 (6)
Skala 7: Das würdevolle Sterben, eigene Belastung	signifikant: 37, 38, 39	3 (3)

Insgesamt werden 30 von 39 Items unterschiedlich bewertet:

Befundbeispiele:
S1 Auf Allgemeinstationen (MW: 2,8) kann sich deutlich weniger Zeit genommen werden als auf Onkologie- (MW: 3,2) bzw. Intensivstationen (MW:

3,0) und es stehen dort auch am wenigsten Ärzte, Seelsorger und Pflegekräfte (MW: AS 1,9; IS 2,2; OS 2,3) zur Verfügung.

S1 Die räumlichen Bedingungen sind auf Intensivstationen (MW: 1,9) am wenigsten für die Sterbebetreuung geeignet (MW: AS 2,1; OS 2,9).

S3 Der Einfluss des Arbeitsklimas auf die Qualität der Sterbebetreuung wird auf Onkologiestationen am stärksten erkannt, zugleich sieht man sich in diesem Arbeitsbereich (MW: 3,3) am stärksten in der Lage, auf die Art der Betreuung Sterbender Einfluss auszuüben (MW: AS 2,8; IS 3,0). Auch der kollegiale Umgang untereinander sowie die gegenseitige Wertschätzung ist auf Onkologiestationen am besten ausgeprägt. Hier fällt insbesondere die Einschätzung der Mitarbeiter von Intensivstationen zurück.

S4 Über den Tod verstorbener Patienten wird am konsequentesten auf Onkologiestationen (MW: 3,9) gesprochen, deutlich häufiger als auf Intensivstationen (MW: 3,3).

S5 Die Einbindung von Angehörigen findet auf Onkologiestationen (MW: 3,4) weit konsequenter statt als auf Allgemein- (MW: 2,8) und Intensivstationen (MW: 2,7), dort stört auch der Angehörige am wenigsten und die Mitarbeiter können sich am stärksten vorstellen, auch Laienhelfer in die Sterbebetreuung einzubeziehen (MW: AS 3,4; IS 3,1; OS 3,7).

S6 Die Schmerztherapie verläuft auf Onkologiestationen (MW: 2,8) am angemessensten, hier bleiben die Ergebnisse von Allgemeinstationen (MW: 2,5) am problematischsten.

S6 Dass zu häufig Lebensverlängerungen stattfinden, wird durch die Befragten auf Intensivstationen (MW: 3,6) weit häufiger benannt als durch Mitarbeiter von Onkologie- (MW: 2,8) und Allgemeinstationen (MW: 3,3).

S6 Das die Sterbenden um ihre Prognose wissen, diese aufgeklärt wurden, ist bei Patienten auf Intensivstationen (MW: 3,6) weit weniger häufig der Fall als auf Onkologiestationen (MW: 4,4) und auch auf Allgemeinstationen (MW: 3,8). Dabei eint die Befragten der unterschiedlichen Bereiche das Wissen darum, dass die Patienten wissen wollen, wie es um sie steht. Hier gibt es keine signifikanten Unterschiede.

S6 Dass die sterbenden Patienten bei invasiven Eingriffen informiert werden, geben auf Onkologiestationen (MW: 3,8) weit mehr Mitarbeiter an als auf Intensiv- (MW: 3,0) und auch Allgemeinstationen (MW: 3,3).

S6 Das die Kundgabe der Prognose keine bedeutsame Auswirkung auf den Verlauf eines Krankheitsgeschehens besitzt, ist das gemeinsame Wissen der Befragten auf Intensiv- (MW: 2,3) und Onkologiestationen (MW: 2,3). Hier bleiben die Befragten von Allgemeinstationen (MW: 2,6) zurück.

S7 Dass an ihrem Arbeitsplatz die Menschenwürde des Sterbenden beachtet wird, problematisieren am stärksten die Mitarbeiter von Intensivstationen (MW: 3,1) gefolgt von denen auf Allgemein- (MW: 3,4) und denen von

Onkologiestationen (MW: 3,9). Dies kann auch dadurch mitbegründet sein, dass mit den Verstorbenen dort am problematischsten verfahren wird (MW: AS 3,6; IS 3,3; OS 4,3).

S7 Auf Intensiv- (MW: 2,5), aber auch auf Allgemeinstationen (MW: 2,5) können sich die Befragten stärker vorstellen, mehr Angst vor dem eigenen Sterben aufgrund ihrer Berufserfahrungen ausgeprägt zu haben, als dies von den Mitarbeitern der Onkologiestationen (MW: 2,8) berichtet werden kann.

Die Art der Station, auf der der Sterbende betreut wird, besitzt einen erheblichen Einfluss auf die Beschreibung der Sterbesituation. 80% der Variablen werden unterschiedlich beantwortet, die Items von drei Skalen vollständig. Die Ressourcen sind insgesamt auf Allgemeinstationen am stärksten begrenzt, im onkologischen Arbeitsbereich am ausgeprägtesten. Dort sind auch das Arbeitsklima, die Wertschätzung, die Kommunikation zwischen den professionell und nichtprofessionell Betroffenen am besten entwickelt. Auf Intensivstationen kumulieren sich die Problemlagen, die Angehörigeneinbindung bleibt zurück, die Kommunikation vielfach am geschlossensten, obwohl eigentlich klar ist, wie sich verhalten werden sollte. Die Helfer auf Intensivstationen, aber auch auf Allgemeinstationen, entwickeln infolge ihrer Erfahrungen mehr Ängste vor dem eigenen Sterben.

Literatur

Gaber, E. & Wildner, M. (2011): Sterblichkeit, Todesursachen und regionale Unterschiede In: RKI – Robert Koch-Institut (Hg.): Gesundheitsberichterstattung des Bundes 52, Berlin.
George, W. et al. (1990): Aktuelle empirische Daten zur Sterbesituation im Krankenhaus. Medizinische Welt 41, 375–378.
Statistisches Bundesamt (2011): Gesundheit. Diagnosedaten der Patienten und Patientinnen in Krankenhäusern. Fachserie 12. Reihe 6.2.1. Wiesbaden.

Empfehlungen der Gießener Studie zu den Sterbebedingungen in deutschen Krankenhäusern

Wolfgang George

Einleitung und Übersicht

Es verbindet die Menschen, dass sie sich, solange bei Gesundheit und Selbstständigkeit, ihr eigenes Sterben in vertrauter häuslicher Umgebung wünschen. Dass dieser Wunsch ab einem bestimmten Ausmaß eigener Hilfsbedürftigkeit und Belastung des familiären Systems nicht durchgehalten werden kann, ist nahe liegend. Und so gilt, dass – auch wenn es das Ziel ist, die persönlichen, familiären und ambulanten Kräfte für ein häusliches Sterben zu stärken – zahlreiche Situationen existieren, in denen eine stationäre Versorgung unausweichlich ist. Vielleicht ist das Krankenhaus gar nicht so ein schlechter Ort für dieses letzte große Ereignis im Leben eines jeden Menschen. Immerhin werden die allermeisten dort auch geboren.

So sollte auch weiterhin die Aufmerksamkeit auf die stationären Einrichtungen gerichtet werden. Diese als bedeutsamsten Ort des Sterbens wahrzunehmen, ist auch durch aktuellere gesellschaftliche Trends begründet: die Konsequenzen der demographischen Entwicklung mit einem immer größer werdenden Anteil älterer Menschen auf die Versorgungsstrukturen ist hinlänglich beschrieben; die Veränderungen der familiären Bindungsverpflichtungen als Voraussetzung häuslicher Pflege, die fortschreitende Verstädterung nebst der mit dieser einhergehenden Vereinzelung und Vereinsamung sind weitere Trendaspekte. Gegenwärtig versterben weniger als 10% der Deutschen in ihrem häuslichen Umfeld. Diesen Anteil auf nur 20% auszuweiten, muss unter dem gegenwärtigen Kenntnisstand als kaum erreichbares Ziel bewertet werden (vgl. Feuer 2009). Fakt ist, stationäre Einrichtungen werden auch weiterhin der wichtigste Ort des Sterbens bleiben – und dies nicht nur bei akuten unplanbaren Ereignissen wie Unfall oder Herzinfarkt.

Welcher Weg muss nun eingeschlagen werden, um die verschiedenen Arbeitsbereiche der Krankenhäuser – auf die sich die Gießener-Studie konzentriert – zu einem guten Ort für Sterbende werden zu lassen?

Wolfgang George

In Irland existiert seit wenigen Jahren ein vorbildliches durch ein Regierungsprogramm auf den Weg gebrachtes Vorgehen, welches Krankenhäuser so gestaltet, dass diese als »Hospice Friendly Hospital« (vgl. www.hospicefriendlyhospitals.net) ausgewiesen werden können. Dieses Vorgehen ist insofern richtungsweisend, als dass auf diesem Weg Ziele und Methoden der palliativen Medizin in die Krankenhäuser der Regelversorgung initiiert werden sollen. Dabei wird das pragmatische Vorgehen bereits im Untertitel erkennbar: »Design and dignity Guidelines for physical environments of Hospitals Supporting End-of-Life-Care«. Vorgeschlagen wird ein Verbesserungsprozess, in welchem die Krankenhausbetreiber und natürlich deren Mitarbeiter zugunsten einer gelungenen Sterbebetreuung beraten und unterstützt werden. Abschließend erfolgt ein Audit. Neben den räumlichen, Privatheit vermittelnden Voraussetzungen werden die Information und Kommunikation, lebensqualitätsfördernde Interventionen, Einbeziehung der Familie, spirituell-sinnfindende Angebote und wirkungsvolle Bekämpfung der Schmerzen als verbindliche Zielgrößen angesteuert. Erreicht werden kann dies u. a. nur dadurch, dass die Mitarbeiter wie auch die Organisation selbst hierzu befähigt werden. Dies alles sind auch für die Betreiber der deutschen Krankenhäuser, deren Berufsgruppen und Mitarbeiter keine neuen oder gar unbekannten Ziele oder unerfüllbare Anforderungen. Es handelt sich um Verbindlichkeiten, die auch in Deutschland, und nicht nur im Umfeld palliativer oder onkologischer Versorgungseinheiten, regelmäßig als Ziel- und Leitgrößen eines humanen Krankenhauses benannt werden (vgl. McKeown et al. 2008).

Wie nun aber sind die zusammenfassend als problematisch zu bewertenden Ergebnisse der Gießener Studie erklärbar, warum geht die Arbeit der verschiedenen Fachgesellschaften, Initiativen, Bündnisse und auch der betroffenen Berufsverbände sowie des Gesetzgebers nur mit begrenzter Wirkung auf die Versorgung Sterbender im Krankenhaus einher? Und was lässt sich aus diesen Erfahrungen für die hier vorgestellten Empfehlungen ableiten?

Um diese Fragen zu beantworten, ist es notwendig, einige zusätzliche Annahmen und Randbedingungen einzuführen:

1. In einer ersten Zusatzannahme werden die erhaltenen Ergebnisse in einen allgemeineren Kontext der Krankenhaus-/Gesundheitsversorgung und deren Herausforderungen gestellt. Dazu schließt sich die Untersuchung der in der Schweiz realisierten Initiative »Nachhaltige Medizin« an. Deutlich wird, dass die vollzogene Sterbebetreuung von keiner anderen Art und Qualität sein kann, wie dies für das Betreuungsverständnis der Patienten insgesamt gültig ist.
2. In einer weiteren Betrachtungsebene soll der Ergebnisvergleich zwischen 1988 und 2013 auch dazu dienen, mögliche Mechanismen zu identifizieren, die es verhindert haben, dass sich der Verbesserungsprozess zügiger und entlang aller relevanten Teilprozesse vollziehen konnte.

3. Abschließend sollen einige der bisher vorgetragenen systematischen Lösungsbemühungen vorgestellt und in ihrer Wirkung auf die Versorgungssituation im Krankenhaus bewertet werden. Dies sind:
    a. Charta zur Betreuung schwerstkranker und sterbender Menschen in Deutschland
    b. Grundsätze der Bundesärztekammer zur ärztlichen Sterbebetreuung
    c. Krankenhaus-Qualitätsmanagement
    d. Patientensicherheit

Die Verbesserung der Betreuung der Situation von Sterbenden in Krankenhäusern als Aufgabe der »Patientensicherheit« zu identifizieren, lässt dabei einige neue Ansätze erkennen.

Nachhaltige Medizin

Das Fehlen einer auf Nachhaltigkeit angelegten und damit immer auch partizipativen Patientenversorgung kann in seiner Auswirkung auf die Betreuung der Sterbenden noch nicht ausreichend bewertet werden. Mit dem medizinischen Versorgungssystem und der mit diesem verbundenen Krankenhausversorgung Deutschlands werden immer neue, größere und hoffnungsvollere Erwartungen verbunden. Dies sind Erwartungen, die nicht nur mit ökonomischen, sondern auch mit psychologischen Kosten verbunden sind – einer Bringschuld, die so dauerhaft nicht einzulösen ist. Denn schon immer standen dem Gesundheitssystem nur begrenzte Mittel zur Verfügung. So ergibt sich etwa das Dilemma, dass ein Gut, das in einen bestimmten Versorgungsbereich investiert wird, in einem anderen Versorgungsfeld nicht zur Verfügung steht. Ähnlich verhält es sich mit der Erwartung nach dem unbegrenzt Machbaren, zu dem auch der nach wie vor geführte Kampf gegen das absehbare Sterben – nicht nur auf den Intensivstationen – gehört.

Eine der gegenwärtigen gesellschafts- und gesundheitspolitischen Aufgaben besteht also darin, die zur Verfügung stehenden Ressourcen so zu verteilen, dass die zentralen Werte, Ziele und Versorgungsaufträge des Gesundheits-/Krankenhauswesens nicht nur der gegenwärtig handelnden, sondern auch den folgenden Generationen erhalten bleiben und dass, dieser Einsicht folgend, die Mittelsteuerung auf nachhaltige Zielkoordinaten justiert werden muss. Doch welche Ziele sind dies und wie können diese so formuliert und umgesetzt werden, dass sie auch im Handlungsalltag erreicht werden?

Zur Klärung beider Fragen bietet sich eine gegenwärtig in der Schweiz diskutierte bzw. bereits auf den Weg gebrachte Strategie an. Auch dort haben Experten die Problemlage unzureichender Nachhaltigkeit erkannt und Lösungsansätze vorgestellt, die geeignet erscheinen, um diese risikoreiche Situation zu überwinden. Im Mittelpunkt steht dabei ein 5-Punkte-Positionspapier. Jeder der fünf benannten Punkte stellt die bisherige Vorgehensweise infrage und skizziert zugleich Maßnahmen, die in Richtung größerer Nachhaltigkeit führen. Die im Folgenden formulierten Ausführungen sind als Positionspapier der Schweizerischen Akademie der Medizinischen Wissenschaften (SAMW 2012) veröffentlicht und diesem wörtlich entnommen:

»*1. Der Nutzen medizinischer Interventionen ist nicht immer vorhanden, oft wird er überschätzt bzw. falsch interpretiert.* Bei bestehenden und neuen Therapien braucht es den Nachweis eines Nutzens, der sich an den Patientenbedürfnissen orientiert. Dies soll durch unabhängige Health Technology Assessments (HTA), durch eine Ausweitung von Medical Boards und durch den Ausbau von Versorgungsforschung erreicht werden. Zentral dabei ist das Triple-E-Konzept (evidence, ethics, economy), das auch juristische und soziale Aspekte wie Chancengleichheit für den Zugang zu medizinischen Leistungen berücksichtigt. Medizinische Leistungen sollen nur vergütet werden, wenn sie diesen Kriterien genügen.

2. Die Medizin weckt unrealistische Erwartungen – und ist auch mit solchen konfrontiert. Es braucht unabhängige Guidelines, die die einvernehmliche Entscheidungsfindung zwischen Arzt und Patient ermöglichen. Die Fachgesellschaften sind aufgefordert, eine Liste jener Interventionen zu erstellen, die unnötig und damit verzichtbar sind

3. Die Ressourcen an Gesundheitsfachleuten sind nicht gesichert. Anachronistische standespolitische Besitzstände von Gesundheitsfachleuten sollen abgebaut werden. Zudem braucht es einen sinnvollen Grade-Skill-Mix – durch koordinierte Aus-, Weiter- und Fortbildung der Gesundheitsfachleute und durch neue gesetzliche Rahmenbestimmungen für angepasste Tarif- und Lohnstrukturen.

4. Die finanziellen Ressourcen des Gesundheitswesens sind nicht unbegrenzt. Um die Mittel richtig und sinnvoll einsetzen zu können, braucht es Register, Outcomeforschung und die Orientierung am Patientennutzen. Zudem ist ein gesellschaftspolitischer Diskurs notwendig, um die Frage nach der Höhe des Kostenniveaus zu beantworten.

5. Das Gesundheitswesen setzt oft falsche Anreize. Solche Anreize entstehen z. B. durch unterschiedliche Finanzierungsschlüssel (für ambulante bzw. stationäre Versorgung, Spitex, Pflegeheime), durch Einzelleistungssysteme und durch die Verzerrung von Pauschalfinanzierungen (DRG). Erforderlich ist ein neues Finanzierungssystem, das sich an Qualität, Effizienz, Verteilungsgerechtigkeit und volkswirtschaftlichen Gesamtkosten orientiert. Zudem soll es Länder-Grenzen sprengen und den Schutz vor Übermedikalisierung ermöglichen.«

Zu erwähnen ist, dass sich das Positionspapier primär an Ärzte, Pflegepersonal und Therapeuten richtet, und erst in zweiter Linie an die Politik, Verwaltung, Versicherungen oder Forschungsinstitutionen. Das resultierende Vorgehen wird evaluiert und es wird geprüft, ob die vorgeschlagenen Interventionen durchgehalten werden.

Ganz sicher ist davon auszugehen, dass trotz aller Unterschiedlichkeit der Versorgungssysteme in der Schweiz und Deutschland die grundsätzliche Analyse und die aus dieser abgeleitete Strategie auf die deutsche Versorgungssituation übertragbar ist. So oder doch sehr ähnlich lauten die Aussagen des Sachverständigen Rats der Bundesregierung und zahlreicher Gesundheitssystemexperten.

Pointiert formuliert: ein Gesundheits-/Krankenhausversorgungssystem, das sich selbst in relevanten Handlungsfeldern in seinen Möglichkeiten unkritisch überschätzt, sich zugleich unrealistischen Erwartungen der Betroffenen gegenübersieht, durch nicht eindeutige Zuständigkeiten und Handeln der Sektoren ausgezeichnet ist und zudem falsche finanzielle Anreize erhält, kann auch in der Sterbebetreuung nur diesen Rahmen entgegenbringen.

Die Rolle und das Selbstverständnis der Betroffenen im Versorgungsprozess werden in der aktuellen schweizerischen Diskussion nur am Rande erkennbar, obwohl allein diese einen zusätzlichen, ergänzenden 6. Punkt des Positionspapiers begründen könnten. Nur wenn sich alle Patientenversorgungsprozesse mit einem evidenzbasierten Vorgehen sowie mit den Bedürfnissen und Notwendigkeiten des Patienten abgleichen lassen, und wenn dabei eine partizipativ-konsensuelle Interaktion gewählt wird (wie etwa durch shared-decision-making ausgedrückt), kann dies auch für sterbende Patienten möglich werden.

Vergleich der Untersuchungen 1988 und 2013 entlang der Skalen und Items

Der im vorausgegangenen Kapitel dargestellte Ergebnisvergleich 1988–2013 zeigt, dass es trotz Verbesserungen verschiedener Versorgungsaspekte zu einer Art Status Quo unzureichender Bedingungen gekommen ist. Zur Erinnerung: insgesamt wurden 29 Items wiederholt gemessen, für 11 Items gibt es keine Ergebnisveränderung, für 16 Items eine positive Entwicklung und 2 Items weisen auf eine Verschlechterung hin. Für die immerhin 16 Items, die auf eine Verbesserung hinweisen, bleiben die erzielten Effekte häufig schwach und insgesamt betrachtet auf unzureichendem Niveau. Von einer durchgängigen, mit starken Effekten einhergehenden positiven Entwicklung kann nur für einige Teilprozesse berichtet werden. Die mit Abstand stärkste Verbesserung ergibt sich aus dem Befund, dass mittlerweile (2013) die weit überwiegende Zahl der Krankenhäuser über eine Übernachtungsmöglichkeit für Angehörige verfügt, während hingegen 1988 nur eine einstellige Prozentzahl hierüber verfügte.

Dass sich die räumlichen Bedingungen zur Sterbebetreuung nach Aussage der Befragten nur unwesentlich verbessert haben sollen, ist schwer erklärbar. Sind doch 2-Bett- bzw. kleine Zimmer mit deutlich verbesserter sanitärer Ausstattung inzwischen eher die Regel als Ausnahme. Dennoch erscheint das Patientenzimmer im Krankenhaus den Helfern vielfach als kein geeigneter Ort zum Sterben. Die in Irland vorangetriebene Kampagne: »Hospice friendly hospital« zeigt hier Lösungen für Krankenhäuser auf. »Privatheit« schaffende Gestaltung ist hier wesentliches Element.

Dass Personal aus allen Professionen fehlt, wurde bereits in der ersten Studie erkennbar, und auch 2013 berichten die Befragten von unzureichenden personellen Ressourcen. Immer weniger Pflegende und Ärzte betreuen immer mehr Patienten in folglich immer kürzer werdenden Versorgungszeiträumen. Die Verdichtung der Arbeitsprozesse, die seit Jahre stattfindende Personalausdünnung, gerade die der pflegerischen Versorgung, können durch vermehrt eingestelltes Servicepersonal, Laienhelfer oder andere Angebote nicht kompensiert werden. Wer eine angemessene Sterbebetreuung in Krankenhäusern ermöglichen will, braucht hierfür geeignetes und ausreichend zur Verfügung stehendes Personal. Die Bedingungen haben sich nicht verbessert.

Die Bedeutung eines guten Arbeitsklimas auf die Sterbebetreuung wird 2013 ganz ähnlich wie vor 25 Jahren eingeschätzt. Keine Neuigkeiten, was die Wertschätzung innerhalb der eigenen Berufsgruppe betrifft; die Wertschätzung zwischen den Berufsgruppen wird erneut als verbesserbar beschrieben.

Herausragend ist das Studienergebnis, dass sich der weit überwiegende Teil der Ärzte durch ihre Ausbildung nicht für die Betreuung von Sterbenden vorbereitet sieht und offensichtlich auch nicht innerhalb der beruflichen Entwicklung angemessen geschult wird. Ein Befund mit weitreichenden Folgen (vgl. George/George 2003, S. 196–207). Als Ausgangspunkt für diese harsche Kritik dient insbesondere die einzig offene Frage des Fragebogens, in welcher substanziell-inhaltliche Anregungen für die Aus-, Fort- und Weiterbildung formuliert werden konnten. Dies wurde von über der Hälfte der Befragten mit z. T. differenzierten Anregungen und Hinweisen genutzt. Ein Hinweis für das Ausmaß des bestehenden Defizits. Das Ergebnis ist in dieser Schärfe auch insofern überraschend, als dass nicht nur auf Seite der Aus-, Weiter- und Fortbildungen der Pflegenden der Versorgungsauftrag »Betreuung Sterbender« regelmäßig in den relevanten Curricula Gegenstand ist. Es ist auch in der ärztlichen Ausbildung (Innere Medizin, Geriatrie, Psychosomatik, Medizinische Psychologie und anderen Fächern) und den relevanten Fachweiterbildungen der Fall. Zuletzt wurde das Fach Palliativmedizin als Gegenstand in die ärztliche Ausbildung aufgenommen. Allein, wie die Erfahrung der letzten 25 Jahre lehrt, findet nur ein sehr begrenzter Transfer zwischen formalem Anspruch gelungener Kompetenzvermittlung und deren praxisnaher Verwirklichung statt. Sei es, weil kein entsprechendes Angebot besteht; die Studenten bzw. die Teilnehmer von weiterführenden Qualifikationen die Anforderungen/Lernziele umgehen können (weil es sich z. B. nicht um Pflichtveranstaltungen handelt); oder sei es, dass keine anwendungsorientierte, sondern eine akademische Fachvermittlung stattfindet, welche die sozial-psychologische Dimension bzw. auch die emotionale Involviertheit des zukünftigen Arztes, Facharztes, Pflegenden oder Fachpflegekraft vermeiden lässt. Dabei existieren bereits evaluierte Curricula, die offensichtlich nicht oder doch nicht für alle eingesetzt werden. Nicht erreicht worden ist auch die verbindliche Supervision, in welcher die Erfahrungen des Alltags zugunsten wünschenswerter Lösungen kollegial reflektiert werden. Auf die Möglichkeit, dass sich dies ändern könnte, weist zumindest der Befund, dass sich die jüngeren Befragten – zumindest relativ – besser auf die Betreuung Sterbender vorbereitet sehen.

Die Integration der Familienangehörigen in die Sterbebegleitung ist von allen Seiten gewünscht und regelmäßig Gegenstand praxisnaher Aus- und Weiterbildung (vgl. George/George 2003; George 2005) – sowohl in der Grundausbildung der Helfer, als auch in den verschiedenen Fachweiterbildungen. Die 2013 erhaltenen Ergebnisse zeigen Verbesserungen im Umgang mit der Familie gegenüber der Studie vor 25 Jahren auf: Heute werden Angehörige weit weniger durch restriktive Besuchszeiten oder fehlende Übernachtungsmöglichkeiten eingeschränkt. Auch ist das Bedürfnis, sich mit den Angehörigen auszutauschen, auf Seiten der Helfer gewachsen. So beschreiben die beruflichen Helfer Angehörige in deutlich geringerem Ausmaß als »störend«. Zugleich werden die Angehörigen weiterhin aber eher episodisch als zielgeleitet-aktiv in die Abläufe um den Sterbenden herum einbezogen. Die einzulösende Rolle der Angehörigen bzw. wie diese entlang ihrer Möglichkeiten und den Bedürfnissen des Sterbenden integriert werden könnten, bleibt unklar. Aus dieser weitgehenden Unkenntnis resultiert eine Überforderung der professionellen Helfer hinsichtlich der wirkungsvollen Entlastung und Unterstützung der Familienangehörigen. Assessments, die diese Steuerung ermöglichen, gibt es, und sie werden international durchaus angewendet – jedoch nicht in Deutschland (vgl. George 2006). Die psychologische positive Einstellung gegenüber den Angehörigen der Patienten ist vorhanden, aber was aus dieser an konkretem Verhalten resultieren sollte, bleibt bis heute – auch aufgrund fehlender Instrumente und Verfahren – weitgehend unklar. So ist auch der immer wieder ausführlich in den Medien berichtete problematische Befund, dass viele Angehörige chronisch überlastet wären, zu erklären (George 2006).

Dass 2013 immer noch jeder 3. Befragte angibt, die Schmerztherapie sei nicht hinreichend, deckt sich mit dem Befund vor 25 Jahren. Auch dieser Status Quo ist schwer verständlich, werden doch seit etwa ebenso langer Zeit allein die Anästhesisten schmerztherapeutisch ausgebildet. Grundsätzlich ist die Zeit vorbei, in der Ärzte angaben, eine restriktive Anordnung erfolge wegen möglicher Suchtinduktion. Das immer wieder angeführte Argument, die Gefahr sei groß, die Sterbenden mit zu hohen Dosen von Schmerzmedikamenten zu behandeln und so ruhigzustellen, spielt nach der Studie überhaupt keine Rolle (1%). Dieses Ergebnis ist über 25 Jahre hinweg quasi unverändert geblieben. Auch hier kann sich nur erneut für eine professionelle Schmerzbehandlung eingesetzt werden.

Dass eine konsequente Aufklärung über die Prognose erfolgt, geben 70% der Befragten an, wobei annähernd 90% der Befragten berichten, dass sie auf ein in diesem Sinn geäußertes Bedürfnis des Patienten eingehen. Im Umgang »mit der Wahrheit am Krankenbett« hat sich in den letzten 25 Jahren eine positive Entwicklung vollzogen. 1988 war es nur die Hälfte aller Befragten, die so handelten. Auch in anderen Fragestellungen zeigt sich, dass sich die Kommunikations- und Informationssituation insgesamt verbessert hat.

Dass zu häufig unnötig-lebensverlängernde Maßnahmen ergriffen werden, geben 41% der Befragten an. 9% mehr als vor 25 Jahren. Dies ist ein völlig unerwarteter Befund der Studie, der nicht in das Bild eines partizipativ-konsensuellen Miteinanders passt und der seine zusätzliche Akzentuierung dadurch gewinnt, dass Beschäftigte von Intensivstationen und Krankenhäusern mit Maximalversorgungsauftrag dieses Vorgehen in besonderem Maß akzentuieren. Es sind nur 16% der Befragten, die angeben, dies sei nie oder doch nur selten der Fall! Dass die befragten Pflegekräfte die Situation stärker problematisieren, soll nicht unerwähnt bleiben, darf aber nicht zu dem Eindruck führen, dass die Ärzte die bestehende Situation ganz ähnlich berichten würden. Ebenso verhält es sich mit der Situation in Bezug auf die Patienteninformation über mögliche Belastungen bei invasiven Therapien. Auch hier herrscht Zurückhaltung. Es kann an dieser Stelle nicht abschließend geklärt werden, welche Gründe zu diesem Verhalten beitragen. Es kann sein, dass dies ein forcierter, institutioneller Auftrag ist, Leben zu erhalten, ein noch stärker entwickeltes persönliches Bedürfnis der Abwehr des Todes/der Niederlage durch die handelnden Helfer; dabei handelt es sich um ökonomische Fehlanreize, welche die Versorgungsprozesse immer stärker beeinflussen und deren Einfallstore hinlänglich beschrieben sind (vgl. SAMW 2012). Möglich ist auch, dass andere Variablen wirksam werden. Anhand des Zustandekommens dieser (hoch-)problematischen Befunde sollte unter der Zielstellung, die kausalen Zusammenhänge zu ermitteln bzw. einzugrenzen, weitergearbeitet werden.

Der Umgang mit den Verstorbenen auf den Stationen hat sich in den zurückliegenden 25 Jahren verbessert: es ist nur noch jeder 4., der dies durchweg problematisiert. Ebenso groß ist der Anteil derer, welche die Beachtung der Menschenwürde der Toten grundsätzlich gewahrt sehen. So lautet das Resümee, dass nur die Hälfte der Befragten das Sterben an ihrem Arbeitsplatz als grundsätzlich mit der menschlichen Würde vereinbar sehen. Dieses Item, dass die Einhaltung der Menschenwürde erfragt, kann als eine Bilanz der verschiedenen Skalen und deren Items verstanden werden. Auch wenn eine deutliche Verbesserung dieser Einschätzung gegenüber 1988 zu verzeichnen ist, so sollte dieser Befund als Ausgangspunkt möglicher neuer, vielmehr aber noch der Intensivierung der bereits als wirksam erkannten

Interventionen dienen. Diese Interventionen sind beispielsweise: Aufnahme des Themas in das Leitbild der Einrichtung, Entwicklung einer geeigneten Strategie zur Wahrung der Integrität des Sterbenden, Aus- und Fortbildung prüfen und anpassen, Supervision ermöglichen, Abschiednahmebedingungen auf Station bzw. im Krankenhaus prüfen etc.

Eingeführte Lösungen

Die vorliegenden Ergebnisse zeichnen eine Situation, in der die Sterbenden in den Krankenhäusern vielfach nicht so betreut werden, wie dies nach Bekundung aller beteiligten Experten, Fachgesellschaften und gesellschaftlichem Willen unbedingt der Fall sein sollte.

Erneut stellt sich insbesondere die Frage, durch welche Mechanismen die Differenz zwischen bekundeten Zielen und tatsächlich erreichter Ergebnisqualität zustande kommt bzw. warum die auf den Weg gebrachten Vereinbarungen/Lösungen nicht hinreichend wirksam werden. Die an dieser Stelle eher exemplarisch ausgewählten Ansätze sind nicht vollständig. In anderen Kapiteln des Buches werden weitere Lösungen wie etwa die der Hospiz-Arbeit vorgestellt.

Charta Betreuung Schwerstkranker und Sterbender

Die Charta »Zur Betreuung schwerstkranker und Sterbender Menschen in Deutschland«, die 2010 durch die Deutsche Gesellschaft für Palliativmedizin e.V., den Deutschen Hospiz- und PalliativVerband e.V. und die Bundesärztekammer verabschiedet wurde und die von quasi allen Systemakteuren gezeichnet wurde, weist unzweifelhaft in die richtige Richtung und betont die zu fördernde Situation der häuslichen und palliativen Versorgung. Die Charta formuliert 5 Leitsätze, in welchen die gesellschaftspolitische Herausforderung (Leitsatz 1), die Bedürfnisse der Betroffenen und der hieraus ableitbaren Anforderungen an die Versorgungsstrukturen (Leitsatz 2), die Anforderungen an die Aus-, Weiter- und Fortbildung (Leitsatz 3), die Entwicklungsperspektiven und Forschung (Leitsatz 4) und schließlich die europäische und internationale Dimension (Leitsatz 5) als zu berücksichtigende Interventionsflächen erkennbar gemacht werden.

Wie stark die Auswirkungen der Charta im Jahr 3 nach ihrer Verabschiedung auf die Versorgungswelt der Krankenhäuser zu bewerten ist, kann an dieser Stelle nur durch die vorgestellten empirischen Ergebnisse zwischenbilanziert werden. Arbeitsbereiche, die nach den Regeln der palliativen Versorgung arbeiten, gibt es nur in ungefähr jedem zehnten Krankenhaus. Dabei konzentriert sich die palliative

Versorgung in Deutschland insbesondere auf terminal krebserkrankte Patienten, die indes nur einen Teil der Sterbenden in den stationären Einrichtungen ausmachen.

Grundsätze der Bundesärztekammer (BÄK) zur ärztlichen Sterbebetreuung

Durch ihren Auftrag verpflichtet, veröffentlicht die BÄK seit 1979 Richtlinien bzw. Grundsätze der Sterbebegleitung. Nach der Berufsordnung haben Ärzte Leben zu erhalten, die Gesundheit zu schützen, Leiden zu lindern und Sterbenden Beistand zu gewähren. Die Unterstützung von Selbsttötung wird ausdrücklich zugunsten der Sterbebegleitung zurückgewiesen. 2011 veröffentlichte die BÄK die »Grundsätze der BÄK zur ärztlichen Sterbebetreuung«. Unter anderem heißt es in diesen:

1. Es gibt Situationen, in denen sonst angemessene Diagnostik und Therapieverfahren nicht mehr angezeigt und Begrenzungen geboten sind.
2. Art und Ausmaß der Behandlung sind vom Arzt zu verantworten, er muss dabei den Willen des Patienten achten und sollte in seiner Entscheidungsfindung mit ärztlichen und pflegenden Mitarbeitern einen Konsens finden.
3. Ein offensichtlicher Sterbevorgang soll nicht durch lebenserhaltende Therapien in die Länge gezogen werden.
4. Bei Sterbenden kann die Linderung des Leidens so im Vordergrund stehen, dass eine möglicherweise dadurch bedingte Lebensverkürzung hingenommen werden muss.
5. Die Unterrichtung des Sterbenden über seinen Zustand und mögliche Maßnahmen muss wahrheitsgemäß sein.
6. Der Arzt soll Angehörige und andere nahestehende Personen informieren, soweit dies nicht dem Willen des Patienten widerspricht.
7. Bei Patienten, die sich zwar noch nicht im Sterben befinden, aber nach ärztlicher Kenntnis aller Voraussicht nach in absehbarer Zeit versterben werden, ist eine Änderung des Behandlungsziels geboten, wenn lebensverlängernde Maßnahmen Leiden nur verlängern oder die Änderung des Behandlungsziels dem Willen des Patienten entspricht. An diese Stelle tritt dann die palliativmedizinische Versorgung (vgl. BÄK 2011).

Die Grundsätze umfassen noch weitere, an dieser Stelle weniger relevante Sachverhalte zur Patientenverfügung oder der Ermittlung des Patientenwillens. Zusammengefasst präzisiert die BÄK das Verhalten der Ärzte im Kontext der Sterbebegleitung erheblich. Gleichwohl bleibt auch hier die Frage, wie im Jahr 2 nach Verabschiedung auch diese Grundsätze befolgt werden bzw. was getan wird, damit es nicht bei Absichtsbekundungen bleibt. Punkt 3 etwa ist durchaus geeignet, in die Form einer operationalisierten Anwendung gebracht zu werden. So ist es durchaus möglich, sterbende Patienten bei oder doch unmittelbar nach der Aufnahme als solche zu diagnostizieren, dies auch zu dokumentieren und in einen ableitbaren Prozess wie etwa unter Punkt 7 beschrieben zu führen. An solch verbindlichen Patientenversorgungsprozessen scheint es – zugunsten wenig reflektierter oder gar fehlgeleiteter Vorgehensprozesse – zu fehlen.

Qualitätsmanagement

An dieser Stelle kann nicht die Diskussion geführt werden, wie stark das im Rahmen der Gesundheitsreform 2000 verbindlich eingeführte systematische Qualitätsmanagement nach SGB V zu der intendierten Ergebnisverbesserung in den deutschen Kliniken beigetragen hat.

In seinen Gutachten aus den Jahren 2000 bzw. 2012 konstatiert der Sachverständigenrat (SVR) für das Gesundheitswesen der Bundesregierung diejenigen Ansprüche, die an ein Qualitätsmanagement zu formulieren sind, wenn dies zu den gewünschten Ergebnisqualitäten führen soll. Dabei identifizierte der Rat die Akzeptanz und Compliance der Mitarbeiter gegenüber dem eingeführten QM-System als maßgeblich. Findet das QMS Motivation und Zuspruch der Mitarbeiter, wird es insgesamt zu den erwünschten Ergebnissen führen bzw. bei unzureichender Akzeptanz eben nicht. Die verwendeten Verfahren seien unterschiedlich geeignet, von besonderer Bedeutung wären die Art der Implementierung sowie mitarbeitereinbeziehende Weiterentwicklung und Einbindung. Um systematische Qualitätszuwächse zu erhalten, müssen aus den nur (passiv) betroffenen Mitarbeitern (aktiv) Beteiligte werden.

Auch diese einfache Wirklichkeit kann als eine Mit-Ursache für den durch die Studie aufgezeigten Betreuungsprozess dienen und richtet gleichzeitig die Aufmerksamkeit auf die Art der im Krankenhaus angewandten Qualitätsmanagementsysteme.

Die im Krankenhaus eingeführten QM-Systeme fokussieren bis heute vielfach nicht explizit die genaueren Wege und Prozesse, und wie sich diese aus der Sicht und dem Erleben der Patienten darstellen. Auch finden sie regelmäßig ihre Begrenzung im eigenen Versorgungssektor. Diese Begrenzungen wirken sich auf die Situation von Sterbenden in den Krankenhäusern aus. Auch wenn etwa das KTQ-Konzept die Pflege »Sterbender unter Berücksichtigung deren individueller Wünsche und der möglichen Einbeziehung der Angehörigen« erfasst und damit durchaus artikulierte Beschreibung verlangt.

In einem Sondergutachten des SVR aus dem Jahr 2012 stellt sich dieser erneut der Notwendigkeit eines effektiven QM-Systems im Krankenhaus und fokussiert sich u. a. dabei wesentlich auf eine populationsausgerichtete, sektorenübergreifende

Versorgung chronisch Kranker; dabei erweitert er die einzubeziehenden Kriterien der Qualitätsmessung. Die Vermeidung von Einweisungen chronisch Kranker (z. B. auch Pflegebedürftiger) in stationäre Einrichtungen wird hier als ein relevantes Qualitätskriterium des Versorgungssystems betrachtet. Derzeit hat die noch junge Versorgungsforschung Deutschlands solche sektorenübergreifende Ergebniskriterien nur in wenigen Studien als Ziel- und Arbeitsprogramm.

Natürlich ist eine QMS-Verwendung, welche die verschiedenen Ziellagen und Akteure des Krankenhaus-/Gesundheitswesens einbindet, langfristig unverhandelbar und zielführend. Es ist der richtige Weg, auch wenn der Weg kürzer, weniger aufwendig und ergebnisorientierter beschritten werden könnte. Dass dies dennoch nicht möglich ist, erklärt erneut die Analyse des SVR aus dem Jahr 2000/2001: man muss die Betroffenen zu Beteiligten machen. Dies gilt eben auch für die Systempartner.

Patientensicherheit und Risiko-Management

Seit einigen Jahren gewinnt die international geführte Methode der Patientensicherheit im deutschen Gesundheitswesen zunehmend an Bedeutung bzw. ist als relativ präzise einsetzbares Qualitätsinstrument erkannt worden.

Dabei ist es das Ziel der verschiedenen Gesellschaften, Initiativen und Projekte, die Patientensicherheit im Gesundheitssystem vornehmlich durch ein systematisches Fehlermanagement zu erhöhen. Hierfür existieren unterschiedliche Verfahren wie z. B. das kritische Ereignismeldungsprinzip – Critical Incident Report System (CIRS) –, das zuletzt auch von immer mehr deutschen Krankenhäusern geprüft wurde und auch zur Anwendung gebracht wird (Lauterberg, J. et al. Befragung zum Einführungsstand von klinischem Risiko-Management in deutschen Krankenhäusern Studie des Institut für Patientensicherheit Bonn).

Als Erfahrung der systematischen Fehlerbearbeitung und Bemühung um eine Erhöhung der Patientensicherheit resultiert regelmäßig auch, dass die potenziellen und auch die tatsächlichen Fehlleistungen nicht gleichmäßig über alle Patientengruppen verteilt sind, sondern dass typische Gefährdungslagen bzw. Risiken existieren.

Praktisch kann dieses Wissen derart verdichtet werden, dass entlang von Merkmalsausprägungen wie des Lebensalters, Art und Länge der Erkrankung, aber auch der Zugehörigkeit zu ökonomischen Schichten oder Lebensstilen etc. Gefährdungslagen für Betreuungs- bzw. Lebenssituation existieren. So ist es beispielsweise in zahlreichen Arbeitsbereichen seit vielen Jahren üblich, das Sturzrisiko oder auch das Infektionsrisiko von Patienten anlässlich eines Krankenhausaufenthaltes zu ermitteln. Zuletzt wurde das Konzept Patientensicherheit auch auf umfassende Gefährdungslagen wie z. B. solche, die sich aus fortgeschrittenem Lebensalter ergeben, erweitert.

Übertragung auf die Situation der Sterbenden

Welche Risiken also sind es, denen Sterbende im Krankenhaus ausgesetzt sind bzw. welche »Fehler« werden in deren Betreuung systematisch vorgenommen und wie könnten diese abgestellt werden? Hier könnten durchaus in einer ersten Annäherung die durch die BÄK formulierten Zielansprüche verwendet werden, die auf diese Weise auch operationalisiert werden könnten:

Risiken entlang der durch die Bundesärztekammer formulierten Grundsätze	Gewichtung und Zuordnung der Risiken	Indikatoren in den Versorgungsbereichen	Fehler bzw. Fehlverhalten	Fehlerbearbeitung Prävention
Risiko 1: für den Sterbenden unangemessene Diagnostik und Therapieverfahren werden vollzogen		Ranglisten	standardisierte Protokollierung	standardisierte Fehlerbearbeitung bzw. Präventionsplanung
Risiko 2: Entscheidungsfindung der Ärzte und Pflegenden wird nicht im Konsens mit dem Sterbenden gefunden	Zuordnung der Risiken in Abhängigkeit der Art der Station der Betreuung			
Risiko 3: ein offensichtlicher Sterbevorgang wird durch lebenserhaltende Therapien in die Länge gezogen				
Risiko 4: mögliche Lebensverkürzung verhindert angemessene Linderung der Leiden	Zuordnung der Risiken aufgrund von Diagnosen und anderen Patientenmerkmalen			
Risiko 5: die Unterrichtung des Sterbenden über dessen Zustand und mögliche Maßnahmen erfolgen unvollständig und/oder nicht wahrheitsgemäß				
Risiko 6: Angehörige werden nicht informiert und nicht professionell einbezogen				
Risiko 7: Sterbende werden nicht als solche erkannt bzw. behandelt; es findet keine Verlegung bzw. Fortführung des Versorgungsprozesses in palliativ-medizinischem Verständnis statt				

1. Von besonderer Bedeutung ist es, dass Patienten die terminal erkrankt sind oder die sich bereits in einem diagnostizierbaren Sterbeprozess befinden, als solche identifiziert werden. Hierfür ist neben einer engen Zusammenarbeit

mit dem betreuenden Hausarzt die Erfahrung leitender Ärzte und erfahrener Pflegekräfte von besonderer Bedeutung. Dieser »diagnostische Befund«, der mit den Teammitgliedern, den Angehörigen und natürlich insbesondere mit dem Kranken kommuniziert und rückgesichert werden muss, ist für alle weiteren Schritte bzw. Versorgungsprozesse von entscheidender Bedeutung. Nur dann ist es möglich, einen den individuelleren Ziel- und Bedürfnislagen gerecht werdenden Versorgungsprozess zu entwickeln. Den Ergebnissen der vorliegenden Studie folgend, gibt es Hinweise dafür, dass die Diagnose »Sterbender Patient« nicht immer nach diesen Aspekten formuliert wird und dass sich daraus die verschiedenen Problemlagen für den sterbenden Patienten ergeben. Auch wenn klar ist, dass die Diagnose »Sterbender Patient«, in intensivmedizinischen Versorgungsbereichen nicht einfach zu führen ist, so muss auch dort diese Diagnose und vielmehr noch deren prinzipielle Erstellung verbindlich sein. Es ist zu vermuten, dass sich diese »mangelnde« bzw. vermiedene Erkenntnis als zentrales Risiko und damit als wichtigster »Fehler« des Versorgungsprozesses von Sterbenden in Krankenhäusern darstellt.

2. Ein zweites Risiko- und Fehlerfeld liegt in dem Regel- und Routinebetrieb der pflegerisch-medizinischen Versorgung des Krankenhauses. Dieses Risiko mündet in der einfachen Aussage, dass man in den Versorgungsbereichen – insbesondere auf Intensivstation, aber auch auf Allgemeinstation – nicht auf die Betreuung Sterbender »eingerichtet« ist und diese auch nur schwer vollziehen kann. Sterben ist im Regelbetrieb nicht vorgesehen und wird im Regelfall durch Stationsroutinen bis zum Ende überlagert (vgl. Göckenjan 2008, S. 11). Die immer stringenteren Prozesse und verdichteten Abläufe des Krankenhauses sind auf Lebenserhalt gerichtet und verhindern eine Krankenhauskultur, welche der Endlichkeit des Lebens und der Irreversibilität von Krankheits- und Behinderungserfahrungen einen angemessen Platz einräumt. Auch in diesem Sinn stören Sterbende, trauernde Angehörige, aber eben auch belastete bzw. überforderte Mitarbeiter. Risiken bestehen somit nicht nur für den Sterbenden und dessen soziales System, sondern auch für die betroffenen Mitarbeiter.

Literatur

Bundesärztekammer, Deutsche Gesellschaft für Palliativmedizin u. Deuscher Hospiz- und Palliativverband (2010): Charta zur Betreuung Schwerstkranker und Sterbender. Bonn.
Feuer, D. (2009): Dying in an Acute Hospital Setting: The Challenges and Solutions. International Journal of Clinical Practice 63(3), 508–515.
George, W. (1989): Psycho-soziale Sterbebedingungen in deutschen Krankenhäusern. Unveröffentlichte Diplomarbeit, JLU-Gießen, FB Psychologie.

George, W. & George, U. (2003): Angehörigenintegration in die Pflege. Angehörigenintegration in der Sterbebegleitung. München (Reinhardt).
George, W. (2005): Evidenzbasierte Angehörigenintegration. Lengerich (Pabst-Publisher).
George, W. (2006a): Als Angehöriger zwischen Patient und Gesetz. Ratgeber zur Orientierung im Gesundheitswesen. Balingen (Spitta).
George, W. (2006b): Multidimensionales Inventar für Angehörige. Frankfurt (Hartcourt Test Services).
George, W. (2006c): Patientenintegration. München (Reinhardt).
George, W. & Bonow, M. (2008): Regionales Zukunftsmanagement (Band 1): Gesundheitsversorgung. Lengerich (Pabst-Publisher).
Göckenjan, G. (2008): Sterben in unserer Gesellschaft – Ideale und Wirklichkeiten. APuZ 4, 7–14.
Lauterberg J. et al. (2012): Befragung zum Einführungsstand von klinischem Risiko-Management (kRM) in deutschen Krankenhäusern. Abschlussbericht. Institut für Patientensicherheit, Bonn.
McKeown, K. et al. (2008): Dying in hospital in Ireland: an assessment of the quality of care in the last week of life. National audit of end-of-life care in hospitals in Ireland 2008/9.
Sachverständigenrat zur Begutachtung der Entwicklung im Gesundheitswesen (2000/2001): Qualitätssicherung und Qualitätsmanagement in der Versorgung. Bonn.
Sachverständigenrat zur Begutachtung der Entwicklung im Gesundheitswesen (2007): Voraussetzungen einer zielorientierten Gesundheitsversorgung. Bonn.
Sachverständigenrat zur Begutachtung der Entwicklung im Gesundheitswesen (2012): Wettbewerb an der Schnittstelle zwischen ambulanter und stationärer Gesundheitsversorgung. Bonn.
Schweizerische Akademie der Medizinischen Wissenschaften (SAMW) (2012): Nachhaltige Medizin. Basel.

Internetquellen

www.hospicefriendlyhospitals.net (Stand: 2012).
www.akademien-schweiz.ch/index/Projekte-und-Themen/Gesundheitssystem-im-Wandel/Nachhaltiges-Gesundheitssystem.html (Stand: 2013).

Wirken sich die Art der Station und die berufliche Tätigkeit als Arzt oder in der Pflege auf die Qualität der Betreuung Sterbender aus?

Eine Teilauswertung der Gießener Sterbestudie 2013

Eckhard Dommer

Einleitung

Insgesamt wurden im Fragebogen der Gießener Sterbestudie 39 Erfahrungs-/Einstellungsvariablen als 5-stufige Likertskalen aufgestellt, die oben univariat sowie in bivariaten Zusammenhängen beschrieben wurden. Aufgrund der Ergebnisse der ersten Untersuchung wurde vorgeschlagen, diese in 7 übergeordneten Aspekten/Themen/Skalen zu bündeln (vgl. George 1988, in diesem Band).

Im Folgenden sollen die oben beschriebenen Einzelergebnisse unter drei nachfolgend dargestellten Fragestellungen weiter sinnvoll zusammengefasst werden. Dabei soll auf der einen Seite das methodologische Vorgehen der Auswertung bzw. die theoriegeleitete Indexbildung transparent und nachvollziehbar dargestellt werden. Im Fokus soll aber eine inhaltliche Interpretation der Ergebnisse stehen. Es werden diese drei Punkte behandelt:
1. Wie lassen sich die Erfahrungs- und Einstellungsvariablen zusammenfassen? Die thematischen Aspekte sollen dabei alle inhaltlichen Koordinaten der Befragung abdecken.
2. Welchen Einfluss haben die unabhängigen Variablen »Ausbildung« (Pflegepersonal/Ärzte) sowie »Art der Station« (Allgemein, Intensiv, Sonstige) auf die gefundenen abhängigen Variablen (übergeordnete Variablen bzw. Indizes, s. 1.) bzw. auf die Einzelvariable (»Würdevolles Sterben« möglich?)? Diese Fragen werden varianzanalytisch untersucht. Die folgenden Konstellationen/Modelle werden dabei geprüft:
    Die innerhalb der Faktorenanalyse (s. u.) generierten Fakorwerte bzw. ungewichteten Mittelwertscores der Faktoren ausreichende Ressourcen (1), anerkennende kollegiale Kommunikation (2) und mangelhafte Ressourcen (3) sowie die Einzelvariable »Würdevolles Sterben« sollen als abhängige

Variable mit den unabhängigen Variablen »Art der Station« und »Ausbildung« mittels mehrfaktorieller Varianzanalysen getestet werden.
3. Basierend auf dem Hintergrund der empirischen Ergebnisse werden Empfehlungen formuliert.

Zu 1: Wie lassen sich die Einstellungs-/Erfahrungsvariablen zu übergeordneten Aspekten, zu Skalen zusammenfassen?

Das hier wichtige vorgezogene Resümee lautet, dass sich die thematischen Aspekte der Angehörigenintegration, Ausbildung, Patientenaufklärung und Schmerztherapie anders als in der ersten Untersuchung (vgl. George 1988) nicht faktorenanalytisch replizieren lassen. Das liegt zum Teil an den hier gewählten kurzen Abfragen/Skalen (mit 1–3 Variablen) zu den thematischen Bereichen (z.B. Ausbildung, Schmerztherapie), zum anderen aber auch an der homogenen Form der Antworten der Befragten. Für die Dimensionen Angehörigenintegration, Aufklärung/Therapie, Ausbildung, Patientenaufklärung werden deshalb, theoriegeleitet, nach den oben entwickelten Vorschlägen Indizes gebildet.

Angehörigenintegration: Für die postulierte Skala Angehörigenintegration können keine ausgeprägten Varianzen/eindeutige Korrelationen im Kontext zu anderen Einstellungs- bzw. Erfahrungsvariablen/Skalen innerhalb dieser Befragung festgestellt werden. Die Variablen 20 bis 27 mussten daher aus der faktorenanalytischen Auswertung (s.u.) ausgeschlossen werden. Diese Fragen/Variablen sind nicht untereinander korreliert, sie decken unterschiedliche Aspekte der Integration Angehöriger bzw. wenig unterschiedliche Erfahrungen/Einstellungen der Befragten ab. Abschließende Reliabilitätsanalysen konnten daher nicht durchgeführt werden. Es werden zwei Subindizes zur Verhaltens- bzw. Einstellungsebene gebildet:

1. Verhalten bezüglich der Angehörigenintegration: Aus den vier Fragen zum Verhalten bezüglich der Angehörigenintegration soll ein einfacher Mittelwert-Index gebildet werden. Die Variablen »Einschätzung der Besuchszeiten« (Frage 20), »Übernachtungsmöglichkeit für Angehörige vorhanden?« (Frage 21), »Beteiligung Angehöriger an der Pflege« (Frage 24) und »Stört die ständige Anwesenheit Angehöriger?« (Frage 26) werden zu einem Mittelwert-Index zusammengefasst.
2. Einstellungen bezüglich der Angehörigenintegration: Es werden die Fragen »Sinnvoll: Übernachtung für Angehörige« (Frage 22), »Angehörige mehr einbeziehen« (Frage 23) und »Laienhelfer« (Frage 27) nach entsprechender

Ausrichtung der Variablen in einem Mittelwert-Index zusammengefasst. Mit diesen beiden Indizes können für spezifische Gruppen oder Subpopulationen (z. B. nach Art der Ausbildung) Mittelwerte für Vergleiche gebildet werden.

Aufklärung: Die Fragen bezüglich Aufklärung (Frage 30), Aufklärung über invasive Therapien (Frage 31) werden aufgrund mittlerer Korrelationen zu einem Index Therapie/Aufklärung zusammengefasst. Dazu wurde eine Reliabilitätsanalyse durchgeführt. Der Wert für Crohnbachs Alpha beträgt .643. Damit verfügt dieser Index über keine starke interne Konsistenz. Es muss sich in weiteren Untersuchungen und der weiteren Analyse zeigen, inwieweit es sich hier um stabile, replizierbare Korrelationen handelt.

Ausbildung: Die beiden Variablen zur Ausbildung (Fragen 9 »Vorbereitung in Ausbildg.« und 10 »umfangreichere Ausbildg. sinnvoll?«) weisen für eine faktorenanalytische Auswertung eine zu geringe Varianz auf; die Mehrzahl der Befragten fühlt sich, über die meisten Unterschiede hinweg, schlecht zur Betreuung Sterbender ausgebildet (s. o.). Die beiden Variablen werden zur Operationalisierung der Ausbildung der Betreuenden beibehalten.

Patientenaufklärung (Verhalten und Einstellung): Es wird je ein Index zum Verhalten bzw. zu Einstellungen bezüglich der Patientenaufklärung generiert. Die Zuweisung und Gewichtung der Fragen erfolgt theoriegeleitet. Die Variablen sind untereinander nicht korreliert (> .3; < -.3).
1. Verhalten bzw. Erfahrung bezüglich der Patientenaufklärung: Aus den Fragen zu »Aufklärung schwerkranker Patienten« (Frage 30), »Aufklärung bei invasiver Therapie« (Frage 31) und »Aufklärung auf Bedürfnisse eingehen« (Frage 35) wird ein Mittelwert-Index gebildet.
2. Einstellungen bezüglich der Patientenaufklärung: Die Fragen 32 (»umfassend informiert«), 33 (»Aufklärung allgemein wünschenswert«), 34 (»wie es um sie steht«) und 36 (»schlechte Prognose Einfluss?«) werden zu einem Mittelwert-Index zusammengefasst. Eine Prüfung der internen Konsistenz entfällt.

Personelle und materielle Ressourcen sowie professionelle Kommunikation: Es wird im Folgenden faktorenanalytisch untersucht, wie korrelierte Variablen zu übergeordneten Begriffen (Faktoren/Komponenten) zusammengefasst werden können. Im Anschluss an die faktorenanalytische Auswertung sollen mittels Realiabilitätsanalysen die explorativ gefundenen Skalen auf interne Konsistenz geprüft werden.

Empirische Variablenreduktion durch faktorenanalytische Auswertung: Nachdem Versuche, die oben präsentierten sieben Skalen über die Gesamtzahl der Einstellungs-/Erfahrungsvariablen durch eine explorative Faktorenanalyse neu zu identifizieren, erwartungsgemäß nicht zum Erfolg führten, wurden, nach Durchsicht der Korrelationsmatrix, die Variablen der Skalen: Ressourcen (1) und Kommunikationssituation (4) erneut einer Faktorenanalyse unterzogen.

Die Variable »Würdevolles Sterben möglich?« (Frage 37) ist häufig mit Fragen zu Ressourcen bzw. zu mangelhaften Ressourcen und zur anerkennenden Kommunikation korreliert. Sie war am Ende des Fragebogens als Resümee-Variable angeordnet. Es zeigen sich Korrelationen zu folgenden Fragen: Item 1 (»Zeit nehmen«) .427; Item 2 (»genügend Ärzte«) .352; Item 6 (»genügend Seelsorger«) .318; Item 8 (»räuml. Voraussetzg.«) .448; Item 13 (»kolleg. Umgang zwischen Berufsgruppen«) .379; Item 15 (»Zeit für Sterbende – Anerkennung in anderer Berufsgruppe«) .323; Item 17 (»über Tod gesprochen«) .321; Item 28 (»Schmerzmittel«) .300; Item 29 (»lebensverlängernde Maßnahmen«) -.367.

Diese Variable wird unten zur externen Prüfung der generierten Faktoren Ressourcen (1), anerkennende kollegiale Kommunikation (2) und Zeitmangel bzw. mangelnde Ressourcen (3) verwendet und als abhängige Variable in den varianzanalytischen Modellen geprüft (s. u.).

Die 12 Variablen für die ausgewählte Drei-Faktoren-Lösung wurden aufgrund folgender Kriterien: Korrelationsmatrix, Standardabweichung, Stichprobenneigung (MSR?), Anti-Image-Korrelation, Kommunalitäten (i.e. Anteil an der erklärten Varianz) und Faktorladung der unrotierten bzw. rotierten Komponentenmatrix optimiert, d.h. nach diesen Kriterien Schritt für Schritt aus der Gesamtzahl der Einstellungs-/Erfahrungsvariablen selektioniert. Für die vorgestellte Drei-Faktoren-Lösung wurden 12 Variablen ausgewählt.

Die folgenden Variablen werden eingeschlossen: »Zeit nehmen« (Frage 1); »genügend Ärzte« (Frage 2); »Ärzte: mehr Zeit haben« (Frage 3); »genügend Pflegepersonal« (Frage 4); »Pflegepersonal: mehr Zeit haben« (Frage 5); »genügend Seelsorger« (Frage 6); »Räumliche Voraussetzungen« (Frage 8); »umfangreichere Ausbildg. sinnvoll?« (Frage 10); »kollegialer Umgang zwischen Berufsgr.« (Frage 13); »kollegialer Umgang in eign. Berufsgr.« (Frage 14); »Zeit für Sterbenden – Anerkennung zwischen BG« (Frage 15); »Zeit für Sterbenden – Anerkennung in eign. BG« (Frage 16).

Wir schlagen eine Lösung bestehend aus drei Faktoren vor, die mittels leicht modifiziertem Standardverfahren (Little Jiffy) generiert wurde. Von der orthogonalen, unabhängigen Rotation (Varimax) wurde hier abgewichen, da unkorrelierte Faktoren als Voraussetzung nicht angenommen werden können. Es wurde deshalb eine Hauptkomponentenanalyse mit anschließender Oblimin-Rotation durchgeführt (vgl. Schendera 2010, S. 205), die zugrunde liegende Struktur der Variablen bleibt aber auch bei Anwendung der Methode der Hauptachsenanalyse mit anschließender schiefwinkeliger Rotation erhalten.

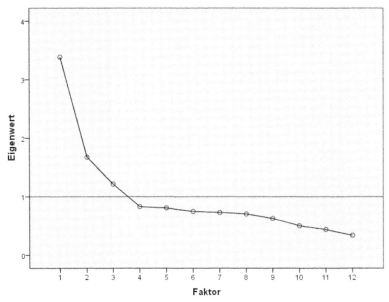

Abbildung 1

Die Stabilität der vorgeschlagenen Drei-Faktoren-Lösung wurde mittels einer zufälligen 50:50-Aufteilung der Stichprobe und dem zweimaligen Nachrechnen der Lösung an den generierten Teilstichproben geprüft.

Zur Bestimmung der optimalen Zahl der Faktoren werden zwei Kriterien diskutiert (vgl. Bühl 2011; Schendera 2010): das Eigenwertkriterium nach Kaiser (1) und die Auswahl nach dem Verlauf der Eigenwerte der Faktoren im Scree-Plot (2; s. a. Abbildung 1).

Ad 1: Faktoren, die einen Eigenwert größer 1 haben, werden ausgewählt.

Ad 2: »Der Scree-Plot zeigt die Eigenwerte von Komponenten. Gemäß der Scree-Regel sollen in etwa so viele Faktoren extrahiert werden, bis die Linie (idealerweise in einem deutlichen Knick) in die Horizontale übergeht« (Schendera 2010, S. 227). Das Scree-Plot-Kriterium liefert oft schwer interpretierbare, nicht eindeutige Hinweise. Die Abbildung 1 (Scree-Plot) zeigt, dass sich für das Modell der 12 ausgewählten Variablen nach dem Eigenwertkriterium nach Kaiser eine Lösung bestehend aus drei Faktoren anbietet, nach Scree-Plot-Kriterium eher eine 4-Faktoren-Lösung. Es wird aufgrund des hier vorrangigen Eigenwertkriteriums die Drei-Faktoren-Lösung ausgewählt.

Faktor							Rotierte Summe der quadrierten Ladungen
	Anfängliche Eigenwerte			Summen von quadrierten Faktorladungen für Extraktion			
	gesamt	% der Varianz	kumulierte %	gesamt	% der Varianz	kumulierte %	gesamt
Frage 1	3.384	28.200	28.200	3.384	28.200	28.200	2.890
2	1.674	13.952	42.152	1.674	13.952	42.152	2.254
3	1.213	10.109	52.262	1.213	10.109	52.262	1.761
4	.831	6.921	59.183				
5	.807	6.727	65.910				
6	.747	6.228	72.137				
7	.731	6.094	78.232				
8	.706	5.881	84.113				
9	.628	5.234	89.347				
10	.502	4.183	93.530				
11	.438	3.648	97.178				
12	.339	2.822	100.000				

Tabelle 1: Erklärte Gesamtvarianz (Methode: Hauptkomponentenanalyse)
) Wenn Komponenten korreliert sind, können die Summen der quadrierten Ladungen nicht addiert werden, um eine Gesamtvarianz zu erhalten.

Zunächst soll die Güte des ausgewählten Modells diskutiert werden: Das Maß der Stichprobenneigung (KMO) beträgt .767 und ist damit durchaus akzeptabel, der Bartlett-Test ist aufgrund der Stichprobengröße nicht aussagekräftig (es werden nach Ausschluss fehlender Werte 1164 Fälle in die Analyse eingelesen). Die Anzahl der Residuen größer 0.05 liegt mit 50% im akzeptablen Bereich. Das ausgewählte Modell (3 Faktoren, Oblimin-Rotation, 12 Variablen) erklärt 52,3% der Varianz (s. Tabelle 1: Erklärte Gesamtvarianz). Es soll aber erwähnt werden, dass im Falle der Hauptkomponentenanalyse (anders als im Fall der Hauptachsenanalyse) die erklärte Varianz nur auf der Basis der anfänglichen Eigenwerte berechnet wird und keine separierten Fehleranteile ausgibt, d. h. vereinfacht ausgegeben wird.

In Tabelle 2 werden die Kommunalitäten (d.h. die Anteile der erklärten Varianz) der einzelnen Variablen gezeigt. Diese Anteile der erklärten Varianz liegen für alle

Variablen mit Ausnahme der Fragen zu den »räumlichen Voraussetzungen« und »genügend Seelsorger?« über .400; die beiden Variablen wurden aus theoretischen Gründen beibehalten.

Die Tabellen 3, 4 und 5 zeigen die unrotierte Komponenten-/Faktorenmatrix, die rotierte Lösung ohne Berücksichtigung der Korrelationen zu anderen Faktoren (Strukturmatrix) und die finale Lösung mit Berücksichtigung der Korrelationen zu anderen Faktoren (Mustermatrix). Die Unterschiede zwischen der Struktur- und Mustermatrix lassen sich leicht erklären: »Die Strukturmatrix gibt ›nur‹ die Korrelationen zwischen Variablen und den gemeinsamen Faktoren wieder« (Schendera 2010, S. 255). »Die Mustermatrix (syn.: pattern structure, pattern) ermittelt die Varianz, die ein Faktor unter der Berücksichtigung anderer Faktoren erklärt (Ladung)« (Schendera 2010, S. 255). Im Falle der vorliegenden Hauptkomponentenanalyse könnte auch die unrotierte Matrix interpretiert werden (s. Tabelle 3).

	anfänglich	Extraktion
Zeit nehmen	1.000	.594
genügend Ärzte	1.000	.580
Ärzte: mehr Zeit haben	1.000	.639
genügend Pflegepersonal	1.000	.403
Pflegepersonal: mehr Zeit haben	1.000	.635
genügend Seelsorger	1.000	.319
räumliche Voraussetzungen	1.000	.390
umfangreichere Ausbildung sinnvoll?	1.000	.550
kollegialer Umgang zwischen Berufsgruppen	1.000	.490
kollegialer Umgang in eigener Berufsgruppe	1.000	.616
Zeit für Sterbende – Anerkennung in anderer Berufsgruppe	1.000	.495
Zeit für Sterbende – Anerkennung in eigener Berufsgruppe	1.000	.561

Tabelle 2: Kommunalitäten (Extraktionsmethode: Hauptkomponentenanalyse)

In Tabelle 6 werden die Korrelationen der Komponenten/Faktoren untereinander gezeigt, im Idealfall wären die Faktoren unkorreliert, d.h. unabhängig. Die Faktoren 1 und 3 des hier beschriebenen Modells sind nicht unabhängig, sondern leicht – unterhalb der Interpretationsgrenze – korreliert. Inhaltlich macht eine solche »leichte« Korrelation Sinn (s. u.).

	Komponente		
	1	2	3
Zeit nehmen	.698	-.053	.322
genügend Ärzte	.720	-.172	.179
Ärzte: mehr Zeit haben	-.512	.543	.286
genügend Pflegepersonal	.547	-.147	.287
Pflegepersonal: mehr Zeit haben	-.577	.522	.169
genügend Seelsorger	.492	.040	.275
räumliche Voraussetzungen	.544	.055	.303
umfangreichere Ausbildung sinnvoll?	.023	.523	.525
kollegialer Umgang zwischen Berufsgruppen	.553	.156	-.400
kollegialer Umgang in eigener Berufsgruppe	.421	.462	-.474
Zeit für Sterbende – Anerkennung in anderer Berufsgruppe	.536	.430	-.150
Zeit für Sterbende – Anerkennung in eigener Berufsgruppe	.418	.593	-.185

Tabelle 3: Komponentenmatrix, drei Komponenten extrahiert (Extraktionsmethode: Hauptkomponentenanalyse)

Die Kurzdarstellung der Strukturmatrix (s. Tabelle 4): Für die Beschreibung der latenten Variablen werden Faktorladungen größer .500 oder kleiner -.500 berücksichtigt, für die ausgewählte Faktorenanalyse werden drei übergeordnete latente Variablen/Faktoren/Komponenten extrahiert:
1. »ausreichende Ressourcen, personell und materiell gute Ausstattung« umfasst:
    - ➣ »Zeit nehmen für Patienten«,
    - ➣ »genügend Personal(Ärzte/Pflege)«,
    - ➣ »geeignete Räume«,
    - ➣ »genügend Seelsorger«.
2. »kollegiale Kommunikation« integriert die vier Variablen:
    - ➣ »kollegialer Umgang in der eigenen Berufsgruppe«,
    - ➣ »Zeit für Sterbenden – Anerkennung in eigener Berufsgruppe«,
    - ➣ »Zeit für Sterbenden – Anerkennung in anderer Berufsgruppe« und
    - ➣ »kollegialer Umgang zwischen Berufsgruppen«.

3. »Zeitmangel, fehlende personelle Ressourcen, schlechte Vorbereitung« schließt die folgenden Variablen ein:
   - »Ärzte sollten mehr Zeit haben«,
   - »Pflegepersonal sollte mehr Zeit haben« und
   - »umfangreichere Ausbildung sinnvoll?«.

Die inhaltliche Interpretation der abschließenden rotieren Mustermatrix (s. Tabelle 5), die auch Einflüsse durch andere Faktoren berücksichtigt:
Es werden für die ausgewählte Faktorenanalyse die drei oben dargestellten übergeordneten Variablen/Faktoren/Komponenten extrahiert. Die den Faktoren zugewiesenen Variablen bleiben gleich, die Reihenfolge der Variablen nach Faktorladungen bleibt für die ersten beiden Faktoren gleich, die Werte der Faktorladungen ändern sich für die ersten beiden Faktoren nur unwesentlich. Lediglich für den dritten Faktor ändert sich die Reihenfolge der Variablen nach Stärke der Faktorladung: »Ärzte sollten mehr Zeit haben« (.717), »umfangreichere Ausbildung sinnvoll?« (.717), »Pflegepersonal sollte mehr Zeit haben« (.644).

	Komponente		
	1	2	3
Zeit nehmen	.769	.257	-.117
genügend Ärzte	.732	.264	-.293
Ärzte: mehr Zeit haben	-.366	-.120	.752
genügend Pflegepersonal	.628	.120	-.152
Pflegepersonal: mehr Zeit haben	-.476	-.119	.696
genügend Seelsorger	.558	.207	.002
räumliche Voraussetzungen	.614	.236	.010
umfangreichere Ausbildung sinnvoll?	.218	.093	.674
kollegialer Umgang zwischen Berufsgruppen	.283	.632	-.303
kollegialer Umgang in eigener Berufsgruppe	.104	.773	-.066
Zeit für Sterbende – Anerkennung in anderer Berufsgruppe	.360	.675	.046
Zeit für Sterbende – Anerkennung in eigener Berufsgruppe	.225	.718	.193

Tabelle 4: Strukturmatrix (Extraktionsmethode: Hauptkomponentenanalyse; Rotationsmethode: Oblimin mit Kaiser-Normalisierung)

Ad 1: Faktor »für die Betreuung Zeit haben, eine personell und räumlich gute Ausstattung«

Der Faktor repräsentiert in erster Linie die Möglichkeit, Zeit für die Betreuung zu haben mit den personellen Ressourcen, die zur Verfügung stehen. Die räumlichen Voraussetzungen und »genügend Seelsorger« folgen deutlich nachgeordnet. Die Variablen »sich Zeit für die Betreuung nehmen«, »genügend Ärzte« und »genügend Pflegepersonal« haben auf diesem Faktor die höchsten Ladungen, deutlich vor den »räumlichen Voraussetzungen« und »genügend Seelsorgern«.

Die Variable »Pflegepersonal sollte mehr Zeit haben« hat hier eine negative Faktorladung, sie lädt positiv auf dem dritten Faktor »Zeitmangel, mangelnde Ressourcen«.

In diesem Faktor werden die für eine gute und sehr gute Betreuung Sterbender notwendigen Ressourcen zusammengefasst: Zeit für die Betreuung haben, Personal, Räume.

	Komponente		
	1	2	3
Zeit nehmen	.753	.048	-.017
genügend Ärzte	.686	.070	-.201
Ärzte: mehr Zeit haben	-.263	-.033	.717
genügend Pflegepersonal	.635	-.057	-.069
Pflegepersonal: mehr Zeit haben	-.392	.002	.644
genügend Seelsorger	.552	.056	.076
räumliche Voraussetzungen	.607	.069	.091
umfangreichere Ausbildung sinnvoll?	.306	.022	.714
kollegialer Umgang zwischen Berufsgruppen	.079	.605	-.281
kollegialer Umgang in eigener Berufsgruppe	-.128	.808	-.068
Zeit für Sterbende – Anerkennung in anderer Berufsgruppe	.200	.621	.084
Zeit für Sterbende – Anerkennung in eigener Berufsgruppe	.058	.706	.214

Tabelle 5: Mustermatrix (Extraktionsmethode: Hauptkomponentenanalyse; Rotationsmethode: Oblimin mit Kaiser-Normalisierung)
Die Rotation ist in 16 Iterationen konvergiert.

Ad 2: Der Faktor »Kollegialer Umgang, Zeit für Sterbende – Anerkennung«

Der Faktor integriert die vier Variablen »kollegialer Umgang in der eigenen Berufsgruppe«, »Zeit für Sterbende – Anerkennung in der eigenen Berufsgruppe«, »Zeit für Sterbende – Anerkennung zwischen den Berufsgruppen« und die Variable »kollegialer Umgang zwischen den Berufsgruppen«. Der Faktor ist gut ausgeprägt, alle Ladungen der rotierten Lösung liegen über .600. Es besteht eine leicht positive Korrelation zum ersten Faktor (korrigiert .276; unkorrigiert (delta = 0) .331), d.h., eine bessere personelle Ausstattung ist mit einem anerkennenden Kommunikationsstil korreliert. Ein weiteres wichtiges Ergebnis: der kollegiale Umgang und die Anerkennung in der eigenen Berufsgruppe haben höhere Faktorladungen als der kollegiale Umgang und die Anerkennung zwischen Berufsgruppen, d.h., der Bezug zur eigenen Berufsgruppe ist stärker ausgeprägt.

In diesem Faktor werden die für einen anerkennenden kollegialen Kommunikationsstil innerhalb der eigenen Berufsgruppe bzw. den Berufsgruppen wichtigen Variablen zusammengefasst.

Ad 3: Der Faktor »mehr Zeit haben, umfangreichere Ausbildung«

Die Variablen »Ärzte sollten mehr Zeit haben«, »Pflegepersonal sollte mehr Zeit haben« und »eine umfangreichere Ausbildung – sinnvoll?« haben starke Faktorladungen auf diesem Faktor.

Alle Faktorladungen haben einen Wert > .600. Dieser Faktor repräsentiert in erster Linie ein Fehlen personeller Ressourcen für die angemessene Betreuung der Sterbenden, des Weiteren thematisiert er den Mangel an pflegendem und ärztlichem Personal.

Die Prüfung der internen Konsistenz der Faktoren durch eine Reliabilitätsanalye (Crohnbachs Alpha) ergibt für die beiden Faktoren »Ressourcen‹ sowie »anerkennende Kommunikation und kollegialer Umgang« Werte von .698 (1) und 658 (2). Diese Werte liegen knapp unterhalb des kritischen Schwellenwertes von .700. Durch Ausschluss der dritten Variable (»umfangreichere Ausbildung – sinnvoll?«) kann für den letzten Faktor ein Wert von .706 (Crohnbachs Alpha) erzielt werden.

Komponente	1	2	3
Faktor 1	1.000	.276	-.131
Faktor 2	.276	1.000	-.019
Faktor 3	-.131	-.019	1.000

Tabelle 6: Komponentenkorrelationsmatrix

Zusammenfassend können drei Faktoren extrahiert werden, die die Bedingungen der Betreuung Sterbender unter den sehr wichtigen Aspekten Ressourcen (1), anerkennender kollegialer Kommunikation (2) und fehlenden Ressourcen (3) beschreiben und in diesen Bereichen unterschiedliche Niveaus der Betreuung/Versorgung abbilden. Die interne Konsistenz des zweiten Faktors ist leider nicht ausreichend.

Zusammenfassung

Die vorgenommenen empirischen Operationalisierungen (durch Faktorenanalyse generiert), die theoretischen Zuweisungen (Indexbildung) und die »starke« Resümee-Variable, die thematische Aspekte zusammenfassen und repräsentieren, decken die Bereiche Angehörigenintegration, Aufklärung/Therapie, Ausbildung, Patientenaufklärung, Ressourcen und Kommunikation ab (s. Tabelle 7). Durch diese Operationalisierungen werden die relevanten Bereiche unseres Fragebogens abgedeckt. Es war leider nicht möglich, die Dimensionen für alle thematischen Bereiche/Aspekte empirisch zu reduzieren. Dies deutet darauf hin, dass die beruflichen Erfahrungen und Belastungen bei der Betreuung Sterbender sehr homogen wahrgenommen werden. Die vorgenommenen theoretischen und empirischen Zuweisungen geben eine differenzierte und präzise Grundlage zur weiteren Analyse (s. u.) bzw. zur vergleichenden Einschätzung einzelner Abteilungen bzw. Spitäler.

Angehörigenintegration	Verhalten der Befragten (4 Fragen, theoretischer Index)
	Einstellung der Befragten (3 Fragen, theoretischer Index)
Aufklärung/Therapie	Fragen 30 und 31
Ausbildung	Fragen 9 und 10
Patientenaufklärung	Verhalten der Befragten (4 Fragen, theoretischer Index)
	Einstellung der Befragten (3 Fragen, theoretischer Index)
Ressourcen	ausreichende personelle und materielle Ressourcen (1. Faktor)
	fehlende, mangelhafte Ressourcen (3. Faktor)
Kommunikation	anerkennende kollegiale Kommunikation (2. Faktor)

Tabelle 7: Übersicht zur theoretischen und empirischen Operationalisierung

Zu 2: Welchen Einfluss haben die unabhängigen Variablen Ausbildung (Pflegepersonal/Ärzte) sowie Art der Station (Allgemein, Intensiv, Sonstige) auf die gefundenen abhängigen Variablen (übergeordnete Variablen bzw. Indizes, s. 1) bzw. Einzelvariable (»Würdevolles Sterben möglich?«)?

Die innerhalb der Faktorenanalyse generierten Faktorwerte bzw. die ungewichteten Mittelwert-Indizes[1] für die Faktoren »ausreichende Ressourcen« (1), »anerkennende kollegiale Kommunikation« (2) und »mangelhafte Ressourcen« (3) sowie die Einzelvariable »Würdevolles Sterben« sollen als abhängige Variable mit den unabhängigen Variablen Art der Station, Ausbildung/Beruf mittels einer mehrfaktoriellen Varianzanalyse getestet werden. Dazu werden unabhängig vier univariate Varianzanalysen mit den zwei Kofaktoren gerechnet.

Für die durchgeführten Varianzanalysen werden zunächst die Mittelwert-Scores verwendet, diese Ergebnisse wurden mit den Ergebnissen der gewichteten Faktorenwerte verglichen/verifiziert. Im Text wird auf die Ergebnisse der Varianzanalysen, die mit den Mittelwerten gerechnet wurden, Bezug genommen, da hier die originale 5-stufige Skala erhalten bleibt, d.h., die Ergebnisse besser zu interpretieren sind.

Es werden parallel die folgenden Modelle getestet:

1. Wie wirken sich die Art der Station (Intensiv, Allgemein, Sonstige) und Ausbildung/Beruf (Pflegepersonal/Arzt bzw. Ärztin) auf den Faktor 1 »für die Betreuung Zeit haben, eine personell und räumlich gute Ausstattung« aus? Es werden auch die Interaktionseffekte zwischen Art der Station und Ausbildung kontrolliert.[2]

Bezüglich des ersten Faktors »ausreichende Ressourcen« gibt es zwischen Pflegepersonal und Ärztinnen/Ärzten Unterschiede auf allen Stationen. Diese werden für die Allgemeinstationen und die sonstigen Stationen nicht signifikant. Sehr starke Differenzen in Bezug auf die Ressourcen (Faktor 1) aber nehmen die Befragten auf den Intensivstationen wahr. Die ärztlichen Befragten geben an, dass auf Intensivstationen deutlich mehr Ressourcen zur Verfügung stehen (Mittelwert = 2.71), Befragte aus dem pflegerischen Bereich geben an, dass für die Betreuung Sterbender auf Intensivstationen besonders wenig Ressourcen (etwas weniger, als sie

---

1 Die verwendete Statistik-Software SPSS 18 bietet nur die Möglichkeit, z-transformierte Faktorwerte abzuspeichern/einzulesen. Deshalb wurden zusätzlich, um die 5-stufige Skalierung der verwendeten Likertskala zu erhalten, die Mittelwert-Indizes für alle Variablen der Faktoren, die eine Faktorladung > .600 haben, berechnet.
2 Die Normalverteilung (Shapiro-Wilk-Test) muss für die in das Modell eingehenden Variablen als nicht gegeben angesehen werden. Auch nennenswerte Korrelationen konnten in der Exploration nicht gefunden werden.

für die Allgemein-Stationen angeben) zur Verfügung stehen (Mittelwert = 2.48). Während das pflegende Personal die personellen Ressourcen fokussiert, sieht das ärztliche Personal eher die medizintechnischen Ressourcen der Intensivtherapie. Das Modell ist insgesamt signifikant.

Diese Unterschiede, die auch im deskriptiven Teil (s. o.) dargestellt werden, haben aber nur sehr wenig Auswirkung auf die abhängige Variable »Ressourcen«. Die erklärte Varianz des Modells bleibt im einstelligen Bereich. Auf der Intensivstation ist die Perspektive der Berufsgruppen unterschiedlich.

2. Wie wirken sich die Art der Station mit den Ausprägungen (Intensivstation, Allgemeinstation und sonstige Stationen) und Ausbildung (Pflegepersonal/Arzt bzw. Ärztin) auf den Faktor 2 »Kollegialer Umgang, Zeit für Sterbende – Anerkennung« aus? Es werden auch hier die Interaktionseffekte zwischen Art der Station und Ausbildung geprüft.

Bezüglich des zweiten Faktors »Kollegialer Umgang, Zeit für Sterbende – Anerkennung in der eigenen Berufsgruppe bzw. anderen Berufsgruppe« sind die Unterschiede zwischen Befragten aus dem pflegerischen Bereich und der Ärzteschaft für die Allgemeinstationen und die sonstigen Stationen gering und auch nicht signifikant. Für die Intensivstationen sind diese Unterschiede aber sehr stark ausgeprägt und werden im Modell signifikant. Diese zwischen der Arbeit auf einer Intensivstation und einer Allgemein-Station bzw. einer sonstigen Station bestehenden Unterschiede wirken sich wenig auf die abhängige Variable »Kollegialer Umgang, Zeit für Sterbende – Anerkennung« aus. Auch für dieses geprüfte Modell bleibt die erklärte Varianz in einstelligem Bereich. Das Modell ist insgesamt signifikant.

3. Wie wirken sich die unabhängigen Variablen »Art der Station« (Intensiv, Allgemein, Sonstige) und »Ausbildung/Beruf« (Pflegepersonal/Arzt bzw. Ärztin) auf den Faktor 3 (abhängige Variable) »fehlende Ressourcen, mehr Zeit haben« aus? Die Interaktionseffekte zwischen Art der Station und Ausbildung (Berufsgruppe) werden in das Modell eingeschlossen.

Die abhängige, in der Faktorenanalyse generierte Variable »fehlende Ressourcen, mehr Zeit haben« repräsentiert besonders den Mangel an ärztlichem und pflegerischem Personal. Dieser wird von den beiden Berufsgruppen unterschiedlich wahrgenommen. Das pflegerische Personal gibt den Mangel deutlich stärker ausgeprägt an, als dies die Ärzte angeben. Der Unterschied für die Berufsgruppen ist hoch signifikant($p < .001$). Es ergibt sich ein hoch signifikanter Wert für das Gesamtmodell ($p = .001$), die erklärte Varianz bleibt aber auch hier im einstelligen Bereich.

4. Wie wirken sich die Art der Station (Intensiv, Allgemein, Sonstige) und berufliche Ausbildung (Pflegepersonal/Arzt bzw. Ärztin) auf die Resümee-Variable »Ist ein würdevolles Sterben möglich?« aus? Es werden auch wieder die Interaktionseffekte zwischen Art der Station und Ausbildung geprüft.

Die abhängige Variable »Würdevolles Sterben möglich?« ist im Befragungsinstrument als Resümee-Variable konzipiert und mit vielen Einzelvariablen, die in die faktorenanalytisch generierten latenten Variablen eingegangen sind, korreliert (s. a. o.). Das Item fasst die Aspekte/Dimensionen »für die Betreuung Zeit haben, eine personell und räumlich gute Ausstattung« (s. o.), »kollegialer Umgang, Zeit für Sterbende – Anerkennung« (s. o.) und »mehr Zeit haben, umfangreichere Ausbildung (Mangel)« (s. o.) in unterschiedlicher Weise zusammen. Daher soll diese als abhängige Variable in das Modell mit den Kovariaten »Berufsgruppe/Ausbildung« und »Art der Station« eingeführt werden.

Der Levine-Test wird hier hochsignifikant (im Gegensatz zu den oben vorgestellten Modellen); Varianzenhomogenität kann nicht angenommen werden, als Folge daraus werden hier nur hochsignifikante Ergebnisse vorgestellt. Die Unterschiede für Berufsgruppen ($p < 001$) und den verschiedenen Stationen (Allgemein, Intensiv, Sonstige) ($p < .001$) werden im Modell hochsignifikant. Auch das Ergebnis für das gesamte Modell ist hochsignifikant.

Ärzte geben über alle Stationen hinweg deutlich höhere Mittelwerte an als das Pflegepersonal.

Am niedrigsten liegen die geschätzten Mittelwerte für die Variable »würdevolles Sterben« auf der Intensivstation. Dies trifft für beide Berufsgruppen zu.

Die durch die dargestellten Unterschiede erklärte Varianz bleibt jedoch auch hier niedrig. Wie in den bereits oben dargestellten Modellen mit spezifischeren abhängigen Variablen wird auch hier die Betreuung Sterbender auf der Intensivstation als problematisch eingeschätzt. Die erklärte Varianz zwischen den Berufsgruppen und den unterschiedlichen Stationen ist wie oben aber sehr gering.

Zusammenfassung

Die Betreuung Sterbender ist eine natürliche, aber auch sehr belastende Situation. Diese Untersuchung geht zunächst von der Perspektive der professionellen Betreuung der sterbenden Patienten aus. Unsere Befragten haben sehr homogen geantwortet, das kann mehrere Gründe haben: sehr ähnliche Erfahrungen und Arbeitsbelastungen bei der Betreuung und Versorgung der Patienten. Es deutet vieles in unseren Auswertungen darauf hin, dass diese These stimmt. Die Antworten könnten aber auch mit sozialer Erwünschtheit gegenüber Kollegen und Vorgesetzten oder mit einem desinteressierten Ankreuzen der mittleren Kategorie korrelieren.

Es zeigt sich eine leichte Korrelation zwischen den latenten Variablen »ausreichende Ressourcen« und »anerkennende Kommunikation«. Ausreichende Ressourcen scheinen die Kommunikation positiv zu beeinflussen (unkorrigiert: .331). Die faktoren- und varianzanalytischen Auswertungen zeigen, dass die Varianzen innerhalb der Daten bzw. Modelle gering sind (s. a. o.), dies betrifft insbesondere die Bereiche Angehörigenintegration und Patientenaufklärung.

Die zur Verfügung stehenden Ressourcen, die in den beiden Faktoren ausreichende und mangelnde Ressourcen operationalisiert sind, stellen Strukturen dar, auf die die Befragten wenig Einfluss haben (s. dazu auch die Frage 12 »Ihre Einflussmöglichkeiten zur Verbesserung«, im Vergleich zum Pflegepersonal geben die betreuenden Ärzte an, etwas mehr Einflussmöglichkeiten zu haben, der entsprechende T-Test ist signifikant.

Die personellen Ressourcen werden von den ärztlichen Befragten besser eingeschätzt als von dem pflegenden Personal. Die Betreuung der Sterbenden auf einer Intensivstation wird von dem Pflegepersonal im Vergleich zu den Ärzten in allen getesteten Modellen mit den abhängigen Variablen »würdevolles Sterben möglich?« problematischer eingeschätzt.

Das Ergebnis der geprüften Modelle ist, dass besonders auf Intensivstationen große Unterschiede zwischen der Wahrnehmung des pflegenden und des ärztlichen Personals existieren. Diese Unterschiede sind in allen oben diskutierten Modellen signifikant.

Für die abhängige Variable »würdevolles Sterben möglich?« im letzten Modell sind die Unterschiede, auch für die berufliche Tätigkeit/Ausbildung, hoch signifikant.

Die erklärte Varianz ist in allen geprüften Modellen gering (< 10%).

Zu 3: Empfehlungen

Um abschließend zur Ausgangsfrage dieses Artikels – Wirken sich die Art der Station und die berufliche Tätigkeit als Arzt oder in der Pflege auf die Wahrnehmung der Qualität der Betreuung Sterbender aus? – zurückzukommen: Die unterschiedlichen Perspektiven des Pflegepersonals und der Ärzte/Ärztinnen, die vor allem im deskriptiven Teil dargestellt und in den multivariaten Auswertungen zusammengefasst wurden, potenzieren sich in den Bereichen der Intensivversorgung sterbender Patienten. Hier werden die Unterschiede der Perspektiven/Wahrnehmungsmodi zwischen den Berufgruppen Pflegepersonal/Ärzte besonders stark deutlich. Eine Auswirkung auf die Qualität der Versorgung Sterbender (operationalisiert durch die Faktoren (abhängige Variablen): Faktor 1 »für die Betreuung Zeit haben, eine personell und räumlich gute Ausstattung«, Faktor 2 »Kollegialer Umgang, Zeit für Sterbende – Anerkennung«, Faktor 3 »fehlende Ressourcen, mehr Zeit haben« und die Einzelvariable »Würdevolles Sterben«) lässt sich anhand der getesteten unabhängigen Variablen (Art der Station, Perspektive aus der Zugehörigkeit zu einer der beiden Berufsgruppen) in den Varianzanalysen nicht nachweisen.

Die Analysen zeigen, dass die Befragten bei der Betreuung Sterbender trotz der erkennbaren und beschriebenen Unterschiede den gleichen Erfahrungen und Belastungen ausgesetzt sind. Es gibt eine Struktur der zur Verfügung stehenden Ressourcen für die Betreuung, die von den Befragten nicht definiert oder geändert werden kann, sondern durch institutionelle bzw. politische Vorgaben definiert wird. Verbesserungen in der Betreuung Sterbender müssen besonders durch Verbesserungen dieser Strukturen, d.h. durch bessere Konzepte, aber – wenn eine wirkliche Qualitätsverbesserung erzielt werden soll – letztlich durch mehr Geld für die verbesserte Betreuung angegangen werden. Ein Ort, in den eine Kultur des Sterbens, in welcher Rahmung auch immer, neben der Intensivtherapie einziehen sollte, ist die Intensivstation; diesen erlebt insbesondere das Pflegepersonal als problematisch.

Die Befragten, die in der Betreuung Sterbender professionell tätig sind, können eine qualitative Verbesserung nicht alleine leisten; dass diese notwendig ist, wurde oben im beschreibenden Teil bereits explizit nachgewiesen. Zu diesen notwendigen strukturellen Verbesserungen siehe George im vorangehenden Artikel.

Literatur

Bühl, A. (2011): SPSS 20: Einführung in die moderne Datenanalyse. München (Pearson).
George, W. (1988): Wie die Mitarbeiter die psycho-soziale Sterbesituation einschätzen. Gießen (Diplom-Arbeit am FB Psychologie der Justus-Liebig-Universität Gießen).
Hatzinger, R. & Nagel, H. (2009): PASW(SPSS)-Statistics. München (Pearson).
Schendera, C. (2010): Clusteranalyse mit SPSS. München (Oldenbourg).

Ethische Aspekte medizinischer Entscheidungen am Lebensende

Alfred Simon

Einleitung

Rund drei Viertel der Menschen in Deutschland versterben in einer stationären Einrichtung, davon die überwiegende Mehrzahl – nämlich knapp die Hälfte aller Menschen – im Krankenhaus (Bertelsmann Stiftung 2013). Bei vielen dieser Menschen geht dem Sterben eine Entscheidung über den Verzicht auf lebensverlängernde Behandlungsmaßnahmen voraus. Nach einer europäischen Studie liegt der Anteil an Todesfällen, die aus einer Entscheidung am Lebensende resultierten, zwischen 23 und 51%. Erschwert werden solche Entscheidungen am Lebensende dadurch, dass zwischen 48 und 66% der Patienten nicht mehr an der Entscheidungsfindung teilnehmen können, weil sie krankheitsbedingt ihre Einwilligungsfähigkeit verloren haben (van der Heide et al. 2003).

Der vorliegende Beitrag geht auf die ethischen Prinzipien und normativen Kriterien ein, die bei Entscheidungen am Lebensende zu beachten sind. Ferner zeigt er Möglichkeiten auf, wie jeder Bürger Vorsorge für den Fall des Verlusts der eigenen Einwilligungsfähigkeit treffen kann und wie die ethische Entscheidungsfindung im Klinikalltag institutionell unterstützt werden kann.

Medizinethische Prinzipien

Weithin anerkannte Prinzipien, an denen sich das Handeln von Ärzten und Pflegenden orientiert, sind Respekt vor der Autonomie, Wohltun, Nicht-Schaden und Gerechtigkeit (vgl. Beauchamp/Childress 2009). Darüber hinaus gilt es, die individuelle Würde des Patienten zu achten (vgl. Janssens et al. 2012).

Respekt vor der Autonomie umfasst zum einen das Verbot, selbstbestimmte Entscheidungen des Patienten zu behindern oder zu übergehen, zum anderen das

Gebot, solche Entscheidungen z. B. durch angemessene Aufklärung zu ermöglichen. Eine bewusst einseitige Aufklärung des Patienten ist daher moralisch ebenso problematisch wie das Übergehen eines eindeutigen Patientenwillens. *Wohltun* beinhaltet die ärztliche Verpflichtung, das Leben seines Patienten zu retten, ihn vor (schlimmerer) Krankheit zu bewahren sowie bestehende Krankheiten zu heilen oder zu lindern. Darüber hinaus zählt auch die Begleitung Sterbender zu den Aufgaben des Arztes. *Nicht-Schaden* wiederum verpflichtet den Arzt dazu, Handlungen zu unterlassen, die dem Patienten schaden könnten. Da jede ärztliche Maßnahme mit einem möglichen Schaden verbunden ist, verlangt dieses Prinzip vom Arzt eine sorgfältige Nutzen-Schaden-Abwägung, bevor er die Maßnahme dem Patienten anbietet. *Gerechtigkeit* beinhaltet die Verpflichtung, Nutzen und Lasten fair zu verteilen. Für den Arzt beinhaltet das Prinzip ferner die Aufforderung, Patienten ungeachtet ihres Alters, ihres Geschlechts, ihrer ethnischen Herkunft etc. gleich zu behandeln. *Achtung der Würde* schließlich bedeutet, den einzelnen Patienten als Individuum mit eigenen Werten und Vorstellungen wahrzunehmen und zu respektieren.

Wichtig bei der ethischen Entscheidungsfindung ist, dass keines dieser Prinzipien allein zur Begründung moralischen Handelns im klinischen Alltag herangezogen werden kann. Vielmehr müssen die verschiedenen Prinzipien und die daraus resultierenden Pflichten im Verhältnis zueinander betrachtet und gegeneinander abgewogen werden.

Die medizinische Indikation

Eine wesentliche Voraussetzung für die Durchführung einer medizinischen Maßnahme ist das Vorliegen einer entsprechenden Indikation. Die *Indikation* stellt die fachlich begründete Einschätzung des Arztes dar, dass eine Therapiemaßnahme sinnvoll und geeignet ist, um ein bestimmtes Behandlungsziel mit einer gewissen Wahrscheinlichkeit zu erreichen (vgl. Simon 2010).

Auch wenn bei der Festlegung des Behandlungsziels Wünsche und Präferenzen des Patienten eine wichtige Rolle spielen, fällt die Indikationsstellung überwiegend in den Verantwortungsbereich des Arztes. Er entscheidet aufgrund seines Wissens und seiner Erfahrung, welche Maßnahme geeignet ist, um das angestrebte Behandlungsziel zu erreichen. Dabei hat der Arzt – entsprechend den Prinzipien *Wohltun* und *Nicht-Schaden* – nicht nur den erhofften Nutzen, sondern auch den zu befürchtenden Schaden der Maßnahme zu beachten. Ist der Arzt davon überzeugt, dass die Maßnahme dem Patienten mehr Nutzen als Schaden bringt, wird er sie dem Patienten anbieten und empfehlen. Kommt er zu dem Ergebnis, dass die Maßnahme dem Patienten mehr schadet als nützt, wird er sie zwar anbieten, dem Patienten aber von der Durchführung abraten und alternative (z. B. palliative)

Maßnahmen vorschlagen. Maßnahmen, die für den Patienten ohne therapeutischen Nutzen sind oder deren fraglicher Nutzen in keinem für den Arzt vertretbaren Verhältnis zu dem zu befürchtenden Schaden steht, wird der Arzt erst gar nicht anbieten und auch dann nicht durchführen, wenn sie vom Patienten oder dessen Angehörigen eingefordert werden.

Beispiele für medizinisch sinnlose Maßnahmen (engl. *futile treatment*) sind die Verabreichung kreislaufstabilisierender Mittel bei einem sterbenden Patienten oder die Durchführung einer Chemo- oder Strahlentherapie mit sehr geringen Erfolgsaussichten. Im ersten Fall wäre die Maßnahme sinnlos, weil das Behandlungsziel der Lebensverlängerung nicht mehr besteht, im zweiten Fall würde der fragliche Nutzen die Nebenwirkungen bzw. möglichen Komplikationen der Behandlung nicht rechtfertigen.

Ist das Grundleiden unumkehrbar und kann der Patient von lebenserhaltenden Maßnahmen nicht mehr profitieren, so ist ein Wechsel von der (intensiv-) medizinischen Maximalversorgung zu einer palliativen, d.h. einer vorwiegend auf Linderung von Schmerzen und anderen belastenden Symptomen ausgerichteten Versorgung angezeigt (Bundesärztekammer 2011).

Der Wille des Patienten

Die Durchführung einer medizinischen Maßnahme erfordert neben der medizinischen Indikation auch die *Einwilligung* des Patienten. Dies folgt aus dem *Respekt vor der Autonomie* und dem darauf begründeten Selbstbestimmungsrecht des Patienten.

Voraussetzung für die Einwilligung ist, dass der Patient ergebnisoffen über den zu erwartenden Nutzen und Schaden der angebotenen Behandlung sowie über mögliche Alternativen aufgeklärt wurde. Ziel der *Aufklärung* ist es, den Patienten in die Lage zu versetzen, eine selbstbestimmte Entscheidung für oder gegen die Behandlung zu treffen. Aufklärung ist mehr als bloße Informationsweitergabe, sie soll die Entscheidungskompetenz des Patienten verbessern. Die Aufklärung kann durch schriftliche Unterlagen unterstützt werden. Diese können aber das persönliche Aufklärungsgespräch nicht ersetzen. Dieses muss in einer für den Patienten verständlichen Sprache, d.h. möglichst ohne medizinische Fachbegriffe erfolgen. Auch muss sich der Arzt im Rahmen des Gesprächs z.B. durch entsprechende Rückfragen vergewissern, dass der Patient die gegebenen Informationen verstanden hat. Ferner muss der Patient die Möglichkeit haben, eigene Fragen zu stellen, bzw. vom Arzt dazu ermutigt werden.

Eine weitere Voraussetzung für die Einwilligung ist, dass der Patient auf der Grundlage des Aufklärungsgesprächs in der Lage ist, Wesen, Bedeutung und Tragweite der anstehenden Maßnahme zu verstehen und eine eigenständige Entscheidung für oder gegen die Durchführung dieser Maßnahme zu treffen. Bei der Feststellung der *Einwilligungsfähigkeit* stellt sich in der Praxis mitunter das Problem, dass diese eine Ja/Nein-Entscheidung erfordert, wobei die Voraussetzungen für die Einwilligungsfähigkeit beim Patienten graduell vorliegen. Es geht also um eine Schwellenentscheidung, die von unterschiedlichen Ärzten unterschiedlich beurteilt werden kann. Auch kann es sein, dass ein Patient, der in seiner Einsichts- und Entscheidungsfähigkeit eingeschränkt ist, einfachere medizinische Maßnahmen überblicken und daher in diese einwilligen kann, während er Wesen, Bedeutung und Tragweite komplexerer Maßnahmen nicht mehr versteht und daher für diese nicht mehr einwilligungsfähig ist. Einwilligungsfähigkeit muss also für die konkreten Maßnahmen bestehen bzw. im Hinblick auf diese vom Arzt geprüft werden.

Hat sich der Patient in einem einwilligungsfähigen Zustand für oder gegen eine bestimmte Maßnahme entschieden, behält diese Entscheidung auch dann ihre Gültigkeit, wenn der Patient aktuell nicht mehr entscheidungsfähig ist. So bleibt etwa die Ablehnung eine Dialyse auch dann verbindlich, wenn der Patient infolge der Urämie sein Bewusstsein verliert. Eine schriftliche Willenserklärung des Patienten ist in diesem Fall nicht erforderlich. Aus Gründen der Nachweisbarkeit sollte jedoch die mündlich geäußerte Ablehnung in den Patientenakten dokumentiert werden.

Möglichkeiten der Vorsorge

Patientenverfügung
Schriftliches Dokument, in dem der (künftige) Patient festlegt, welche medizinischen Maßnahmen er in bestimmten Behandlungssituationen wünscht bzw. nicht wünscht. Die Patientenverfügung ist unabhängig von Art und Stadium der Erkrankung verbindlich und gilt, bis sie vom Patienten widerrufen wird. Ein Widerruf ist jederzeit formlos (d.h. auch mündlich oder durch eine Geste) möglich. Die Abfassung einer Patientenverfügung setzt voraus, dass der Verfasser einwilligungsfähig und volljährig ist. Die Einbeziehung eines Rechtsanwalts oder Notars ist nicht erforderlich. Eine ärztliche Beratung vor Abfassung einer Patientenverfügung ist sinnvoll, gesetzlich aber nicht vorgeschrieben.

Vorsorgevollmacht
Schriftliches Dokument, in dem eine Vertrauensperson ermächtigt wird, Entscheidungen über ärztliche Eingriffe oder andere persönliche Angelegenheiten zu treffen. Selbst nahe Angehörige (z.B. Ehepartner oder volljährige Kinder) benötigen eine solche Vollmacht, um stellvertretend für

den Patienten entscheiden zu können. Neben der Gesundheitssorge kann eine Vorsorgevollmacht auch andere Bereiche wie z. B. Aufenthalts- und Wohnungsangelegenheiten, die Vertretung bei Behörden, Banken und Post oder die Vermögenssorge umfassen.

Betreuungsverfügung
Schriftliches Dokument, in dem für den Fall der Einrichtung einer gerichtlichen Betreuung Vorschläge hinsichtlich der Person des Betreuers sowie der Art und Weise der Durchführung der Betreuung gemacht werden. Die Bestellung eines Betreuers ist nicht erforderlich, wenn für die zur Betreuung anstehenden Bereiche bereits ein Bevollmächtigter existiert.

Die *Patientenverfügung* bietet dem Patienten darüber hinaus die Möglichkeit, in noch nicht unmittelbar bevorstehende ärztliche Maßnahmen einzuwilligen oder diese abzulehnen. Der in der Patientenverfügung niedergelegte Wille ist unabhängig von Art und Stadium der Erkrankung verbindlich und gilt, bis er vom Patienten widerrufen wird. Voraussetzung für die Verbindlichkeit ist, dass die Patientenverfügung schriftlich verfasst ist und klare Anweisungen für die aktuelle Behandlungssituation enthält (vgl. Verrel/Simon 2010).

Liegt keine eindeutige frühere Willenserklärung vor, muss ein Vertreter des Patienten – der vom Patienten in einer *Vorsorgevollmacht* benannte Bevollmächtigte oder der vom Gericht bestellte Betreuer – auf der Grundlage des mutmaßlichen Willens über die ärztliche Maßnahme entscheiden. Der mutmaßliche Wille ist aufgrund konkreter Anhaltspunkte, insbesondere früherer mündlicher oder schriftlicher Äußerungen, ethischer oder religiöser Überzeugungen und sonstiger Wertvorstellungen des Patienten, zu ermitteln.

Die Notfallsituation

Eine besondere Herausforderung stellen ärztliche Entscheidungen in *Notfallsituationen* dar. Da der Patient in solchen Situationen häufig nicht entscheidungsfähig ist, und die Dringlichkeit einer notfallmedizinischen Maßnahme es in der Regel nicht erlaubt, die Aktualität und Situationsbezogenheit einer vorliegenden Patientenverfügung zu prüfen oder eine stellvertretende Einwilligung durch den Betreuer oder Bevollmächtigten einzuholen, ist der Arzt in der Regel verpflichtet, in solchen Situationen zunächst die medizinisch indizierte Maßnahme zu ergreifen. Dies geschieht in der Annahme, dass der Patient von dieser profitiert und dieser auch zustimmen würde. Stellt sich zu einem späteren Zeitpunkt heraus, dass die ergriffene Maßnahme dem Patienten nicht nutzt, weil sie z. B. nur seinen begonnenen Sterbeprozess verlängert oder die Maßnahme nicht dem in seiner Patientenverfügung festgelegten Willen entspricht, so muss sie abgebrochen werden. Auch wenn es für viele Ärzte schwierig und belastend sein mag, eine begonnene Maßnahme zu beenden und den Patienten sterben zu lassen, so besteht doch aus ethischer und rechtlicher Sicht kein Unterschied zwischen der Nichteinleitung und dem Abbruch einer lebensverlängernden Maßnahme: Fehlt die medizinische Indikation oder verweigert der Patient seine Einwilligung, ist sowohl die Einleitung als auch die Fortführung einer Maßnahme unzulässig.

Von der Notfallsituation im engeren Sinne zu unterscheiden sind *vorhersehbare lebensbedrohliche Komplikationen* im Rahmen einer bestehenden Erkrankung. Sind solche absehbar, so sollte mit dem Patienten oder – falls dieser nicht mehr entscheidungsfähig ist – mit dessen Betreuer bzw. Bevollmächtigten besprochen werden, welche ärztlichen Maßnahmen bei Eintreten dieser Komplikation durchgeführt und welche unterlassen werden sollen. Die entsprechenden Absprachen sollten zum Zwecke der späteren Nachweisbarkeit in den Patientenakten dokumentiert und regelmäßig überprüft werden. Dies trifft auch in besonderer Weise auf *Anordnungen eines Verzichts auf Wiederbelebung* zu. Diese sollten regelmäßig vom verantwortlichen Fach- oder Oberarzt überprüft und erneut dokumentiert werden, um sicherzustellen, dass sie noch mit dem Willen und dem Gesundheitszustand des Patienten übereinstimmen (vgl. Oswald 2008).

Bei Patienten mit fortgeschrittener Erkrankung, die zu Hause oder in einem Pflegeheim versorgt werden, empfiehlt es sich, Behandlungsabsprachen in Form eines *Notfallbogens* zu dokumentieren. Dieser stellt die Anpassung einer Patientenverfügung für den Fall schwerer Krankheit dar. Gemeinsam mit dem behandelnden Arzt legt der Patient seine Behandlungswünsche (einschließlich der Notfallmedikation) für absehbare Krankheits- bzw. Notfallsituationen fest. Der Notfallbogen sollte kurz und übersichtlich gestaltet sein und von Patient und behandelndem Arzt gemeinsam unterschrieben werden. Durch ihn wird gewährleistet, dass die zwischen Patient und Arzt getroffenen Absprachen auch dann berücksichtigt werden, wenn die Notfallversorgung durch einen anderen Arzt, z. B. den Notarzt, erfolgt (vgl. Wiese et al. 2008).

Klinische Ethikberatung

Um Ärzte, Pflegende, Patienten und deren Angehörige in schwierigen Entscheidungssituationen zu unterstützen, sind in den letzten Jahren an vielen Krankenhäusern *Klinische Ethikkomitees* eingerichtet worden. Diese setzen sich aus Mitarbeitern der jeweiligen Einrichtung (Ärzten, Pflegenden, Sozialarbeitern, Seelsorgern etc.) sowie externen Personen (Patientenvertretern, Juristen, Medizinethikern etc.) zusammen. Zu den wichtigsten Aufgaben Klinischer Ethikkomitees gehören die Durchführung individueller ethischer Fallbesprechungen auf den Stationen, die Erstellung von internen Leitlinien für wiederkehrende ethische Problemstellungen sowie die Organisation von internen und öffentlichen Fortbildungsveranstaltungen zu aktuellen medizin- und pflegeethischen Themen (vgl. Dörries et al. 2010; Akademie für Ethik in der Medizin 2010). Die Ergebnisse der ethischen Fallbesprechungen und die Ethik-Leitlinien stellen stets nur eine orientierende Empfehlung dar. Sie können und sollen die Verantwortung der handelnden Personen nicht ersetzen.

Zusammenfassung und Fazit

Sterben im Krankenhaus ist häufig mit Entscheidungen über den Einsatz lebensverlängernder medizinischer Maßnahmen verbunden. Nicht zuletzt aufgrund der Tatsache, dass viele Patienten am Ende ihres Lebens nicht mehr entscheidungsfähig sind, kann sich die Entscheidungsfindung mitunter als schwierig erweisen. Nicht selten führt sie zu ethischen Fragen und Konflikten. Ein bewusster und professioneller Umgang mit diesen stellt eine wichtige Kompetenz von Ärzten und Pflegenden dar. Diese Kompetenz muss in der Ausbildung vermittelt und in der Fort- und Weiterbildung vertieft werden. Darüber hinaus gehört es zur Aufgabe eines Krankenhauses, die Auseinandersetzung mit ethischen Fragen und Konflikten institutionell zu unterstützen. Klinische Ethikkomitees können mit ihren Angeboten dazu einen wichtigen Beitrag leisten.

Literatur

Akademie für Ethik in der Medizin (2010): Standards für Ethikberatung in Einrichtungen des Gesundheitswesens. Ethik Med 22, 149–153.

Bertelsmann Stiftung (2013): Faktencheck Gesundheit. URL: faktencheck-gesundheit.de/regionale-unterschiede/sterbefaelle-75-im-krankenhaus (Stand: 30.07.2013).

Beauchamp, T.L. & Childress, J.F. (2009): Principles of Biomedical Ethics. New York (Oxford University Press).

Bundesärztekammer (2011): Grundsätze der Bundesärztekammer zur ärztlichen Sterbebegleitung. Dtsch Arztebl 108, A346–A348.

Dörries, A.; Neitzke, G.; Simon, A. & Vollmann, J. (Hg., 2010): Klinische Ethikberatung. Ein Praxisbuch für Krankenhäuser und Einrichtungen der Altenpflege. Stuttgart (Kohlhammer).

Janssens, U.; Burchardi, H.; Duttge, G.; Erchinger, R.; Gretenkort, P.; Mohr, M.; Nauck, F.; Rothärmel, S.; Salomon, F.; Schmucker, P.; Simon, A.; Stopfkuchen, H.; Valentin, A.; Weiler, N. & Neitzke, G. (2012): Therapiezieländerung und Therapiebegrenzung in der Intensivmedizin. Positionspapier der Sektion Ethik der Deutschen Interdisziplinären Vereinigung für Intensiv- und Notfallmedizin (DIVI). MedR 30, 647–650.

Oswald, C. (2008): Die »Anordnung zum Verzicht auf Wiederbelebung« im Krankenhaus. Auswirkungen einer hausinternen Leitlinie auf die Kommunikation und Transparenz im Behandlungsteam. Ethik Med 20, 110–121.

Simon, A. (2010): Patientenverfügung in der Intensiv- und Notfallmedizin. Intensivmedizin und Notfallmedizin 47, 43–48.

van der Heide, A.; Deliens, L.; Faisst, K.; Nilstun, T.; Norup, M.; Paci, E. et al. (2003): End-of-Life decision-making in six European countries: descriptive study. Lancet 362, 345–350.

Verrel, T. & Simon, A. (2010): Patientenverfügungen. Rechtliche und ethische Aspekte. Freiburg i.B. (Karl Alber).

Wiese, C.H.R.; Bartels, U.; Geyer, A.; Duttge, G.; Graf. B.M. & Hanekop, G.G. (2008): Göttinger Palliativkrisenbogen: Verbesserung der notfallmedizinischen Versorgung von ambulanten Palliativpatienten. Die »Gelbe Karte für den Rettungsdienst«. Dtsch Med Wochenschr 133, 972–976.

Chaos und Kontrolle

Menschen mit Demenz im Krankenhaus

Andrea Newerla & Reimer Gronemeyer

Im Dickicht der Konzepte

Das Thema »Menschen mit Demenz im Krankenhaus« macht gerade Karriere. Das hängt mit wachsenden Demenz-Zahlen zusammen, die dazu führen, dass die Demenz im Krankenhaus nicht mehr als eine lediglich störende Nebenerscheinung verstanden werden kann, sondern dass die Demenz zunehmend den Alltag in Krankenhäusern, Pflegeheimen und Hospizen zu prägen und zu chaotisieren beginnt. Die Situation verleitet dazu, geschwind Konzepte und Strategien zu entwickeln, wie das Krankenhaus mit dem »Störelement Demenz« fertig werden kann; dadurch werden Behandlungs- und Heilungspläne durcheinandergebracht. Die geradezu hektische Betriebsamkeit, die sich in diesem Bereich gegenwärtig entwickelt, schließt jedoch Gefahren ein. So ergibt sich beispielsweise die Möglichkeit, dass die Frage nach den Entstehungsursachen gar nicht mehr gestellt wird: Wie viel Demenz wird eigentlich durch das Krankenhaus produziert?

Die Entwicklung neuer Versorgungs- und Organisationskonzepte für das Krankenhaus im Angesicht der Demenz ist womöglich auch ein Schleier, welcher den Blick auf »iatrogene« Dimensionen der Demenz verdeckt (vgl. Illich 1981). Was diesbezüglich in Alten- und Pflegeheimen und in der ambulanten Pflege geschieht, ist bisher deutlicher belegt als das, was sich im Krankenhaus abspielt. So werden gegenwärtig knapp 240.000 Menschen mit Demenz in Heimen oder in ambulanter Pflege mit Medikamenten behandelt, um sie ruhigzustellen. »In diesen Fällen werden die Medikamente nicht verschrieben, um die Leiden der Patienten zu lindern, sondern um Personal einzusparen und somit den Heimbetreibern höhere Gewinne zu bescheren«, stellt der Bremer Forscher Gerd Glaeske (zit. in Dowideit 2012) fest und spricht in diesem Zusammenhang von »chemischer Gewalt« (ebd.; vgl. auch Glaeske/Schicktanz 2013). Kritisch bewertet das Autorenteam um Gerd Glaeske vom Zentrum für Sozialpolitik der Universität Bremen auch den Einsatz von sogenannten Benzodiazepinen bei Menschen mit einer Demenzerkrankung. Diese Schlaf- und Beruhigungsmittel wurden 2010 rund 3.500 Versicherten der BARMER GEK verschrieben (und man kann sich die bundesweiten Dimensionen ausmalen). »Das Risiko, Benzodiazepine verordnet zu bekommen, ist bei Menschen mit Demenz um das 1,5-fache erhöht«, so Glaeske/Schicktanz (2013, S. 141). Mit dem Wirkstoff verbunden sei ein Verlust kognitiver Fähigkeiten wie Aufmerksamkeit, Erinnerung oder Lernen. Schließlich weisen die Autoren noch auf Folgendes hin:

> »Ohne Zweifel sind viele ältere Menschen abhängig von Benzodiazepin-haltigen Arzneimitteln, daher bekommen auch viele ältere Menschen aus Gründen eines Entzugsvermeidungsverhaltens oftmals dauerhaft solche Benzodiazepine, damit keine quälenden Entzugssymptome bei einer Einnahme- und Verordnungsunterbrechung auftreten« (ebd., S. 141).

Denkbar sei jedoch, dass sich nach langen Jahren der Abhängigkeit eher eine Demenz entwickle als bei Menschen, die deutlich seltener solche Mittel eingenommen haben (vgl. ebd.). Es dürfte kaum eine Frage sein, dass in Krankenhäusern angesichts von Personal- und Ressourcenknappheit die medikamentöse Ruhigstellung eine ähnliche Dimension angenommen haben wird wie in Einrichtungen der institutionellen oder ambulanten Pflege. Hinzu kommt ein anderer Aspekt: Wie viel postoperative Verwirrung wächst sich zu einer Demenz aus, die also letztlich im Krankenhaus ihr Ursprungsort hat? Ein Onkologe aus dem Universitätskrankenhaus Gießen-Marburg sagt: »Der 76-jährige Herr P. hat am Tag vor einer kleineren Operation noch in seinem Garten gearbeitet, am Tag nach der Operation ist er verwirrt, bleibt es und muss dann – als demenzkrank diagnostiziert – in ein Pflegeheim überstellt werden.[1] Solche Geschehnisse«, so der Onkologe, »sind keine Ausnahmefälle.«

Es liegt nahe, sich im Rahmen dieses Beitrags dem Thema Institutionalisierung des Lebensendes zu widmen, um ein Stück weit nachzuzeichnen, welche gesellschaftlichen Ursachen bei den gegenwärtigen Problemfeldern der Krankenhäuser eine Rolle spielen. Es sind zwei Pole auszumachen, die sich in ihrer Entwicklung zunehmend voneinander entfernen: auf der einen Seite die steigende Zahl an multi-morbiden und meist kognitiv beeinträchtigten Patienten und auf der anderen Seite das ökonomisierte, standardisierte und hochtechnisierte Krankenhaus. Für die Institution Krankenhaus scheint der Umgang mit geistig verwirrten Menschen besonders problematisch zu sein. Dieser ist schwer organisierbar und bringt Chaos in

---

[1] Der viel besprochene Film *Vergiss mein nicht*, in dem David Sieveking die Demenzgeschichte seiner Mutter beschreibt, ist ein weiteres Beispiel: Die Demenz der Mutter beginnt nach einer Hüftoperation.

den straffen und routinierten Alltag. Das Krankenhaus findet momentan vor allem technische Lösungen, um mit den Problemen, die durch das *Phänomen Demenz* auftreten, umzugehen: In diesem Zusammenhang kommen häufig Fixierungs- und Sedierungsmaßnahmen zur Anwendung. Dabei stellt sich die Frage, ob innerhalb der Institution richtige Antworten gefunden werden können oder ob nicht - ganz grundsätzlich - neu über Sorge und Pflege von Menschen (mit und ohne Demenz) nachgedacht werden sollte. Vielleicht müssen wir eher davon ausgehen, dass es keine allgemeingültige Lösung für den Umgang mit »Menschen mit Demenz« geben kann, da die Demenz und ihre Erscheinungsformen so unglaublich individuell sind, wie Menschen unterschiedlich sind.

Menschen mit Demenz wiederum muss das Krankenhaus wie ein Geisterhaus vorkommen. Sie treffen auf undurchsichtige Verfahren, Technologien, Apparate und Schläuche, finden aber kaum Menschen, die sich ihnen mit Zeit und Empathie widmen können. Diese Erfahrungen können auch zur Zunahme an Irritationen und durchaus auch zu einer Verschlechterung der Demenz führen. Das Krankenhaus ist auf die Demenz nicht vorbereitet, und daher lautet die Antwort: Auslagerung des Problems.

Nebensache Demenz?

Laut Statistik sind zwar nur 0,2% der Behandlungsfälle im Akutkrankenhaus[2] durch eine Demenz verursacht (vgl. Kirchen-Peters 2012, S. 6), in vielen Fällen spielt sie jedoch trotz allem eine entscheidende Rolle bei der Versorgung der betroffenen Menschen. Eine Demenz tritt häufig als sogenannte *Nebendiagnose* auf (vgl. Isfort 2012), d.h., sie ist nicht Grund der Aufnahme des Patienten, kann aber im Alltag des Krankenhauses relevant werden, wenn Menschen mit Demenz aufgrund untypischer und nicht vorhersehbarer Verhaltensweisen diesen Alltag ins Wanken bringen – dazu später mehr.

Die Zahlen sprechen für sich: Menschen mit Demenz werden 3-mal häufiger akut in ein Krankenhaus eingewiesen als andere ältere Menschen (vgl. Hofmann 2013, S. 199), und sie verweilen doppelt so lange im Akutkrankenhaus wie Menschen mit anderen somatischen Einschränkungen (vgl. Kirchen-Peters 2012, S. 7). Krankenhausaufenthalte stellen für Menschen mit Demenz häufig eine existentielle Krisensituation dar: Studien zeigen, dass diese Menschen durch Krankenhausaufenthalte funktionell schwerer betroffen sind als Menschen ohne Demenz (vgl. Hofmann 2013; Müller et al. 2008). Hinzu kommt, dass nur bei der Hälfte der Fälle eine De-

---

2 Die folgenden Aussagen beziehen sich auf Studien, die in Akutkrankenhäusern durchgeführt wurden. Aus diesem Grund werden die Begriffe Krankenhaus und Akutkrankenhaus synonym verwendet.

menz überhaupt bekannt ist. Bei der anderen Hälfte wird das Krankenhauspersonal durch herausfordernde Verhaltensweisen der Patienten quasi »überrascht«. Gründe hierfür sind u. a. zu suchen im Informationsverlust beim Sektorenwechsel von der ambulanten Versorgung in die stationäre Krankenhausversorgung (vgl. Newerla/Vogel 2013; Kleina/Wingenfeld 2007) sowie darin, dass eine Demenz vor dem Krankenhausaufenthalt evtl. noch nicht bekannt war bzw. dadurch erst ausgelöst wurde. Beispielsweise können die Mediziner Dag Schütz und Ingo Füsgen (2013, S. 203) zeigen, dass aufgrund therapeutischer und diagnostischer Maßnahmen 10–20% der älteren Patienten im Krankenhaus Verwirrtheitsphasen erleiden. Die Gesundheitswissenschaftler Thomas Kleina und Klaus Wingenfeld (2007, S. 25f.) weisen darüber hinaus auf Schwierigkeiten der Demenz-Diagnostik hin: In vielen Einrichtungen herrschen unterschiedliche »Verschlüsselungskulturen« und eine Demenz-Diagnose ist für das Krankenhaus selten lukrativ. Außerdem vermuten die Autoren, dass Patienten mit Demenz in einem früheren Stadium seltener auffallen und somit eine Demenz weniger häufig diagnostiziert wird (vgl. ebd.).

Eine weitere Schwierigkeit stellt der organisatorische Ablauf innerhalb des Krankenhauses dar: Eine unübersichtliche Architektur, fehlende Tagesstrukturierungsmaßnahmen, starre innerbetriebliche Arbeitsabläufe sowie unzureichend geschultes Personal erschweren den Umgang mit Menschen, die von einer Demenz betroffen sind (vgl. Kirchen-Peters 2012, S. 32). Für das Krankenhauspersonal sind nächtliche Unruhe, Verirren auf der Station bzw. im Krankenhaus sowie Nahrungsverweigerung von besonderer Bedeutung im Umgang mit dieser Patientengruppe (vgl. Schütz/Füsgen 2013, S. 14f.). Außerdem stellen Weglauftendenzen und »aggressive oder sozial unangemessene Verhaltensweisen« (Kleina/Wingenfeld 2007, S. 70) große Herausforderungen dar. Das Belastungserleben der Pflegekräfte steigt seit Jahren stetig. So stimmen etwa ein Drittel der Befragten einer im Jahr 2012 durchgeführten Krankenhausstudie der Aussage voll zu, dass ein Anstieg der Patienten mit Demenz in den letzten Jahren zu beobachten ist (vgl. Isfort 2012, S. 36). Gleichzeitig erlebt die überwiegende Mehrheit dieser Befragten die Veränderungen der strukturellen Rahmenbedingungen der Krankenhäuser als »Verdichtung an Arbeit im Klinikalltag«, die dazu führt, dass ihnen weniger »notwendige Zeit für die Pflege und Begleitung von Patienten mit Demenz zur Verfügung steht« (ebd.).

In vielen Kliniken sind deshalb ein hoher Stresspegel und ein starkes Belastungserleben vorherrschend. Besonders für das Pflegepersonal sind diese Empfindungen omnipräsent. Sie fungieren oftmals als Vermittler zwischen Krankenhaussystem und Patienten. Bei der Versorgung von Menschen mit Demenz geraten sie jedoch schnell an die Grenzen des Machbaren: Interaktions- und Kommunikationsschwierigkeiten, Orientierungsprobleme, Nachtversorgung sowie Ernährung stellen häufig Reibungspunkte im Klinikalltag dar (vgl. Kirchen-Peters 2012, S. 33).

Ein Grund für diese Reibungspunkte könnte sein, dass bestimmte Verhaltensweisen von Menschen mit Demenz als stark herausfordernd empfunden werden.

Interaktionen mit Menschen mit Demenz sind häufig von einer Andersartigkeit geprägt, wie die Pädagogin Katharina Gröning (2004, S. 87) feststellt: »Die Situation ist offen, fremd, man überschreitet vielmehr beim Kontakt mit Dementen eine Grenze, die Grenze zu einer imaginären Lebenswelt.« Personen, die mit Menschen mit Demenz in Interaktion treten, thematisieren diese Andersartigkeit der Situationen immer wieder – was Menschen mit Demenz tun, bleibt für viele oftmals ein Rätsel (vgl. Newerla 2012). Auch im Krankenhaus wird das Personal mit solchen – für sie fremden – Verhaltensweisen von Patienten mit kognitiven Störungen (Demenz, Delir etc.) konfrontiert. Viele der Mitarbeiter sind gegenüber dementiellen Veränderungen nicht sensibel. Beispielsweise kann es vorkommen, dass sie bei bestimmten Verhaltensweisen eine absichtliche Provokation seitens der Patienten vermuten. In diesem Zusammenhang kommt es auch vor, dass das Pflegepersonal abfällig über bestimmte Patienten spricht (»Die sind ja ballaballa«[3]).

Neben der Andersartigkeit der Interaktionen taucht ein weiteres Problem auf, welches den Umgang mit Patienten, die von kognitiven Einschränkungen betroffen sind, erschwert. Wie bereits oben erwähnt, kann es vorkommen, dass kognitive Einschränkungen eines Patienten nicht bekannt sind. Nicht selten treten solche Veränderungen – ausgelöst durch Narkosen, Medikamente und/oder Ortswechsel – während des Krankenhausaufenthaltes zum ersten Mal auf. Dem medizinischen Personal fällt es schwer zu erkennen, ob ein Patient, bei dem sie meist nur sehr kurz verweilen können, von solchen Einschränkungen betroffen ist oder nicht. Eine Krankenhausmitarbeiterin schildert die Herausforderungen, die durch das Nicht-offenkundig-Werden dementieller Veränderungen auftauchen können:

> »Also das ist ein grundlegendes Problem, weil man auch manchmal die Patienten falsch einschätzt. [...] man hat fünf Minuten, wo man mit denen spricht und dann erzählen die einem: ›Das passt alles gut‹ und man organisiert und macht und irgendwann merkt man dann, ja eigentlich ist das aufgrund von der Demenz, dass die dann einfach falsche Sachen erzählen. Und ich hab mir es inzwischen angewöhnt, weil es mir zweimal passiert ist, dass ich da falsch das eingeschätzt habe, dass ich immer die Angehörigen frage.«[4]

In diesem Zusammenhang wird häufig (durchaus auch abwertend) von einer Fassade gesprochen, die Menschen mit Demenz im Frühstadium aufrechtzuerhalten

---

3 Die im Folgenden verwendeten Bezüge auf Aussagen von Krankenhausmitarbeitern beziehen sich auf empirisches Datenmaterial, welches im Rahmen eines hessischen Modellprojektes erhoben wurde. Um eine Anonymisierung zu gewährleisten, werden Angaben, die Rückschlüsse auf eine Person erlauben (Name, Funktion im Krankenhaus), nicht genannt.

4 Dabei ist noch darauf hinzuweisen, dass nicht immer Angehörige vorhanden sind bzw. sie nicht in unmittelbarer Nähe zum Patienten leben/wohnen. Auch sind Angehörige im Krankenhausalltag nur begrenzt anwesend, wodurch Arbeitsschritte im Krankenhaus nicht immer mit Dritten (Angehörigen) ausgehandelt werden können.

versuchen (vgl. Stechl et al. 2007; Kruse/Nikolaus 1992). Eine andere Krankenhausmitarbeiterin, die seit geraumer Zeit darauf achtet, ihre Kollegen über die Demenz eines Patienten zu informieren, beschreibt das »Fassaden-Verhalten« dieser Patienten folgendermaßen: »Also Frau XY, wenn man die so sieht, denkt man, es ist alles gut mit ihr, aber ihr wisst ja, das ist nur Fassade, ja, wir haben die und die Erfahrung schon mit ihr gemacht.« Der Mitarbeiterin ist bewusst, dass diese »Ungewissheiten« im Umgang mit Menschen mit Demenz immer wieder zu Schwierigkeiten in der Versorgung der betreffenden Menschen führen – vor allem, wenn es um die Nachversorgung dieser Menschen geht. Beispielsweise versuchen die Mitarbeiter des Sozialdienstes, ihre Informationen direkt von den Patienten zu erhalten. Dabei ist es wichtig zu klären, wer informiert werden muss, wer sich zu Hause um den Patienten kümmert, was noch organisiert werden muss, damit eine (ambulante oder stationäre) Nachversorgung gewährleistet werden kann. Schwierig wird es dann, wenn eine Person hierzu nur begrenzt Auskunft geben kann - gerade, wenn Angehörige nicht vor Ort sind bzw. es keine Angehörigen gibt. Dazu sagt eine Mitarbeiterin folgendes:

> »Es [ist] natürlich ein Problem, weil wir mit dem Menschen selbst dann ganz wenig anfangen können. Wir können mit denen ganz wenig besprechen, weil sie entweder es dann gleich auch wieder vergessen haben, was wir besprochen haben oder halt gar nicht wirklich verstehen, was wir mit ihnen besprechen.«

Je nachdem, wie das Krankenhauspersonal die Patienten einschätzt, werden Hilfsmittel, Pflegestufen etc. für die Nachversorgung beantragt. So kann es auch passieren, dass Patienten ohne Hilfen entlassen werden, weil die Mitarbeiter davon ausgehen, dass sich diese Personen selbst versorgen könnten. Es wird deutlich, dass sich Kommunikationsschwierigkeiten mit Menschen, die von kognitiven Einschränkungen betroffen sind, in vielfacher Weise negativ auf den Organisationsalltag und die Situation des Betroffenen auswirken können.

Organisatorische Veränderungen, um das Krankenhaus auf diese Patientengruppe einzustellen, kommen nur schleppend in Gang. Dies führt in regelmäßigen Abständen zu Überforderungen des Personals im Umgang mit den Patienten. Insbesondere nachts stoßen die Krankenhausmitarbeiter schnell an die Grenzen des Machbaren, wenn Menschen mit Demenz sehr aktiv sind. Aufgrund des geringen Personalschlüssels während der Nachtdienste sehen viele Pflegekräfte kaum Handlungsalternativen zu der Anwendung von Fixierungs- und/oder Sedierungsmaßnahmen. Das Hochstellen von Bettgittern, die Fixierung ans Bett aufgrund einer bestehenden Selbstgefährdung, die Sedierung durch den zuständigen Arzt, der nach dem fünften nächtlichen Anruf zur Spritze greift, sind Maßnahmen, die ergriffen werden, um dem »Problem« zu begegnen. Auf diese Weise wird u. a. versucht, Weglauftendenzen oder das Entfernen lebensnotwendiger Apparaturen (z. B.

Sauerstoffmasken oder Katheter) zu verhindern. Aber diese Maßnahmen werden auch eingesetzt, um das Belastungserleben des Krankenhauspersonals zu mindern: Die Gesundheitsökonomin Dörte Anderson (2010, S. 186) sieht einen direkten Zusammenhang zwischen knappen zeitlichen Ressourcen des Klinikpersonals und den hohen Sedierungsraten im Krankenhaus: »Da Verhaltensauffälligkeiten den Stationsalltag stören, kommt es häufig zum Einsatz von Sedativa« (vgl. auch Kirchen-Peters 2012; Newerla 2012). Schütz und Füsgen (2012, S. 16) können gar zeigen, dass in fast 50% der Fälle »gelegentlich bis häufig« Sedierungsmaßnahmen zur Lösung von als problematisch eingestuften Situationen eingesetzt werden.[5]

Die reflexartige Antwort lautet: »Sensibilisierung statt Fixierung!«

Innovative Konzepte, die gegenwärtig in den Krankenhäusern gefunden werden, um auf das stark zunehmende Phänomen Demenz (u.a. kognitive Einschränkungen) einzugehen, sind deutschlandweit rar – die Soziologin Sabine Kirchen-Peters (2012, S. 8) spricht in diesem Zusammenhang von »vereinzelte[n] Insellösungen«, die am Horizont der Demenz-Versorgung auftauchen (vgl. auch Isfort 2012). Dabei wird vor allem auf eins gesetzt, um Fixierungs- und Sedierungsraten zu senken: Schulungs- und Fortbildungsprogramme für das (Pflege-)Personal sollen es richten. Im Glauben, dass sich ein adäquater Umgang mit von Demenz betroffenen Menschen im Krankenhaus herauskristallisieren würde, wenn die Pflegenden »sensibilisiert« würden, schwört sich die Szene auf diese Maßnahmen ein. Auf einer Tagung zum Thema »Demenz im Krankenhaus« an der Universität Witten/Herdecke wurden genau solche Konzepte vielfach vorgestellt: Wenn nur ausreichend Pflegepersonal durch Schulungen sensibilisiert werden würde und es auf diese Weise über ein spezialisiertes Demenz-Wissen verfügte, könnte es im Umgang mit Menschen, die kognitive Einschränkungen aufweisen, auf andere Handlungsoptionen als beispielsweise die Sedierung und/oder Fixierung zurückgreifen.[6] Wie bereits in Pflegeheimen angestoßen, sollen Pfle-

---

5 Eine gute Übersicht zur Fixierungspraxis sowie zu Konzepten, die eine Reduzierung von Fixierungen ermöglichen sollen, liefert das vom BMFSFJ geförderte Projekt *redufix* (vgl. auch Klie 2012).
6 Winfried Teschauer (2013) hat auf der oben genannten Tagung in diesem Zusammenhang einen interessanten Hinweis gegeben: Schulungen können das Belastungserleben des Personals erhöhen, indem einerseits Probleme im Umgang mit Menschen mit Demenz erkannt werden (das Personal ist demnach sensibilisiert), andererseits aber weiterhin dilemmatische Strukturbedingungen vorhanden sind, die Handlungsalternativen evtl. kaum zulassen. Weitergedacht könnte dies bedeuten, dass eine Sensibilisierung der Mitarbeiter nicht zwangsläufig zu einer Verringerung der Sedierungs- und Fixierungsmaßnahmen führt.

gekräfte lernen, ihren Blick zu verändern, um Menschen mit Demenz als kranke Menschen anzuerkennen bzw. eine Demenz überhaupt erst wahrzunehmen, um dann entsprechend handeln zu können. Dies sind wichtige Maßnahmen, damit die Versorgung von Menschen mit Demenz im Krankenhaus verbessert werden kann. Wo aber werden Umstrukturierungsmaßnahmen diskutiert, die einen Anstoß geben sollen, die Rahmenbedingungen der Versorgung zu verändern? Es geht dabei nicht nur um eine Debatte um mehr Geld, sondern um eine breit angelegte gesellschaftliche Diskussion, wie wir mit unseren Alten umgehen wollen, wie wir selbst im Alter behandelt werden wollen und wo wir leben und sterben möchten (vgl. Gronemeyer 2013a; Dammann/Gronemeyer 2009; Dörner 2007; Zimmermann 2000). Bislang ist hier kaum Bewegung auszumachen.

Was auszumachen ist, sind gesellschaftliche Verlagerungsprozesse: Die einzelne Pflegekraft wird mit einem spezifischen Wissen ausgestattet, welches sie befähigen soll, anders zu handeln – allerdings verändert sich der strukturelle Rahmen ihres Handelns nicht entsprechend. Auf diese Weise verschiebt sich die Verantwortung auf die Handelnden, denn scheitert die Pflegekraft im Umgang mit den Patienten, so ist es ihr persönliches Versagen, nicht aber ein strukturelles Problem. Das bekommen viele Pflegekräfte gegenwärtig zu spüren. Hierin zeichnen sich Veränderungen ab, die in einem direkten Zusammenhang mit Ökonomisierungs- *und* Institutionalisierungsprozessen stehen (vgl. Lemke et al. 2000; Bröckling 2007).

So muss beispielsweise das Krankenhaus derzeit einen Spagat zwischen Marktwirtschaftlichkeit und Sorgeverantwortung bewerkstelligen. Dies führt zu einem institutionellen Setting, in dem Menschen mit Demenz als Störung wahrgenommen werden: Sie stören den organisationalen Ablauf, weil sie immer wieder unvorhersehbar handeln. Ihr Aufenthalt und ihre Versorgung werden somit schwer planbar. Sie selbst sind nicht fähig, sich als konforme Kunden zu verhalten, die wissen, wie sie sich im Krankenhaus zu verhalten haben (bzw. es schnell lernen), was sie zu fragen haben oder wo sie Informationen einfordern können.

Gegenwärtig verändert sich die Institution Krankenhaus gravierend. Die bereits oben beschriebene Entwicklung lässt deutlich werden, dass sie sich in den letzten Jahrzehnten in eine hoch technisierte und ökonomisierte Institution verwandelt hat, die den Kranken zum einen wenig Zeit zur Genesung lässt und sie zum anderen mit allem behandelt, was möglich ist. Dazu der Mediziner und Journalist Werner Bartens (2012, S. 23):

»Doch Vernunft und Verzicht ist nicht vorgesehen im ökonomisierten Gesundheitssystem, die Kliniken und Konzerne streben nach Wachstum, deshalb schafft sich die Medizin einen Teil ihrer Nachfrage gleich selbst: Unter den Schlagwörtern ›Screening‹ und ›Risikominimierung‹ werden Gesunde vorbeugend untersucht und behandelt. Die Konsequenz: immer mehr Gesunde mit Befunden ohne Bedeutung – und viele Kranke ohne Befund.«

Bartens schneidet hier einen wichtigen Aspekt an, der Hinweise gibt auf die Umstrukturierung der Institution Krankenhaus: Wenn es für die Institution lukrativ ist, Krankheiten zu behandeln, dann ist sie eben auch daran interessiert, dass immer neue Krankheiten produziert werden, die dann wiederum behandelt werden können. Auf diese Weise sichert sich das System sein eigenes Geschäft. Die Kombination aus Institution und Ökonomie hat eine »Megamaschine« (Mumford 1977) entstehen lassen, die um ihrer selbst willen existiert (vgl. Illich 1981). Eine Kritik an gegenwärtigen Entwicklungen im Gesundheitsbereich, die sich auf das Ökonomische beschränken, greift unserer Meinung nach zu kurz. Mehr Geld führt nicht zwangsläufig zu einem würdevolleren Umgang mit Menschen, die mit diesen Institutionen in Berührung kommen. Es bedarf viel mehr eines Blickes, der die historisch gewachsenen Gesellschaftsverhältnisse fokussiert und dabei die Rolle der Institutionen genauer analysiert, um auf diese Weise die Funktionsweisen moderner Herrschaftsverhältnisse offenzulegen.[7]

Ausblick: Sterben und Demenz im Krankenhaus

Es lässt sich resümieren, dass in den Krankenhäusern seit den 1980er Jahren ein Prozess begonnen hat, der auf eine Auslagerung des Sterbens aus dem »normalen« Alltag des Krankenhauses hinausläuft. Die erste Palliativstation entstand 1983 in Köln, 2011 gab es bereits 231 Palliativstationen in Deutschland (und damit wurde die Zahl der stationären Hospize übertroffen). Die Gründung dieser Palliativstationen verdankte sich vor allem dem Versuch, einen neuen Umgang mit krebskranken Patienten zu organisieren. Die »palliative Frage« wird sich allerdings künftig immer mehr auch auf das Thema »Demenz« erstrecken. Demenz ist – so scheint es – keine Todesursache, aber sie führt zum Tode. Es gibt im Hinblick auf die Demenz keine heilenden therapeutischen Möglichkeiten: Insofern kann das Krankenhaus – wenn die Demenz nicht nur eine Nebendiagnose ist – Menschen mit Demenz eigentlich nur (ruhiggestellt) »aufbewahren« oder versuchen, sie loszuwerden. Es sieht so aus, als ob gegenwärtig solche Aufbewahrungsorte für Menschen mit Demenz entstehen, die gewissermaßen entweder als externalisierte Krankenhäuser zu verstehen sind oder als Demenz-»Deponien«, in die jene Wesen ausgelagert werden, mit denen nichts mehr anzufangen ist. Das ist natürlich vor allem das Pflegeheim, das aus der Sicht des Krankenhauses eine Abschiebemöglichkeit bietet, wenn therapeutische Maßnahmen sich ausschließen und die Fallpauschale aufgebraucht ist: Menschen mit Demenz bringen nicht nur das Chaos in die Einrichtung, sondern sie konfrontieren das

---

[7] In diesem Zusammenhang bieten die Arbeiten von Michel Foucault (2006a; 2006b) und Ivan Illich (2000; 2006) geeignete Ansatzpunkte.

Krankenhaus mit Lebewesen, die »unheilbar« sind. Menschen mit Demenz in fortgeschrittenem Stadium widersprechen eigentlich der Logik dessen, was das Krankenhaus will. Logischerweise muss darum der Versuch gemacht werden, sie auszulagern. Es scheint, dass sich als Antwort auf das Thema »Demenz im Krankenhaus« neben dem Pflegeheim neue Formen der Aufbewahrung entwickeln, die in gewisser Weise das Thema Krankenhaus variieren. Palliativstationen sind in erster Linie ein Angebot für onkologische Patienten und in den Ablauf des Krankenhauses »integrierbar«. Das gilt für die Demenz nicht. Darum seien hier zwei Orte skizziert, die je auf ihre Weise als solche Variationen des Krankenhauses angesehen werden können – ohne dass sie noch unter diesem Dach verbleiben. Die Lösung des Themas »Demenz im Krankenhaus« wird neben den groß angelegten Schulungsprogrammen des Personals – so darf man vermuten – in der Auslagerung bestehen, in einer wie auch immer gearteten Spezialform von Krankenhaus (die in den geriatrischen Abteilungen ja schon gegeben ist). Die Demenz wird nur ausnahmsweise eine Neuorganisation des Krankenhauses in Gang setzen. Antworten werden – dem Mainstream gemäß – wohl eher in Spezialisierung, Professionalisierung und Exterritorialisierung gesucht werden.

Beispiel: Die Pflegeoase als möglicher Auslagerungsort?

Menschen im fortgeschrittenen Stadium der Demenz werden neuerdings bisweilen in so genannten Pflegeoasen zusammengebracht (vgl. Brandenburg 2012).[8] Die Ausgangsüberlegung dazu war einmal, dass Menschen mit Demenz besonderen Schrecken zu verspüren scheinen, wenn sie sich allein fühlen (Isolation im Einzelzimmer). Die Pflegeoase, die meist acht bis zwölf Personen in einem Raum vereint, vermeidet diese Isolation, steht aber unter dem Verdacht, den Weg zurück zum Mehrbettzimmer - und damit zu einer Billig-Versorgung - vorzubereiten. Gegenwärtig scheinen die Vorteile bei der Versorgung in einer Pflegeoase zu überwiegen. Die Pflegeoase hat ihre institutionellen Wurzeln sowohl im Krankenhaus als auch im Pflegeheim. Aber die Pflegeoase verweist auch auf andere Zusammenhänge. Das Kuratorium Deutsche Altershilfe hat in Zusammenarbeit mit dem Architektenbüro Bender und Hetzel ein Konzept für eine Pflegeoase entwickelt, das bemerkenswerte Ähnlichkeiten mit dem sogenannten Panopticon aufweist.[9] Der französische Soziologe und Historiker Michel Foucault (1977) hat an die Pläne für ein »Panopticon« erinnert, die der englische Philosoph Jeremy Bentham im 18. Jahrhundert entworfen hat. Das Panopticon war als eine neue Institution gedacht, in der es möglich gemacht werden konnte, einen Zustand der

---

[8] Vgl. auch www.demenz-support.de.
[9] Vgl. www.architekten-bhp.de/index.php?page=projekte&id=220.

permanenten Sichtbarkeit herzustellen und auf diese Weise die Macht eines Verstandes über andere durchzusetzen. Das Panopticon besteht aus einem kreisförmigen Bau mit einem Kontrollzentrum. Von diesem Kontrollpunkt im Zentrum aus ist es dem Wächter möglich, alle Insassen zu kontrollieren, ohne dass diese erkennen können, ob sie beobachtet werden oder nicht. Bentham entwarf das Panopticon als Basisstruktur für Krankenhäuser, Schulen, Sanatorien und Asyle – vor allem aber für Gefängnisse. Es kehrt heute in der Pflegeoase wieder – wobei man den Planern und Realisierern die gute humane Absicht gar nicht absprechen muss. Die Pflegeoase ist ein kreisförmiger oder rechteckiger Bau, der im Zentrum eine Versorgungseinheit besitzt, von der aus alle Betten und damit alle Patienten beobachtet werden können. »Die lückenlose Sichtbarkeit«, von der Foucault (1977, S. 294) spricht, ist in der Pflegeoase wie im Panopticon gewährleistet – und niemand bei den Entwicklern scheint sich daran zu erinnern, dass dieses Pflegeoasenmodell unmittelbar an das Benthamsche Modell anknüpft.

Aber das Panopticon und die Pflegeoase unterscheiden sich zumindest an einem zentralen Punkt: Das Panopticon will Normalisierung, will Disziplinierung, will die Insassen kontrollieren und *ändern*, um deren Kräfte produktiv zu nutzen. Das Pflegeoasen-Panopticon – das man als eine Versuchsanordnung für eine künftige Versorgung von Menschen mit fortgeschrittener Demenz betrachten kann – will optimierte Versorgung. In einer rheinlandpfälzischen Pflegeoase liegen die Patienten reglos in ihren Betten, jede versehen mit einem Spezialkopfkissen, aus dem die je eigene Musik ertönt. An der Decke flimmern Laserbilder, die animieren sollen (vgl. Gronemeyer 2013b). Dieses Pflege-Panopticon ist nicht mehr an Normalisierung oder Disziplinierung orientiert, sondern bildet die wahrscheinliche Zukunft der Versorgung schwer pflegebedürftiger Menschen ab: Elemente der Informations- und Konsumgesellschaft werden kombiniert mit einer rationalisierten Pflege, die bei einer so gedachten Konstruktion offen ist für eine zunehmend automatisierte und technisierte Versorgung. So weit der Blick über den Rand des Krankenhauses hinaus.

Sich von der Demenz irritieren lassen

Es gibt kaum systematische Strategien im Umgang mit Menschen, die von einer Demenz betroffen sind - allenfalls sind »vereinzelte Insellösungen« zu finden. Dabei wird aber nicht die Frage diskutiert, ob es überhaupt in der Logik eines Systems wie dem Krankenhaus Lösungen geben kann, da Menschen mit Demenz (oder andere kognitiv beeinträchtigte Menschen) sich meist nicht selbstständig in dieses System einfügen können bzw. es massiv stören. Die Demenz bzw. ihre Erscheinungsformen sind hochgradig individuell – sie lassen sich schlecht voraussehen, planen und managen, geschweige denn in Fallpauschalen pressen. Gegenwärtig läuft das Krankenhaus Gefahr, sich auf technische Lösungen (z. B.

Sedierungs- und Fixierungsmaßnahmen) zu konzentrieren, um mit den »Problemen«, die im Umgang mit Menschen mit Demenz auftauchen, *irgendwie* umzugehen.

Das Krankenhaus hat den Charakter einer großen von ökonomischen Motiven angetriebenen Maschine erhalten, in welche Menschen mit Demenz schlecht einzupassen sind. Die Maschine droht ins Stocken zu geraten, da sie die Verwirrten nur schwer steuern kann und dadurch etliche Probleme im Krankenhausalltag entstehen. Auf diese Weise ist ein Paradox entstanden: Das Krankenhaus ist Produktionsort von Verwirrtheitszuständen – gleichzeitig ist es damit beschäftigt, diese Verwirrtheit abzuschaffen, um den organisatorischen Ablauf nicht zu gefährden.

Dabei hätte die Demenz das Potenzial, die Routine zu unterbrechen und zu einer neuen Nachdenklichkeit Anlass zu geben. Wir sind – wie Vilem Flusser (1995, S. 24) gesagt hat – heute in der Gefahr, uns im Umgang mit Problemen auf das »Wie« zu konzentrieren und das »Wozu« zu vernachlässigen: »[W]enn die Frage ›wozu?‹ keinen Sinn mehr hat, wird die Geste des Arbeitens absurd. In der Tat wird gegenwärtig die Arbeit im klassischen und modernen Sinn durch das Funktionieren ersetzt.« Die Demenz – so könnte man paradox formulieren – diagnostiziert gerade der Institution Krankenhaus eine Untauglichkeit und gibt ihr den Stempel: »In dieser Form ungeeignet.«

Der Umgang mit Menschen, die von einer Demenz betroffen sind, verrät uns sehr viel über uns selbst, über unser gesellschaftliches Zusammenleben. »Alles ist managebar!« ist die Devise unserer Zeit - die einzige Frage, die zu beantworten bleibt, ist: ›Wie können wir das Problem lösen?« Aber es kann keine »richtigen« Lösungen im Umgang mit von Demenz betroffenen Menschen geben - weder im Krankenhaus, noch im Pflegeheim oder in der Familie. Allerdings können wir über die Begegnungen mit Menschen mit Demenz lernen, unseren Blick zu verändern und uns Zeit zu nehmen, *uns* von Menschen mit Demenz irritieren zu lassen – nicht, um das »Problem« möglichst schnell zu lösen, sondern um zu fragen: »Warum das alles, wozu ist es gut?«

Literatur

Anderson, D. (2010): Demenz und Überleitung zwischen Krankenhaus und Pflegeeinrichtung: Eine gesundheitswissenschaftliche Analyse. Münster (LIT).
Bartens, W. (2012): Kranke Häuser! Süddeutsche Zeitung Magazin (26), 20–23.
Bühler, E. (Hg., 2006): Überleitungsmanagement und integrierte Versorgung. Brücke zwischen Krankenhaus und nachstationärer Versorgung. Stuttgart (Kohlhammer).
Brandenburg, H. (2012): Lebensqualität von Menschen mit schwerer Demenz in Pflegeoasen. Empirische Ergebnisse und methodische Implikationen. Zeitschrift für Gerontologie und Geriatrie 46(5), 1–8.
Bröckling, U. (2007): Das unternehmerische Selbst. Soziologie einer Subjektivierungsform. Frankfurt a.M. (Suhrkamp).

Dammann, R. & Gronemeyer, R. (2009): Ist Altern eine Krankheit? Wie wir die gesellschaftlichen Herausforderungen der Demenz bewältigen. Frankfurt a.M. (Campus).

Dowideit, A. (2012): Tausende Demenzkranke mit Pillen ruhig gestellt. URL: www.welt.de/wirtschaft/article13944299/Tausende-Demenzkranke-mit-Pillen-ruhig-gestellt.html (Stand: 03.06.2013).

Dörner, K. (2007): Leben und sterben, wo ich hingehöre. Dritter Sozialraum und neues Hilfesystem. Neumünster (Paranus).

Flusser, V. (1995): Gesten. Versuch einer Phänomenologie. Frankfurt a.M. (Fischer).

Foucault, M. (1977): Überwachen und Strafen. Die Geburt des Gefängnisses. Frankfurt a.M. (Suhrkamp).

Foucault, M. (2006a): Sicherheit, Territorium, Bevölkerung: Geschichte der Gouvernementalität 1. Frankfurt a.M. (Suhrkamp).

Foucault, M. (2006b): Die Geburt der Biopolitik: Geschichte der Gouvernementalität 2. Frankfurt a.M. (Suhrkamp).

Glaeske, G.; Schicktanz, C. (Hg., 2013): BARMER GEK Arzneimittelreport 2013. Siegburg (Asgard).

Gronemeyer, R. (2013a): Das 4. Lebensalter. Demenz ist keine Krankheit. München (Pattloch).

Gronemeyer, R. (2013b): Einige kurze Anmerkungen zur Pflegeoase der AWO in Idar-Oberstein. In: Brandenburg, H. & Adam-Paffrath, R. (Hg.): Pflegeoasen in Deutschland. Forschungs- und handlungsrelevante Perspektiven zu einem Wohn- und Pflegekonzept für Menschen mit schwerer Demenz. Hannover (Schlütersche), S. 342–344.

Gröning, K. (2004): Institutionelle Mindestanforderungen bei der Pflege von Dementen. In: Tackenberg, P. & Abt-Zegelin, A. (Hg.): Demenz und Pflege. Eine interdisziplinäre Betrachtung. Frankfurt a.M. (Mabuse), S. 83–96.

Hofmann, W. (2013): Demenz im Akutkrankenhaus: Was war neu 2012? Eine Literaturübersicht. Zeitschrift für Gerontologie und Geriatrie 46(3), 198–202.

Illich, I. (1981): Die Nemesis der Medizin: von den Grenzen des Gesundheitswesens. Reinbek bei Hamburg (Rowohlt).

Illich, I. (2000): Corruption of Christianity. Canadian Broadcasting Corporation. Fünfteilige Sendung im Rahmen der Sendereihe Ideas 3(7).

Illich, I. (2006): In den Flüssen nördlich der Zukunft. Letzte Gespräche über Religion und Gesellschaft mit David Cayley. München (C.H. Beck).

Isfort, M. (2012): Menschen mit Demenz im Krankenhaus. Eine Handreichung der interdisziplinären Arbeitsgruppe der Diözesan-Arbeitsgemeinschaft der katholischen Krankenhäuser (DiAG) in der Erzdiözese Köln. URL: www.dip.de/fileadmin/data/pdf/projekte/Demenz_im_Krankenhaus_Handreichung_Endbericht.pdf (Stand: 02.05.2013).

Kirchen-Peters, S. (2012): Analyse von hemmenden und förderlichen Faktoren für die Verbreitung demenzsensibler Konzepte in Akutkrankenhäusern. URL: www.iso-institut.de/download/Zweiter_Zwischenbericht_Alzheimer_Gesellschaft_21_03_2011.pdf (Stand: 02.05.2013).

Kleina, T. & Wingenfeld, K. (2007): Die Versorgung demenzkranker älterer Menschen mit Krankenhaus. URL: www.uni-bielefeld.de/gesundhw/ag6/downloads/ipw-135.pdf (Stand: 17.08.2010).

Klie, T. (2012): Das fixierungsfreie Pflegeheim ist möglich. Die Schwester Der Pfleger 51(1), 8–11.

Kruse, W. & Nikolaus, T. (1992): Geriatrie. Berlin, Heidelberg (Springer).

Lemke, T.; Krasmann, S. & Bröckling, U. (2000): Gouvernementalität, Neoliberalismus und Selbsttechnologien. Eine Einleitung. In: ebd. (Hg.): Gouvernementalität der Gegenwart. Studien zur Ökonomisierung des Sozialen. Frankfurt a.M. (Suhrkamp), S. 7–40.

Mumford, L. (1977): Mythos der Maschine. Kultur, Technik und Macht. Frankfurt a.M. (Suhrkamp).

Müller, E.; Dutzi, I.; Hestermann, U.; Oster, P.; Specht-Leible, N. & Zieschang, T. (2008): Herausforderungen für die Pflege: Menschen mit Demenz im Krankenhaus. Pflege & Gesellschaft 13(4), 321–336.

Newerla, A. (2012): Verwirrte pflegen, verwirrte Pflege. Handlungsprobleme und Handlungsstrategien in der stationären Pflege von Menschen mit Demenz – eine ethnographische Studie. Münster (LIT).

Newerla, A. & Vogel, J. (2013): Entlassung in die Lücke: Menschen mit Demenz in der Schnittstelle von Akutkrankenhaus und ambulanter Nachversorgung. CAREkonkret 16(3), 9.

Schütz, D. & Füsgen, I. (2012): Patienten mit Gedächtnisstörungen im Krankenhaus. Umgang mit therapeutischen und pflegerischen Problemen. URL: www.zukunftsforum-demenz.de/pdf/Patienten_mit_Gedaechtnisstoerungen.pdf (Stand: 02.05.2013).

Schütz, D. & Füsgen, I. (2013): Die Versorgungssituation kognitiv eingeschränkter Patienten im Krankenhaus. Zeitschrift für Gerontologie und Geriatrie 46(3), 203–207.

Stechl, E.; Lämmler, G.; Steinhagen-Thiessen, E. & Flick, U. (2007): Subjektive Wahrnehmung und Bewältigung der Demenz im Frühstadium – SUWADEM. Eine qualitative Studie mit Betroffenen und Angehörigen. Zeitschrift für Gerontologie und Geriatrie 40(2), 71–80.

Teschauer, W. (2013): Belastungserleben des Pflegepersonals bei Versorgung von Menschen mit Demenz im Akutkrankenhaus. URL: www.g-plus.org/sites/default/files/vortrag_teschauer.pdf (Stand: 11.07.2013).

Zimmermann, B. (2000): Genetische Wahrsagerei als Böser Blick. In: Schiewe, J. (Hg.): Welche Wirklichkeit wollen wir? Beiträge zur Kritik herrschender Denkformen. Freiburg (Ed. Argus), S. 113–126.

Internetquellen

www.architekten-bhp.de/index.php?page=projekte&id=220 (Stand: 04.06.2013).
www.demenz-support.de (Stand: 03.06.2013).

Sterben im Krankenhaus im Spannungsfeld zwischen Begleitung, Administration und der »Entlassart Tod« im DRG-System

Eine Standortbestimmung aus der Sicht des Qualitätsmanagements

Maria Eberlein-Gonska

Das Krankenhaus war und ist schon immer ein von verschiedenen Facetten geprägter Ort in der sowohl gesellschaftlichen als auch individuellen Wahrnehmung. Dies gilt insbesondere für die Patienten mit ihren unterschiedlichen Ausgangssituationen und Emotionen, ihren verschiedenen Krankheitsbildern mit Hoffnung auf Heilung bzw. Linderung und mit ihren speziellen Erwartungen an die Fürsorge des Personals. Hinzu kommen die Angehörigen mit unterschiedlich stark ausgeprägten und ggf. ganz eigenen Vorstellungen und Gefühlen. Daraus resultiert eine grundlegende Herausforderung für den Krankenhausalltag und seine Mitarbeiter, die ihrerseits selbst von unterschiedlichen Intentionen geprägt sind. Dieses komplexe Spannungsfeld greift eine Veröffentlichung des Hamburger Ärzteblatts wie folgt auf: »Das Krankenhaus hat unseren kulturellen Umgang mit der Krankheit und den Kranken geprägt, aber auch unsere Einstellung zu Hygiene, Körperpflege, Altenbetreuung, Tod und Sterben. Das Krankenhaus setzt Maßstäbe der Machbarkeit und hat weite Bereiche des menschlichen Lebens enttabuisiert« (Kalvelage 1992). Mit diesem kritischen Appell wird die über die Jahrhunderte stattgefundene kontinuierliche Veränderung im Gesundheitswesen – speziell im Krankenhaus – deutlich. Dabei stellt sich auch die Frage, warum speziell das Sterben im Krankenhaus kritisch eingeschätzt wird, während die Geburt als selbstverständliches Ereignis im Krankenhaus weitgehend akzeptiert ist. Fest steht, heutzutage findet sowohl der Beginn als auch das Lebensende im Krankenhaus mit all den damit verbundenen Anforderungen, Hoffnungen und Wünschen statt.

Das vorliegende Buch »Sterben im Krankenhaus« richtet nun den Blick insbesondere auf den Sterbenden bzw. den Toten im Krankenhaus. Ziel ist eine Sensibilisierung für ein Thema, das im fallpauschalenorientierten Abrechnungssystem von Krankenhäusern, dem DRG-System, letztlich nur als »Patient mit Entlassart Tod« vorgesehen ist. Die weiteren Aspekte wie Sterbebegleitung, pflegerische Versorgung des Verstorbenen mit Gewährleistung z. B. hygienischer Standards, Erfüllung administrativer Aufgaben wie beispielsweise das Ausfüllen der Todesbescheinigung, Transport und Lagerung des Verstorbenen bis hin zu Nachlassbearbeitung und Vergütung der diesbezüglichen Aufwendungen sollen im Folgenden als eine Standortbestimmung aus dem Alltag eines Krankenhauses veranschaulicht, d. h. »greifbar« gemacht werden. Der Beitrag erhebt damit keinen Anspruch einer Fachexpertise zur Thematik Betreuung schwerstkranker und sterbender Menschen. Diesbezüglich existieren bereits gute Empfehlungen wie etwa die Charta zur Betreuung schwerstkranker und sterbender Menschen in Deutschland der Deutschen Gesellschaft für Palliativmedizin e. V., des Deutschen Hospiz- und PalliativVerbandes e. V. sowie der Bundesärztekammer (2010). Vielmehr sollen aus der Sicht des Qualitäts- und des Medizinischen Risikomanagements mit dem fachlichen Hintergrund einer Fachärztin für Pathologie Einblicke in ganz unterschiedliche Anforderungen zu Tod und Sterben im Krankenhaus gegeben werden, die das Ziel haben, diese Thematik als gemeinsame gesellschaftliche Verantwortung auf unterschiedlichen Ebenen und an unterschiedlichen Orten zu fördern.

Der Verstorbene als »Patient mit Entlassart Tod«

Fragt man Mitarbeiter vom Controlling, wo sich der Aufwand für die Versorgung von Verstorbenen im Krankenhaus abbildet, schauen diese zunächst ratlos in die Runde. So ist der Verstorbene als solcher in der fallpauschalenorientierten Systematik zur Abrechnung von Leistungen zur Patientenbehandlung im Krankenhaus nicht vorgesehen. Vielmehr soll der Patient lebend, d. h. mit den damit verbundenen abrechnungswürdigen Leistungen, das Krankenhaus wieder verlassen. Dass es wohlmöglich Patienten gibt, die das Krankenhaus eben nicht verlassen und in ihrem Leiden bis zum Tod begleitet werden, ist im DRG-System nicht bzw. lediglich als Entlassungsdiagnose »Patient mit Entlassart Tod« vorgesehen. Dies führt in der Konsequenz dazu, dass aus Sicht der Abrechnung das Augenmerk vordergründig auf die Lebenden gerichtet ist. Der Tod ist lediglich als eine Möglichkeit der Dokumentation als »Entlassungsdiagnose« zur »statistischen Aufbereitung« zugelassen. Die damit verbundenen Abläufe sowie aufzubringenden Ressourcen bleiben hingegen offen und den Krankenhäusern bzw. den dort tätigen Mitarbeitern überlassen. Auch im Handbuch zur Kalkulation von Fallkosten im Krankenhaus (2007) findet sich das Stichwort »Tod« lediglich bei der Hirntoddiagnostik und in Zusammenhang mit der Knochenmarkspende. Selbst die Leistung einer Klinischen Obduktion mit dem entsprechenden OPS-Code »9–990 = Klinische Obduktion bzw. Obduktion zur Qualitätssicherung« hat keinen Einfluss auf die entsprechende Gruppierung im DRG-System und ist damit finanziell ohne Auswirkung. Entgegen der Beteuerung von Vertretern der gesetzlichen Krankenkassen ist damit das älteste Instrument ärztlicher Qualitätssicherung im Entgeltsystem deutscher Krankenhäuser unbeachtet und mindert die Chance, aus der Obduktion zu lernen und therapeutische Konzepte im Nachhinein zu überprüfen. Ohne diese Berücksichtigung und Möglichkeit der Refinanzierung fehlen aber die Mittel für Krankenhausträger, in entsprechende Räumlichkeiten und vor allem das hierzu notwendige Personal zu investieren.

Der Verstorbene im Krankenhausalltag

Für die Begleitung eines sterbenden Menschen und die damit verbundenen Anforderungen an die entsprechende Umgebung und das hierfür qualifizierte Personal existiert – wie bereits erwähnt – eine »Charta zur Betreuung schwerstkranker und sterbender Menschen in Deutschland« (2010). Der Charta-Prozess soll u. a. dazu beitragen, die Auseinandersetzung mit den existentiellen Phänomenen wie Sterben, Tod und Trauer vor dem Hintergrund der zunehmenden Bedeutung chronischer und unheilbarer Erkrankungen, des demografischen Wandels sowie sich ändernder gesellschaftlicher Strukturen im öffentlichen Bewusstsein präsent zu machen. Im Mittelpunkt der Charta stehen fünf Leitsätze, von denen sich die ersten beiden besonders auf den Alltag im Krankenhaus beziehen. So hat lt. Charta

> »jeder Mensch ein Recht auf Sterben unter würdigen Bedingungen. Er muss darauf vertrauen können, dass er in seiner letzten Lebensphase mit seinen Vorstellungen, Wünschen und Werten respektiert wird. [...] Schließlich hat er ein Recht auf eine umfassende medizinische, pflegerische, psychosoziale und spirituelle Begleitung. [...] Die Angehörigen und die ihm Nahestehenden sind einzubeziehen und zu unterstützen.«

Diese gut nachzuvollziehenden Rechte treffen im Krankenhaus auf ein Spannungsfeld zwischen Fallzahlgenerierung mit hohem Schweregrad als betriebswirtschaftliche Notwendigkeit des Unternehmens Krankenhaus und dem Anspruch und Auftrag patientenorientierter Versorgung, bei der auch die menschenwürdige Sterbebegleitung Platz findet. Spätestens im Anblick des Todes erreicht das System derzeit allerdings seine Grenzen. Ein gutes Beispiel hierfür sind die sogenannten »Verabschiedungsangebote« im Krankenhaus. So soll für die Angehörigen das Angebot bestehen, möglichst zeitnah von ihrem Verstorbenen würdevoll und vor allem in Ruhe Abschied zu nehmen. Bäder oder gar Abstellkammern bzw. Geräteräume sind hierfür mit Sicherheit nicht die richtige Umgebung, stellen allerdings insbesondere auf Intensivstationen mit vergleichsweise hoher Sterberate und zugleich hohem Patientenaufkommen – in einem für die Mitarbeiter häufig nicht zu lösenden Konflikt der Priorisierung – die einzige Option dar. In einem System, welches die Ökonomie der medizinischen Versorgung in den Vordergrund stellt, ist kein Platz für einen Verstorbenen, der im Abrechnungssystem nur als »Entlassart« existiert. Es obliegt somit den Mitarbeitern, entsprechende Angebote aus eigener Kraft zu »organisieren«, bzw. einem aufgeschlossenen Management, entsprechende finanzielle Ressourcen für sogenannte »Verabschiedungsräume« aufzubringen. Im Universitätsklinikum Carl Gustav Carus Dresden (UKD) ist dies unter direkter Einbeziehung des Klinikumsvorstandes sowie der Mitarbeiter der chirurgischen Intensivstation auf einem für alle Beteiligten akzeptierten Weg gelungen und auch für die eigene Einrichtung beispielgebend (Abb. 1).

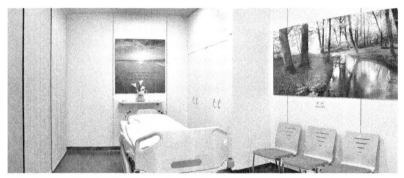

Abbildung 1: Einblick in den Verabschiedungsraum auf der chirurgischen Intensivstation im Universitätsklinikum Dresden

Der Verstorbene – mehr als ein »Transportgut«

Einen verstorbenen Menschen als »Transportgut« zu bezeichnen, erscheint ethisch fragwürdig und respektlos, gleichwohl gibt es diesbezüglich im Krankenhaus zahlreiche Anforderungen zu erfüllen. Diese beginnen unmittelbar nach Eintreten des Todes und enden zumeist in einer Kühlzelle auf dem Gelände des Krankenhauses, speziell im UKD in den Instituten für Pathologie oder Rechtsmedizin (Abb. 2). Insofern sind neben den außer Frage stehenden religiösen und kulturellen Besonderheiten, auf die sich die bereits erwähnte Charta bezieht, regelmäßig zahlreiche Anforderungen z. B. hinsichtlich der Hygiene, der Identifikation bis hin zur Administration zu erfüllen. Im Universitätsklinikum Dresden wurde diesbezüglich berufsgruppenübergreifend ein entsprechender Standard zur Versorgung von Verstorbenen erarbeitet und von der Klinikumsleitung im Sinne einer Dienstanweisung beschlossen. Die Aufgaben betreffen sowohl das pflegerische als auch das ärztliche Personal und regeln u. a. folgende Themen:

- Feststellung des Todes als ärztliche Aufgabe (ärztliche Leichenschau)
- Verdacht auf nicht natürlichen Tod
- Verantwortlichkeit hinsichtlich der Information der Angehörigen
- Klärung zu Fragen der Obduktion und eines »potenziellen Gewebespenders«
- Vorgehensweise bei liegenden Kanülen, Zu- und Ableitungen
- Umgang mit Zahnprothesen und Schmuck
- Waschungen des Verstorbenen
- Regelungen zur Identifikation des Verstorbenen
- Vorbereitung von Formularen
- Anmeldung zum Transport über den innerbetrieblichen Krankentransport

Beigefügt bzw. abrufbar sind im Kontext dieser Regelungen hilfreiche Dokumente wie die Hygieneordnung des UKD, die Todesbescheinigung, der Begleitschein zur Obduktion, Fußzettel, Autopsieschein, Nachlassverzeichnis sowie Faxmeldung bei nicht natürlicher/ungeklärter Todesursache.

Der Transport des Verstorbenen ist immer auch ein logistischer Prozess und erfolgt nach einem klar definierten Ablaufschema mit entsprechendem Belehrungsplan für die Mitarbeiter des innerbetrieblichen Transportes. In diesem Zusammenhang werden die Mitarbeiter im UKD u. a. auch über die speziellen hygienischen Anforderungen aufgeklärt und der Desinfektionsplan zum Transport von Verstorbenen ausgehändigt (Abb. 3).

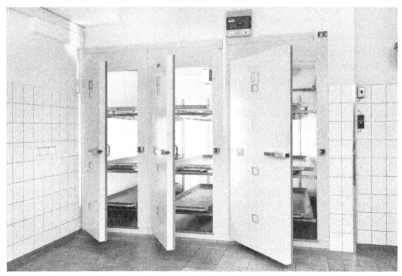

Abbildung 2: Blick auf und in die Kühlzellen (Nr. 1 XXL-Format) für Verstorbene im Institut für Pathologie am UKD

Desinfektionsplan

	Innerbetrieblicher Patiententransport - 2 -				Stand: Mai 2010
WAS? Maßnahmen	**WANN?** Häufigkeit	**WOMIT?** Präparat / Produkt	Konz.	EWZ	**WIE?** Durchführung
Hygienische Händedesinfektion	Vor und nach Patientenkontakt. Nach Kontamination.	Desderman pure Sterillium classic pure Skinman soft	gebr.-fertig	3 m 30 sek.	Entnahme aus Wandspender oder Kittelflasche. Konzentrat in die trockenen, hohlen Hände geben und über die gesamte Einwirkzeit hinweg bis zu den Handgelenken kräftig einreiben. Beachte: Hygienische Händedesinfektion auch nach Ablegen der Schutzhandschuhe erforderlich.
Schutzkleidung	beim Transport von infektiösen Leichen	Schutzkittel (am Rücken geschlossen) Einmalhandschuhe - obligat			Schutzkleidung erst vor dem Patientenzimmer anlegen. Nach Beendigung der Tätigkeit Handschuhe ausziehen, Innenseite nach außen. (vor dem Fahren ausziehen!) Schutzkittel – entsorgen Handschuhe – entsorgen Händedesinfektion
B – Abfall	Sofort entsorgen	Im blauen B – Müllsack entsorgen			Nach der Entsorgung des Abfalls Händedesinfektion, auch nach Ablegen der Schutzhandschuhe
KFZ-innen-komplett	wöchentlich	Terralin protect	0,5%	1 Std.	Nach der Feucht-Wischmethode desinfizierend reinigen. Flächen vollständig benetzen. Nicht nachtrocknen.
Wischdesinfektion im Seuchenfall	Direkt nach Transportende	Terralin protect	0,5%	2 Std.	Bei der Desinfektion Schutzkleidung anlegen. Der Krankenraum des KTW einschließlich der Trage und alle Ausrüstungsgegenstände einer Schlußdesinfektion unterziehen. Einwirkzeit vor Weiternutzung beachten!

Abbildung 3: Desinfektionsplan zum Transport von Verstorbenen am UKD

Der Verstorbene als »Fall« der Nachlassbearbeitung – mehr als reine Bürokratie

Die Trauer um einen Verstorbenen ist für die Angehörigen eine enorme Belastungs- und Ausnahmesituation. Hinzu kommen die Anforderungen an die formale Bearbeitung eines Sterbefalles, der die Bürokratie zum Ende des Lebens noch einmal zum »Aufblühen« bringt. An dieser Stelle ist jedes Krankenhaus gut beraten, eine professionelle Nachlassbearbeitung vorzuhalten, was mehr bedeutet als das reine Ausfüllen von Sterbefallanzeigen. Der Prozess beginnt bereits bei der Todesbescheinigung, die in fünffacher Ausfertigung vollständig, korrekt, eindeutig und nachvollziehbar, das heißt auch lesbar, vorliegen muss. Diese ist vom Arzt, der den Tod festgestellt hat, in der geschilderten Qualität zu erstellen, ansonsten ist die weitere Bearbeitung nicht möglich. Insofern kann das einfache Ausfüllen der Todesbescheinigung im klinischen Alltag eine echte Herausforderung sein und eine ganze Reihe an Missverständnissen und Unklarheiten bis hin zu kontroversen Diskussionen auslösen. Für den Arzt bedeuten die mit dem Tod verbundenen bürokratischen Aufgaben im Angesicht der für ihn im Vordergrund stehenden Patientenversorgung eine zusätzliche Last, erst recht in Zeiten hoher Leistungsdichte wie z. B. im Bereitschaftsdienst, voll belegten Stationen und Übernahmeanfragen aus externen Einrichtungen. Dabei gehört auch dieser, wenn auch formale, Teil zu einem respektvollen Umgang mit dem Verstorbenen, löst er doch die Erstellung der Sterbeurkunde beim Standesamt und damit seinen letzten Weg, die Bestattung des Verstorbenen, aus. Hinzu kommt noch die Meldepflicht an das jeweils zuständige Gesundheits- und das Statistische Landesamt. Auch diese Durchschläge der Todesbescheinigung müssen den geforderten Qualitätskriterien entsprechen. Und auch die Patientenakte ist erst mit der Ablage dieses Dokumentes vollständig. Insofern erfüllen die Mitarbeiter der Nachlassbearbeitung im Krankenhaus keinesfalls das Vorurteil reiner Bürokraten, im Gegenteil. Sie übernehmen am Ende des Lebens verantwortungsvolle Aufgaben für den Verstorbenen, vor allem aber auch für die Angehörigen. Sie kümmern sich z. B. um den Nachlass und beraten die Angehörigen in einer Vielzahl von Fragen. Diese betreffen organisatorische Aufgaben wie die Abmeldung von der Krankenkasse, diverser Versicherungen, der Rentenstelle, dem Einwohnermeldeamt, der Beantragung von Witwen- und Waisenrente sowie ggf. einer Beihilfe beim Sozialamt bis hin zum Prozedere bei Vorlage eines Testamentes. Auch die Zusammenarbeit mit dem Ordnungsamt und der Staatsanwaltschaft gehört im Fall eines nicht natürlichen Todes zum Aufgabenspektrum der Nachlassbearbeitung. Von besonderer Bedeutung ist die emotionale Unterstützung und Begleitung der Angehörigen, die sich häufig äußerst dankbar zeigen, da ihnen in den ersten Stunden nach dem Todesereignis unkomplizierte und unbürokratische Hilfe und Unterstützung angeboten wird. Im Ergebnis wird an dieser Stelle die Arbeit eines »Mitarbeiters der Verwaltung im Krankenhaus« eindeutig unterschätzt. So ist die Fürsorge und Empathie dieser Mitarbeiter ein ebenso wichtiges und wertvolles Angebot wie z. B. die Zuwendung eines Seelsorgers oder die Unterstützung des Sozialdienstes beim Lebenden. Aber auch diese »Ressource« und der damit verbundene Aufwand gehen in einer oberflächlichen Betrachtung der Thematik »Sterben und Tod im Krankenhaus« allzu oft im Alltag unter.

Sprachlosigkeit im Angesicht des Todes – Kommunikation als eine Brücke

Sterben und Tod im Krankenhaus lösen auf beiden Seiten, den Betroffenen und den Begleitenden, häufig Sprachlosigkeit als Reaktion auf einen nicht »fassbaren« Teil des Lebens aus. Machtlosigkeit paart sich mit Ratlosigkeit. Und dies in einer Umgebung der offenbar unendlichen Möglichkeiten medizinischer Hilfestellung. Im Angesicht des Sterbens und erst recht des Todes werden Grenzen unmittelbar spürbar, die zuvor mit allen operativen, medikamentösen sowie technischen Mitteln in die Ferne gerückt wurden. Kommunikation dient in dieser Phase primär den Lebenden und erfährt nun eine neue Dimension, auf die sich die Beteiligten auf beiden Seiten einstellen und der sie sich immer wieder neu öffnen müssen. Im Krankenhaus existieren hierzu eine ganze Reihe professioneller und hilfreicher Angebote, so u. a. die Krankenhausseelsorge und auch Klinische Ethikberatungen. Nicht zu vergessen sind die selbstverständlichen, unscheinbar wirkenden täglichen Gespräche und Zuwendungen der Mitarbeiter am Patientenbett.

Fazit

Der Tod hat viele Gesichter, und somit gibt es zu diesem Thema auch die verschiedensten Gedanken, Gefühle, Erwartungen und erst recht viele formale Anforderungen. Das Ziel dieses Beitrages ist es, die Komplexität um das Sterben und den Tod im Krankenhausalltag mit den hiermit verbundenen unterschiedlichsten Aufgabenstellungen seitens der verschiedenen Berufsgruppen transparent darzustellen. Dabei geht es vor allem darum, die Thematik mit ihren zahlreichen, z. T. nicht bekannten, auch unterschätzten Facetten zu veranschaulichen. Dies soll zugleich der Versachlichung dienen, um auch diejenigen in die Verantwortung zu nehmen, die Sterben und Tod als reine emotionale Verpflichtung bestimmten Berufsgruppen übertragen und dabei die organisatorischen, logistischen Herausforderungen zu Sterben und Tod im Krankenhaus ausblenden. An dieser Stelle besteht genereller Klärungsbedarf, was der Gesellschaft und den Akteuren im Gesundheitswesen eine würdige Betreuung und Versorgung am Lebensende »wert« ist. Sind diese Prozesse zufällige oder vorausgesetzte Aufgabe der Berufsgruppen im Krankenhaus aufgrund persönlicher, empathischer, altruistischer, ggf. auch religiöser Motivation – oder sind sie auch Teil des Versorgungsauftrages im Krankenhaus, dessen Aufwand berücksichtigt und verhandelt werden muss? Somit fokussiert dieser Beitrag letztlich nicht die Akzeptanz des Sterbens im Krankenhaus, sondern plädiert für das Verständnis eines Lebensabschnittes, der neben allen ethischen und moralischen Ansprüchen, gepaart mit Schmerz und Leid ein normaler Bestandteil des Klinikalltages ist. Diesen gilt es, fachlich professionell und zugleich so menschlich und würdig wie möglich zu gestalten, damit die kritische Wahrnehmung schwindet und Leben auch im Krankenhaus endlich *sein* darf.

Literatur

Kalvelage, B. (1992): Das Sakrament der heiligen Herrschaft – Plädoyer für einen gezielten Angriff auf das letzte intakte Reservat der Hierarchie im Krankenhaus. Hamburger Ärzteblatt 5, 176–180.

Deutsche Gesellschaft für Palliativmedizin e.V.; Deutscher Hospiz- und PalliativVerband e.V. & Bundesärztekammer (2010): Charta zur Betreuung schwerstkranker und sterbender Menschen in Deutschland. 2. Auflage. URL: www.charta-zur-betreuung-sterbender.de.

Deutsche Krankenhausgesellschaft (DKG); Spitzenverbände der Krankenkassen (GKV) & Verband der privaten Krankenversicherung (PKV) (2007): Kalkulation von Fallkosten. Handbuch zur Anwendung in Krankenhäusern. Version 3.0. Düsseldorf (Deutsche Krankenhaus Verlagsgesellschaft mbH).

Sterben – ein wichtiger Aspekt im Zusammenhang der Patientenorientierung als Bestandteil des internen Qualitätsmanagements

Gesine Dannenmaier

In welchem Zusammenhang steht der Prozess »Sterben/Tod« im Krankenhaus zur Patientenorientierung – aus den unterschiedlichen Blickwinkeln der Beteiligten betrachtet – und was hat Patientenorientierung in dieser Hinsicht mit Qualitätsmanagement zu tun? Diese Frage soll im Folgenden exemplarisch anhand des KTQ-Modells® diskutiert werden, denn das spezifisch für das Gesundheitswesen entwickelte Zertifizierungsverfahren der Kooperation für Transparenz und Qualität im Gesundheitswesen (KTQ®) beschäftigt sich seit über 13 Jahren auch mit den Themen »Sterben« und »Tod«.[1]

Die Träger dieses Verfahrens sind die Verbände der Kranken- und Pflegekassen auf Bundesebene, die Bundesärztekammer – Arbeitsgemeinschaft der Deutschen Ärztekammern –, die Deutsche Krankenhausgesellschaft e. V., der Deutsche Pflegerat e. V. und der Hartmannbund – Verband der Ärzte Deutschlands e. V. Diese Gesellschafter

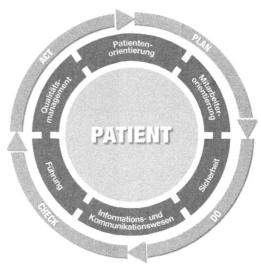

Abbildung 1: Das KTQ-Modell®

---

[1] Die KTQ-Manuale und weitere Informationen unter www.ktq.de.

haben in Zusammenarbeit mit verschiedenen Praktikern aus den entsprechenden Einrichtungen, wie z. B. Krankenhäusern, Pflegeeinrichtungen ab dem Jahr 2000 innerhalb einer Pilotphase, die vom Bundesministerium für Gesundheit gefördert wurde, ein Zertifizierungsverfahren zur Prüfung der Umsetzung eines internen Qualitätsmanagements entwickelt. Im Mittelpunkt des Verfahrens steht das KTQ-Modell® (s. Abb. 1).

Hierbei ist auch der Zusammenhang des Patienten bzw. seiner Angehörigen und des persönlichen Umfelds mit den sechs KTQ-Kategorien dargestellt.

Innerhalb der Kategorien »Patientenorientierung«, »Mitarbeiterorientierung«, »Sicherheit«, »Informations- und Kommunikationswesen«, »Führung« und »Qualitätsmanagement« werden im KTQ-Katalog an alle beteiligten Berufsgruppen und Hierarchieebenen spezifische Fragen zu Rahmenbedingungen und zum Verhalten mit sterbenden Patienten sowie mit Verstorbenen gestellt.

Inwiefern kann nun ein Zertifizierungsverfahren mit Fragen zum Thema Sterben und Tod dem Patienten und den Personen der unterschiedlichen Berufsgruppen, die sehr eng mit dem Patienten im Sterbeprozess verbunden sind, Unterstützung bieten? Wie kann ein solches Verfahren den Patienten dabei unterstützen, respektvoll und individuell behandelt zu werden?

Um diese Fragen ansatzweise diskutieren zu können, soll im Folgenden auf einige Aspekte zum Thema Sterben und Tod im Krankenhaus – im Zusammenhang mit dem KTQ-Verfahrens – eingegangen werden, denn auch der wichtige Prozess des Sterbens und die Tatsache des Todes gehören zum Krankenhausalltag.

Der Patient, aber auch die Angehörigen und Freunde sowie die Mitarbeiter eines Krankenhauses wollen sicher nicht als erstes über das Thema Sterben und Tod sprechen, dennoch sind Begriffe wie z. B. die Patientenvollmacht oder auch die Thematik der Organspende keine »Unworte«, sondern müssen benannt werden.

Es ist nicht immer der sehr kranke Patient, der sich am Ende einer langen Therapie im Krankenhaus befindet und der somit auch den Sterbeprozess dort erlebt, es sind auch unvorhergesehene Ereignisse – z. B. im Zusammenhang einer akuten Infektion, einer Operation und vielen Möglichkeiten mehr – die sowohl den Patienten als auch dessen Angehörige und Menschen aus dem persönlichen Umfeld vor ungeahnte und oft verdrängte Gedanken zum Sterben und Tod stellt.

Nicht nur ältere Patienten, sondern Menschen in unterschiedlichem Alter befinden sich aufgrund von Krankheiten, Unfällen oder vielem mehr während des letzten Lebensabschnitts mehr oder weniger geplant im Krankenhaus. Insofern ist Sterben und Tod im Krankenhaus sicherlich sehr individuell und differenziert zu betrachten, denn es geht immer um einen ganz besonderen, einzigartigen Menschen, unabhängig vom Alter. Jeder Mensch hat in diesem Sinne sein eigenes persönliches Umfeld, das respektiert werden muss – und hier entsteht die Brücke zur Patientenorientierung, die auf der einen Seite immer die Sichtweise und Fragen sowie die Erwartungen der Menschen beinhaltet, die dem Patienten nahe stehen, und andererseits auch die

Sichtweise der Mitarbeiter des Krankenhauses bzw. Externer wie z.B. Seelsorger und ehrenamtlich arbeitender Personen berücksichtigt.

In diesem Zusammenhang werden seitens des Klinikpersonals teils sehr sensible Punkte – z.B. die erforderliche Zeit für einen sterbenden Patienten sowie eine entsprechende individuelle Gestaltung der Umgebung – als problematisch benannt, bzw. hört man, dass dieser Themenkreis oft wenig geplant und besprochen wird.

So kann der KTQ-Katalog mit seinen Fragen eine Unterstützung bieten, sich *strukturiert* mit der Situation des sterbenden Patienten zu befassen. Dies geschieht über die Kriterien innerhalb der Kategorie 1, der Patientenorientierung. Im Katalog für den Bereich Krankenhaus werden Fragen zum Umgang mit sterbenden Patienten (die Planung der Sterbebegleitung) gestellt, die hier auszugsweise anhand ihres Inhalts dargestellt werden:

➤ Die Planung und Umsetzung der Berücksichtigung von Patientenverfügungen
➤ Die Planung und Umsetzung der Einbeziehung der Angehörigen und des sozialen Umfelds
➤ Die Planung und Umsetzung der Berücksichtigung kultureller und religiöser Wünsche des Patienten und seiner Angehörigen
➤ Die Planung und Umsetzung von Palliativmedizin und -pflege
➤ Das Konzept und dessen Umsetzung zum Umgang mit Fehl- und Totgeburten
➤ Die Planung und Umsetzung der Qualifikation und Fortbildung der Mitarbeiter
➤ Die Planung und Umsetzung der Verfügbarkeit angemessener Räumlichkeiten
➤ Das Feedback von Angehörigen
➤ Die Beurteilung der palliativmedizinischen Versorgung
➤ Die Nutzung von Fortbildungsangeboten

Ein sehr wichtiger Aspekt ist die Einbeziehung der Mitarbeiter in die Planung von Fort- und Weiterbildungen zum Prozess des Sterbens. Hier werden oft auch die Konflikte mit der im Vordergrund stehenden Arbeit, dem Gesundwerden der Patienten, genannt.

Auch Themen wie Sprachbarrieren, mangelndes Wissen über die Geschichte, fehlende Kenntnisse in kultureller und religiöser Hinsicht bis hin zum Datenschutz und der Vertraulichkeit werden diskutiert.

So kann über die Fragen im KTQ-Katalog, der systematisch über den PDCA-Zyklus (PLAN-DO-CHECK-ACT) die Bearbeitung der Fragen über die Umsetzung und Überprüfung bis zur Ableitung von Verbesserungsmaßnahmen erfordert, Klarheit für alle Beteiligten geschaffen werden.

Mögliche Antworten bzw. Aktivitäten könnten z.B. folgende sein:
➤ Ein Konzept zum Angebot der Palliativmedizin
➤ Dem Patienten und den Angehörigen wird umfassend Zeit angeboten,

Abschied zu nehmen. Mitarbeiter der verschiedenen Berufsgruppen und Seelsorge stehen für Gespräche zur Verfügung.
- Mitarbeiter schaffen in dem Patientenzimmer eine dem Anlass entsprechende Atmosphäre, bzw. ein Abschiedsraum ist vorhanden.
- Es besteht ein Standard zur Versorgung von Sterbenden.
- Handreichungen und Empfehlungen aus dem Ethikkomitee
- Mitarbeiter können Gesprächsangebote mit professioneller Unterstützung nutzen
- Schulungsmaßnahmen, Kontakt zu Seelsorgern, Führung von Telefonlisten mit Seelsorgern

Auch werden Fragen zur Situation nach dem Sterbeprozess gestellt, sodass sich die Geschäftsführung und die Mitarbeiter eines Krankenhauses u. a. mit kulturellen oder religiösen Besonderheiten (z. B. der Möglichkeit zur rituellen Waschung) auseinandersetzen müssen, bis hin zu Regelungen der Vermeidung der Verwechslung von Verstorbenen bei deren Herausgabe an den Bestatter.

Die KTQ-Philosophie beinhaltet, dass entsprechende Fragen zum Sterben und dem Tod des Patienten innerhalb der unterschiedlichen Berufsgruppen bzw. Hierarchieebenen besprochen werden. Um die differenzierte Betrachtung in den jeweiligen Bereichen hervorzuheben, gibt es hierbei in den spezifischen Katalogen entsprechende Fragen, die zudem auch am Beispiel der Notfallrettung sowohl den Rettungsdienst als auch die Beteiligten im Krankenhaus betreffen.

Beispielhaft sind hier Frageninhalte aus dem Bereich des Rettungsdienstes/Notfallrettung gelistet:
- Umsetzung des Konzeptes zur Einsatznachbereitung/Routinemäßige Nachbesprechung jedes Einsatzes im Team
- Festlegung von Kriterien, die eine weitere Aufarbeitung des Einsatzes erfordern (z. B. unerwartete Komplikationen, Todesfälle, Kritik von Patienten, Angehörigen oder Klinik)
- Festlegung von Kriterien z. B. nach extrem belastenden Einsätzen
- Konzept zur Förderung der sozialen Kompetenz und menschlichen Anteilnahme im Umgang mit Sterbenden sowie den Angehörigen von sterbenden und verstorbenen Patienten.
- Erkennen von palliativen Situationen
- Festlegung von Abbruchkriterien für die Reanimation

Zusammenfassend betrachtet ist »Sterben im Krankenhaus« ein fester Bestandteil des Qualitätsmanagements einer Einrichtung. Fragen um den Sterbeprozess und den Tod eines Menschen müssen strukturiert bearbeitet werden, Konzepte müssen erstellt und vor allem auch umgesetzt werden.

Hierzu ist die Verbindung von Fachwissen, Mut zur Umsetzung evtl. noch relativ unbekannter Maßnahmen bzw. Methoden und einer professionellen Kommunikation eine wichtige Voraussetzung!

Dieses Buch wird sicherlich allen thematisch Interessierten eine hilfreiche Darstellung, Analyse und Unterstützung bieten.

Eine nicht repräsentative Exkursion in die gesellschaftliche Realität

Andreas J. W. Goldschmidt

Ethik und Gesundheitsökonomie – warum ist das ein Spannungsfeld? Modelliert Geld unser Denken? Ist es wirklich nur das Geld? »Sterben im Krankenhaus« ist ein Spiegelbild tief greifender Veränderung in unserer Gesellschaft. Natürlich wird im Krankenhaus nicht nur geheilt, sondern eben auch gestorben. Sowohl die Haltung zum Sterben als auch die Rahmen- und Randbedingungen haben sich jedoch im sozialen und gesellschaftlichen Kontext so verändert, dass Sterben im Krankenhaus und in einem Alten- und Pflegeheim mehr und mehr zum Regelfall und nicht mehr zur Ausnahme wird. Während wir mit dem Tod immer weniger umgehen können, wollen Patienten aber mehrheitlich zu Hause sterben und nicht im Krankenhaus. Sterben im Krankenhaus bedeutet nicht nur das Sterben alter Menschen, sondern auch das Sterben von Kindern und anderen jüngeren Menschen. Die Betreuung von Angehörigen kann daher z. B. auch bedeuten, die Eltern sterbender Kinder zu begleiten. Krebs, Herzinsuffizienz, lange andauernde Infektionen, Aids etc. sind eben nicht nur Krankheiten der Älteren.

Sterben und Loslassen, aber nicht bei mir

Die gesellschaftlichen Veränderungen unserer Zeit zeigen sich zum einen bei den vielen Angehörigen, welche die Auseinandersetzung mit dem Sterben und dem Tod nicht mehr als zum Leben gehörend betrachten, sondern als etwas, mit dem man sich zu Lebzeiten möglichst nicht beschäftigt. »Sterben hat seine Natürlichkeit verloren« (Gajevic 2012). In der eigenen Familie oder im eigenen familiären Umfeld einen Sterbenden zu beherbergen, ist heute eher die Ausnahme. Die Mehrheit der Menschen stirbt heute nach längerer Behandlungs- und Pflegephase. Das liegt hauptsächlich daran, dass die Menschen älter werden und dadurch auch häufiger an chronischen Krankheiten leiden. Die Zahl der Pflegebedürftigen beträgt heute bereits 2,4 Mio. und wird bis zum Jahre 2030 auf 3,5 Mio. angewachsen sein. Schon heute fehlen Pflegefachkräfte, um die wachsende Zahl der Pflegebedürftigen adäquat zu versorgen. Bis zum Jahr 2025 wird der Mangel auf 500.000 Pflegekräfte angewachsen sein (vgl. Gajevic 2012).

Hospiz ja, aber nicht neben mir

Wie groß unsere Ressentiments im Umgang mit Sterben und Tod sind, kann man auch an Entscheidungen ablesen, die den Protokollen von kommunalen Gremiensitzungen zu entnehmen sind. Ein typisches, hier anonymisiertes Beispiel mag das einer Gemeinde in der Nähe von Köln sein: Eine Krankenschwester, die dort lebt, berichtete mir, dass sie einen Teil eines für sie großzügigen Erbes in ein Hospiz am Rande der Stadt investieren wollte. Während der Oberbürgermeister dem noch zustimmte, scheiterten alle weiteren Versuche fraktionsübergreifend, da die Anwohner (bzw. Wähler) den Anblick sterbender Menschen in ihrer Nachbarschaft nicht dulden wollten. Seit der Gründung des ersten deutschen Hospizes in Aachen im Jahr 1986 hat sich hier viel zum Positiven gewandelt.

Im Jahr 2011 gab es bundesweit rund 195 stationäre Hospize und insgesamt an die 1.500 ambulante Hospiz- und Palliativdienste (vgl. www.dhpv.de[1]). Trotzdem liegt die Zahl der vorhandenen Plätze weit unter dem tatsächlichen Bedarf. Große Unterschiede bestehen zwischen dem Sterben auf dem Land und dem Sterben in der Stadt. Im ländlichen Raum übernimmt die Familie häufig noch die Sterbebegleitung. Der Bedarf an stationären Hospizplätzen ist hier gering. Ganz anders ist die Lage in großen Städten, wo die Wartelisten für stationäre Hospizplätze teilweise so lang sind, dass manche Patienten in der Wartezeit sterben oder ihre letzten Tage doch im Krankenhaus verbringen müssen.

Auf Sterbende nicht vorbereitete Einrichtungen

Krankenhäuser bieten sich aber auch für andere Gesundheits- und Sozialeinrichtungen als der »idealere« Sterbeort an. Immer noch zu viele Alten- und Pflegeheime sind noch nicht wirklich gut auf die vielfältigen Aufgaben bei der Begleitung von Sterbenden und deren Angehörigen vorbereitet und geschult. Wenngleich schon viel besser als z. B. vor 25 Jahren, als ich persönlich von einem Chefarzt einer onkologischen Station aufgrund der Anregung ausgelacht wurde, uns als Ärzte sowie die Patienten und deren Angehörigen psychologisch unterstützen zu lassen. Das hat sich mittlerweile vielfach geändert! Trotzdem werden

---

1 Vgl. www.dhpv.de/themen_hospiz-palliativ.html.

auch heute noch Schwerstkranke in den letzten beiden Lebensjahren bei Komplikationen bis zu fünfmal zwischen Pflegeheim und Krankenhaus hin- und hergeschoben, weil das Personal der Pflegeeinrichtung überfordert ist und kein »Risiko« eingehen möchte (vgl. Gajevic 2012). Es fehlt an palliativ ausgebildeten Haus- und Heimärzten.

Bei der Bewertung von Pflegeeinrichtungen, dem sogenannten Pflege-TÜV, existiert nur eine einzige Frage zum Thema Sterben: »Gibt es ein Angebot zur Sterbebegleitung auf der Basis eines Konzepts, das den Mitarbeitern bekannt ist? 83,4 Prozent der Heime sagen: Ja« (Gajevic 2012). Dabei empfinden 66 Prozent des Pflegepersonals geleistete Sterbebegleitung als Höhepunkt ihrer Arbeit (vgl. Koppe-Schmidt 1999, 4.3).

Nur 10 Prozent der Krankenhäuser haben Palliativstationen, auf denen hauptsächlich Krebspatienten behandelt werden. Palliativmediziner Gian Domenico Borasio ist der Ansicht, dass »mit besser geschulten Hospizhelfern und Ärzten 90 Prozent der Sterbenden zu Hause betreut werden könnten« (vgl. Gajevic 2012). Das wird auch durch eine Studie der Universität Augsburg bestätigt, die zu dem Ergebnis kommt, dass rund 85 Prozent der durch Palliative Care Teams betreuten Patienten zu Hause sterben können. Interessant ist in diesem Zusammenhang das Ergebnis einer Befragung zum Thema »Sterben in Deutschland – Wissen und Einstellungen zum Sterben«, die der Deutsche Hospiz- und PalliativVerband e. V. (DHPV) im Sommer 2012 durchgeführt hat. Nur 49 Prozent der Befragten schätzte die Schmerztherapie im Krankenhaus als gut ein, wohingegen 72 Prozent zu Hause eine gute Schmerzbekämpfung erwarten. Der Hausarzt spielt in der palliativen Versorgung eine zentrale Rolle als Türöffner und Lotse. Das spiegelt sich auch in der steigenden Zahl der Ärzte mit Weiterbildung in Palliativmedizin wider. Gab es im Jahre 2010 noch 5.147 palliativ ausgebildete Ärzte, so stieg die Zahl im Jahr 2011 auf 6.415 (vgl. Meißner 2013).

Spezialisierte und allgemeine ambulante Palliativversorgung

Die gesetzlichen Voraussetzungen für eine bessere Versorgung sind gegeben: §37b des SGB V beschreibt den rechtlichen Anspruch auf spezialisierte ambulante Palliativversorgung (SAPV).

Die SAPV soll das bestehende Angebot von Vertragsärzten, Krankenhäusern und Pflegediensten ergänzen und dabei besonders auf die Belange schwerkranker Kinder eingehen. Die Rechtsgrundlage für die SAPV trat mit dem Gesetz zur Stärkung des Wettbewerbs in der gesetzlichen Krankenversicherung (GKV-WSG) am 01.04.2007 in Kraft. Zwei Bedingungen müssen erfüllt sein: die Versorgung muss von einem Arzt verordnet werden und die Palliative Care Teams (PCT), welche die

Leistungen erbringen, müssen eine 24-stündige Verfügbarkeit sicherstellen sowie bestimmte fachliche Qualifikationen vorweisen. Dieses Angebot ist allerdings im Vorfeld von den Verträgen abhängig, die die Krankenkassen mit den PCTs auszuhandeln haben. Bisher gleicht die SAPV einem deutschen Flickenteppich mit Nord-Südgefälle (vgl. Dielmann-von Berg 2012). Lücken bestehen vor allem in Rheinland-Pfalz, Baden-Württemberg und Bayern.

Eine zweite Versorgungsstruktur in Deutschland bietet die sogenannte AAPV (allgemeine ambulante Palliativversorgung). Hier werden die (Einzel-)Leistungen von Vertragsärzten, spezialisierten Pflegediensten oder stationären Einrichtungen erbracht und nach den Ziffern des Leistungskatalogs abgerechnet. Fachleute gehen davon aus, dass der Großteil der Sterbenden durch die AAPV versorgt werden könnte, während ca. 10% der Sterbenden SAPV benötigten. Im Idealfall ergänzt die SAPV die AAPV.

Ein Beispiel: Ein deutschlandweit einzigartiges Modellprojekt der Sterbebegleitung, das die Krankenkasse AOK PLUS 2008 mit wissenschaftlicher Unterstützung der Universität Leipzig ins Leben gerufen hat, zeigt, dass Patienten, die je nach Wunsch auf Palliativstationen im Krankenhaus oder in ihrer häuslichen Umgebung betreut werden, nicht nur deutlich zufriedener sind, sondern auch deutlich weniger kosten, da die Sterbenden weniger Zeit im Krankenhaus verbringen. Für jeden Patienten wurden etwa 1.300 Euro veranschlagt.

Knappheit der Mittel und wenige Kinder

Im Jahr 2007 starben 827.155 Menschen in Deutschland – diese Zahl wird auf ca. 1 Mio. im Jahre 2030 deutlich ansteigen. Das Krankenhaus ist der Ort mit den meisten Sterbefällen (ca. 47%) (vgl. George et al. 2013). Nach George et al. halten 75% der befragten Krankenhausmitarbeiter ein würdevolles Sterben im Krankenhaus nicht für möglich. Nur 10% der Krankenhäuser haben Palliativstationen. Hier ist der Personalschlüssel aufgrund der intensiven Betreuung zweieinhalbmal so hoch wie auf »Normalstationen«. Das ist für Kliniken nicht wirtschaftlich.

Die ambulante hausärztliche Behandlung Sterbender wird in Deutschland auf Grundlage des bundesweit geltenden einheitlichen Bewertungsmaßstabes (EBM) vergütet, der jedoch bis 30.09.2013 lediglich eine einzige Gebührenziffer vorsieht, die die Betreuung eines Sterbenden dezidiert aufgreift und die in diesem Zusammenhang erbrachten Leistungen für den Arzt abrechenbar macht (EBM Ziffer 20). Für palliativmedizinische Leistungen im Einzelnen, die auch als solche beschrieben werden, gibt es hingegen keine Gebührenziffern. Stattdessen können mehrere Ziffern des Leistungskataloges auch für die Betreuung Sterbender abgerechnet werden, sofern die entsprechende Leistung erbracht wurde.

Die zur Verfügung stehenden knappen Mittel sowie die demographisch immer spürbarer abnehmende Anzahl von nahen Angehörigen bzw. leiblichen Kindern von

Sterbenden fördern den Trend zum Sterben im Krankenhaus. Was natürlich auf dem Irrtum beruht, dass Krankenhäuser diese Lücken schließen und finanzieren könnten. Für die häusliche Betreuung Sterbender durch SAPV vergüten die Kassen momentan je nach Vertrag und Bundesland pro Patient zwischen 200 und 5.000 Euro bei einer durchschnittlichen Betreuungszeit von ca. vier Wochen (vgl. Dielmann-von Berg 2012).

Bei der Spendenaktion zugunsten einer Projektarbeit von »Ärzte ohne Grenzen«, die wir im Rahmen des Rhein-Main Zukunftskongresses vor zwei Jahren initiierten, wurde ein Fall aus einem afrikanischen Krankenhaus geschildert, bei dem sterbende schwerstkranke Krebspatienten in sogenannten Schreizimmern eingeschlossen wurden, weil es keine notwendigen Medikamente zur Palliativversorgung und Schmerzlinderung gab. Dies ist hoffentlich ein Extremfall, der selbst in Dritte-Welt-Ländern nicht die Regel sein sollte. Er zeigt aber überdeutlich, wie und wann professionelles Personal an das Ende seiner Möglichkeiten gelangt, wenn das Krankenhaus an seine finanziellen Grenzen oder fehlende Belieferungsmöglichkeiten stößt bzw. der Zugang zur zumindest hinreichenden Therapie nicht möglich ist.

Hospize sind heute in der Regel Leistungserbringer des Gesundheitswesens und werden – auch aufgrund der stetigen politischen Arbeit der Deutschen Gesellschaft für Palliativmedizin (DGP), der Patientenschutzorganisation Deutsche Hospiz Stiftung und des DHPV – größtenteils über die Krankenkassen finanziert. Bis 2009 zahlten Hospizpatienten einen Eigenanteil von durchschnittlich 7% zu. Seit dem 01.08.2009 tragen die Krankenkassen 90% der zuschussfähigen Kosten (Tagespflegesatz). 10% müssen stationäre Hospize weiterhin selbst aufbringen, wozu größtenteils Spendengelder verwendet werden. Spendengelder werden auch dann eingesetzt, wenn Patienten aufgenommen werden, die aus verschiedensten Gründen nicht krankenversichert sind (z. B. Personen ohne festen Wohnsitz).

Die Versorgung und Begleitung schwerstkranker und sterbender Kinder soll weiter verbessert werden. Darauf haben sich die Deutsche Gesellschaft für Palliativmedizin, der Deutsche Hospiz- und PalliativVerband sowie der GKV-Spitzenverband in einer gemeinsamen Empfehlung zur Ausgestaltung der Versorgungskonzeption der SAPV vom 26.06.2013 geeinigt (vgl. GKV-Spitzenverband et al. 2013). Sterbende Kinder leiden im Unterschied zu erwachsenen Palliativpatienten oft an sehr komplexen Symptomen wie Unruhe- und Angstzuständen, Schmerzen, Krampfanfällen und Beatmungsproblemen, die eine besondere Betreuung notwendig machen.

Epilog: Sterben ist nicht im Mittelpunkt unseres Denkens und Handelns

Der »Patient im Mittelpunkt« findet sich in zahllosen Publikationen und Präsentationen als humanes und humanitäres Ethos. Doch wie sieht es mit diesem Leitbild aus, wenn es nicht nur um die Heilung eines Patienten, sondern um seine

Begleitung bis zum Tod geht? Das zentrale humanitäre Element, das Oskar von Nell-Breuning in der sogenannten katholischen Soziallehre »Gerechtigkeit und Freiheit. Grundzüge katholischer Soziallehre« sinngemäß so beschrieb, dass der Mensch als Mittelpunkt allen sozialen Geschehens zu betrachten sei (vgl. Nell-Breuning 1980), scheint uns mehr und mehr abhandenzukommen, wenn der Tod um uns naht. Gian Domenico Borasio prangert an, dass »derzeit in deutschen Krankenhäusern und Pflegeheimen vieles in bester Absicht getan wird, was die Menschen ungewollt, aber aktiv am friedlichen Sterben hindert« (vgl. Gajevic 2012). Er fordert stattdessen eine Kultur des »liebevollen Unterlassens«. Um ein paar Lebensmonate zu gewinnen, wird therapiert bis zum bitteren Ende. Dabei verlängert die Therapie oftmals das Sterben, nicht das Leben (vgl. Gajevic 2012). Das mag auch daran liegen, dass viele Ärzte den Tod des Patienten immer noch als Scheitern empfinden.

Literatur

Dielmann-von Berg, J. (2012): Ein deutscher Flickenteppich. Ärzte Zeitung 28.08.2012, online.
Gajevic, M. (2012): Kein schöner Tod. Frankfurter Rundschau online 01.11.2012.
George, W.; TransMit Zentrum GmbH/Justus-Liebig-Universität et al. (2012): Gießener Sterbestudie. Gießen.
GKV-Spitzenverband; DGP & DHPV (2013): Pressemitteilung 26.06.2013. Berlin.
Koppe-Schmidt, M. (1999): Sterbebegleitung alter Menschen. In: Forschungsinstitut der Friedrich-Ebert-Stiftung, Abt. Arbeits- und Sozialforschung (Hg.): Der gesellschaftliche Umgang mit Sterben und Tod: humane, medizinische und finanzielle Aspekte. [Electronic ed.]. Bonn (FES Library).
Meißner, M. (2013): Spezialisierte ambulante Palliativversorgung: Angebote nehmen zu. Deutsches Ärzteblatt 110(4), A–118.
Nell-Breuning, O. von (1980): Gerechtigkeit und Freiheit. Grundzüge katholischer Soziallehre. Berlin (Europaverlag).

Internetquellen

www.dhpv.de/themen_hospiz-palliativ.html (Stand: 15.07.2013).
http://www.dhpv.de/presseerklaerung_detail/items/2012-08-20_Repraesentative-Bevoelkerungsbefragung-des-DHPV.html (Stand: 26.08.2013).
http://www.aerztezeitung.de/politik_gesellschaft/sterbehilfe_begleitung/sapv/article/820554/sapv-deutscher-flickenteppich.html (Stand: 26.08.2013).
http://www.giessener-sterbestudie.de/sterbe-studie (Stand: 26.08.2013).

Der Tod muss zum Leben passen

Christoph Kranich

Wer sein Leben lang Technik, Physik und Chemie verehrt und an die Medizin als deren Krönung geglaubt hat, soll ruhig im Krankenhaus sterben. Das passt dazu.

Doch die meisten Menschen empfinden ihr Leben nicht als bloßen Ausdruck der Bewegung kleinster Teilchen oder der Reaktion chemischer Stoffe, sondern als belebt, beseelt, sozial bedeutsam. Sie verlieben sich, genießen Natur, arbeiten hart für ein paar glückliche Augenblicke … Das Leben ist vielfältiger, als es sich jede und jeder von uns vorstellen kann. Jeder lebt ein anderes Leben. Und so muss vielleicht auch jeder einen anderen Tod sterben.

Ich kannte einen Rechtsanwalt, der enorm viel arbeitete, alles für seine Mandanten herausholte, kaum Schlaf fand. Sein viel zu früher Tod passte zu diesem Leben: Er fiel bei der Arbeit einfach vom Schreibtischstuhl.

Nicht immer ist die Art, wie jemand stirbt, so offensichtlich ein Abbild seiner Art, zu leben. Vielleicht sollte es das aber sein. Vielleicht sollten wir uns wirklich selbst unsere Todesart aussuchen, so wie es in manchen Märchen vorkommt. Wir werden das zwar nicht immer schaffen, aber schon die Frage könnte etwas ändern: Wie will ich sterben?

Leider – oder Gott sei Dank – kann ich als Gesunder noch gar nicht wissen, noch gar nicht vorausempfinden, wie es sein wird, wenn ich krank, gebrechlich und siech bin, vielleicht des Leidens überdrüssig – oder wenn ich noch nicht weggehen will, wenn ich am Leben hänge, weil ich meine Angelegenheiten hier noch nicht erledigt habe.

Wir wissen ja nicht einmal, was Sterben eigentlich ist. Die meisten Menschen denken nur an Leid, Abschied, Verlust. Ganz anders jedoch klingen Berichte von Menschen, die fast gestorben wären, die sogenannten Nahtod-Erlebnisse. Da wird meist von Licht, Freude und Erlösung berichtet und die dann doch notwendige Rückkehr eher bedauert. Nur die angeblich so »aufgeklärte« westliche Welt will davon wenig wissen, weil für sie nur gilt, was zähl- und messbar ist. Oder doch nicht?

Christoph Kranich

70 Prozent der Menschen in Deutschland werden als religiös, 20 Prozent sogar als »hochreligiös« eingestuft (vgl. Bertelsmann-Stiftung 2007). Damit glaubt sogar bei uns die Mehrheit an ein Weiterleben nach dem Tode, sei es im Himmel oder in der Hölle. In so gut wie allen Religionen ist der Tod nicht »das Ende«, sondern der Übergang in eine andere Seinsform, und viele religiöse Vorstellungen – etwa Buddhismus und Hinduismus mit weltweit zusammen mehr als einer Milliarde Gläubigen – gehen darüber hinaus sogar von wiederholten und zu immer größerer Vollkommenheit führenden Verkörperungen der Seele oder des Geistes aus.

Was sind das für Wissenschaftler, die nur glauben, was sie mit physischen Augen sehen? (Ja, *glauben* habe ich gesagt.) Wissenschaft sollte Fragen stellen. Wer Fragen stellt, weiß, dass jede Antwort eine Fülle weiterer Fragen aufwirft. So gesehen, kommt Wissenschaft nie zu endgültigen Wahrheiten, sondern allenfalls zu differenzierteren Fragen – und zu Hypothesen, die nichts anderes sind als neue Fragen; und gelegentlich auch zu Theorien, die ebenfalls garniert sind von ungelösten Fragen. Wissenschaftler müssen lernen, mit zunehmenden Unsicherheiten zu leben – ganz entgegen der landläufigen Meinung, Wissenschaft könne alle Lebensfragen lösen und Sicherheit geben.

Jedenfalls hat die Naturwissenschaft – und damit auch die Medizin – noch keine Antwort auf die Frage nach dem Sinn des Lebens gefunden, der unsere hoch entwickelten ethischen Werte, wie sie in den ersten Artikeln des Grundgesetzes der Bundesrepublik Deutschland verankert sind, untermauern könnte. Durch diese Lücke stützt sie – sicher aus Sicht ihrer Protagonisten ungewollt – den »Raubtierkapitalismus«, die Homo-Sapiens-Version von Darwins »Kampf ums Dasein«. Noch weiter gedacht, fördert diese Unfähigkeit unserer naturwissenschaftlich verengten Weltsicht, die keine ethischen Werte kennt, auch die allgegenwärtige Bereitschaft zum Krieg in der Welt.

Sterben im Krankenhaus – wo denn sonst?

Wenn der Sinn des Lebens nur in Arterhaltung und Machtkampf besteht, ist es egal, wo ich sterbe. Denn am Lebensende bin ich zu beidem schon lange nicht mehr fähig und hätte eigentlich schon früher abtreten können. Bei Völkern, die unter harten Bedingungen leben – etwa den arktischen Inuit – war es noch bis vor wenigen Jahrzehnten ganz normal, dass die Alten freiwillig für die Jüngeren Platz machten.

Mit unserer heutigen Vorstellung von Menschenwürde hat das allerdings wenig zu tun. Wir wollen *würdig leben* – in gegenseitiger Achtung nicht nur des Körpers (Jugendkult), sondern auch unserer seelischen und geistigen Dimensionen. Letztere werden mit zunehmendem Alter sogar sehr viel wichtiger gegenüber dem verfallenden Körper. Und wir wollen *würdig sterben* – am liebsten im Kreis unserer Liebsten, so es die (noch) gibt; aber auf jeden Fall in einer Umgebung, die mindestens der Würde unseres Lebens entspricht.

Das Krankenhaus ermöglicht vor allem die Achtung der körperlichen Aspekte des Lebens: Dort wird mein Leben physisch erhalten und durch Medikamente und Operationen verlängert; aber seelisch-geistig, sozial und spirituell wird nicht viel geboten. Was ist die Alternative? Vor allem in einer Zeit, die kaum noch die intakte Großfamilie kennt, die einen alten Menschen ganz selbstverständlich und liebevoll bis zum Tode pflegen und begleiten könnte.

Die Antwort: das Altersheim. Früher sah man da auch Menschen mittleren Alters, die noch ziemlich rüstig waren und eigentlich auch noch zu Hause hätten leben können, dort aber einsam und allein gewesen wären und lieber die Geselligkeit des Heims suchten. Heute jedoch gilt: *Ambulant vor Stationär!* und in Heimen sind fast nur noch Schwer- und Schwerstpflegebedürftige oder Demente. Ich erinnere mich an eine Zeitungsmeldung vor einigen Jahren, nach der eine noch einigermaßen rüstige 104-Jährige aus dem Altersheim wieder nach Hause zog. Ihr Grund: »Da waren ja nur alte Leute!« Auf der anderen Seite kann es, wenn ich alt und hilfebedürftig bin, sehr beruhigend sein, zu wissen, dass zu jeder Tages- oder Nachtzeit jemand zu Hilfe kommen kann – und dass ich diesen professionellen Kräften dafür nicht auch noch grenzenlos dankbar sein muss, wie ich es gegenüber Kindern oder Enkeln sein müsste, denn die Pflegekräfte werden ja dafür bezahlt, mir bei Bedarf zu helfen.

»Die Würde des Menschen ist unantastbar. Sie zu achten und zu schützen ist Verpflichtung aller staatlichen Gewalt.« Damit beginnt unser Grundgesetz (Artikel 1). Und: »Alle Menschen sind vor dem Gesetz gleich« (Artikel 3). Da steht nicht, dass Reiche mehr Würde haben als Arme, Junge mehr als Alte, Männer mehr als Frauen, Gesunde mehr als Kranke. Artikel 3 will uns ja sogar ausdrücklich vor Ungleichbehandlung wegen Geschlecht, Herkunft, Glaube oder Behinderung schützen.

Ein Staat und eine Gesellschaft, die das ernst nehmen wollen, müssen das Altwerden und Sterben sehr viel besser in den Griff bekommen. Was tut die Politik gegen den schon jetzt bedrohlichen, in zehn Jahren wahrscheinlich aber gänzlich unverantwortlichen Notstand bei den Pflegeberufen? Nach neuesten Presseberichten können schon heute acht Prozent der Stellen in der Pflege nicht besetzt werden – und selbst wenn sie besetzt werden könnten, wären es zu wenige, um eine menschenwürdige Pflege sicherzustellen. Für 2030 wird sogar damit gerechnet, dass eine halbe Million Pflegekräfte fehlen werden. Wie soll man da noch in Würde sterben können?

Sterben gehört zum Leben. Goethe hat den Tod als »Kunstgriff der Natur, viel Leben zu haben« (Goethe 1783) bezeichnet. Wenn nicht genug gestorben wird, gerät auch das Leben in Gefahr. Wir erleben heute, wie die Welt immer voller wird, weil mehr Menschen geboren werden, als Menschen sterben: um 1500 waren es

500 Millionen; 1804 schon eine Milliarde, 1927 zwei, 1960 drei, 1974 vier, 1987 fünf, 1999 sechs und 2011 sieben Milliarden. Irgendwann hört aber jedes lebende System auf zu wachsen. Was kommt dann? Wie wird in einigen Jahrzehnten oder Jahrhunderten die Würde des Sterbens aussehen – wenn die Rohstoffe geplündert sind, das Eis der Polkappen abschmilzt und die Küstenländer überflutet, vielleicht der Golfstrom seine Richtung ändert und in Europa eine neue Eiszeit anbricht ...? Gegenüber solchen Horrorszenarien wirkt die heutige Unmenschlichkeit des Sterbens im Krankenhaus recht unbedeutend.

Neue Formen gesucht

Wir brauchen – dringend – neue Formen für menschen*würdiges* Leben und Sterben, die mehrere Bedingungen integrieren:
➢ Viel Möglichkeit zum Kontakt zu Familie und Freundeskreis, der diese aber gleichzeitig frei lässt und nicht überfordert,
➢ Sicherheit durch geschützte Umgebung einer Institution, sei es Heim oder eine neuartige Wohngruppe, Wohn- oder Hausgemeinschaft,
➢ eine gute Durchmischung und Begegnung von Alt und Jung, die sowohl gemeinsame Lebenswelten schafft, als auch jedem seine eigene Welt lässt,
➢ professionelles Personal, das für alle Dimensionen des Menschseins (Pflege von Körper, Seele, Geist und sozialem Leben) gut ausgebildet ist und ordentlich bezahlt wird, sowie
➢ guten Kontakt zu ärztlicher und therapeutischer Betreuung, vorzugsweise lokal und niedrigschwellig, aber als letzte Eskalationsstufe auch in Krankenhäusern.

Der »Normalfall« des Sterbens sollte wieder das Sterben zu Hause in der Familie werden, unterstützt durch ambulante Pflegedienste und vor allem durch Hospizhelfer. Je weniger wichtig eine körperliche »Satt-und-sauber«-Pflege wird, desto mehr treten seelischer Beistand und Unterstützung der Angehörigen beim Weg des Sterbens in den Vordergrund. Denn alle haben Abschied zu nehmen. Die An- und Zugehörigen haben es damit häufig sogar noch schwerer als der Sterbende selbst.

Und nur wo die Familien nicht mehr genug Kraft haben, das Sterben eines Angehörigen zu begleiten, sind stationäre Hospize und Palliativstationen die Orte der Wahl. Sie bieten eine häusliche Atmosphäre und zugleich hohe Professionalität im Schnittpunkt von Medizin (z. B. Schmerztherapie), Psychologie (Verlustverarbeitung) und nicht zuletzt Religion und Spiritualität.

Wir sollten uns nicht auf das Sterben im Krankenhaus konzentrieren, sondern darauf, dass Sterben und Tod zum Leben gehören und in dieses wieder integriert werden müssen. Wenn uns das auch nur einigermaßen gelingt, wird das Sterben im Krankenhaus den ihm zustehenden Stellenwert als »letzte Eskalationsstufe« erhalten – die nie die Regel sein sollte, aber hier und da nötig wird, weil eben nicht jede Krankheit zum Tode führt und weil nicht jeder Sterbende sein Leben schon so abgeschlossen hat, dass er oder sie so einfach gehen will und kann.

Letztlich möchte ich auch noch einmal die Bescheidenheit des Wissenschaftlers anmahnen: Wer von uns weiß wirklich, was Sterben bedeutet? Niemand hat es schon einmal ausprobiert und könnte erfahrungsgesättigt berichten. Auch die überlieferten Nahtod-Erlebnisse stammen von Menschen, die zurückgekommen und eben doch noch nicht gestorben sind. Wir können uns nur mit den unvollkommenen gedanklichen Annäherungen begnügen, die uns möglich sind. Und die sind bestenfalls Hypothesen. Offene Fragen. – Aber macht nicht genau das dieses Thema auch wieder so ungeheuer spannend?

Literatur

Bertelsmann-Stiftung (2007): Religionsmonitor Deutschland. URL: religionsmonitor.de (Stand: 11.05.2013).

Goethe, J.W. (1783): Die Natur. URL: www.gah.vs.bw.schule.de/leb1800/natur.htm (Stand: 20.05.2013).

Würdevolles Sterben als Herausforderung und Chance trans- und intersektoraler Zusammenarbeit durch neue arztentlastende, delegative Assistenzberufe

Hans-Joachim A. Schade

Niedergelassene Ärzte und Palliativ-Teams haben sich inzwischen – oft auch in Zusammenarbeit mit dem Krankenhaus – etabliert und transsektoral neue Formen der Versorgung entwickelt. So entsteht bereits durch die Krankheitsbilder des onkologischen Formenkreises und die systematische Reduzierung des Schmerzes eine enge Beziehung zum Patienten.

Eine Lücke entsteht aktuell immer, wenn Patienten durch eine rasche Verschlechterung ihres Gesundheitszustandes aus der Häuslichkeit (Sturzgeschehen oder sonstige Verschlimmerung) ins Krankenhaus verlegt werden und nicht mehr zurückkommen, weil für diese Art der Betreuung keine Strukturen existieren.

War bisher im Falle einer eher kurzfristigen Gesundheitsverschlechterung oft der Hausarzt noch Begleiter und Tröster, entsteht durch den Ärztemangel im ländlichen Raum auch hier ein weiterer Engpass.

Bis 2020 scheiden voraussichtlich aufgrund von Überalterung – beginnend im ländlichen Raum – 50% der jetzigen Hausärzte aus.

Nachbesetzt werden können im ländlichen Raum maximal 20% der frei werdenden hausärztlichen Sitze. Dies allerdings nur durch neue noch zu schaffende große Einheiten, in denen Teilzeit- oder begrenzte Vollzeittätigkeiten für Ärzte möglich sind. Grund für diese Veränderung ist der 50%ige Rückgang der Anzahl der Facharztabsolventen für das Berufsbild »Facharzt für Allgemeinmedizin/allg. Innere Medizin«. Hinzu kommt die 60%ige Feminisierung des Hausarztberufes und der damit verbundene Wunsch nach überschaubarer Teilzeitarbeit – dies ohne eine Rolle als selbständiger, niedergelassener Arzt, wie sie die Nachkriegsgeneration mit einer 60-Stunden-Woche aufgebaut hatte.

Generell wünscht sich die Nachwuchsgeneration fest begrenzte Arbeitszeiten und keine unplanbare Inanspruchnahme. Damit entsteht eine massive Versorgungslücke im ländlichen Raum, weil dieser für den ärztlichen Nachwuchs keinerlei

Attraktivität bietet. Dies könnte gegebenenfalls auch noch zu einer wesentlichen Verschlechterung der Begleitung sterbender Menschen führen.

Dennoch steckt in dieser Konfliktsituation auch eine bisher kaum gesehene Chance für eine bessere Versorgung und individuelle Begleitung sterbender Menschen im häuslichen Umfeld.

Das wissenschaftliche Institut der Kassenärztlichen Bundesvereinigung (ZI) hat errechnet, dass in einer Arztpraxis ca. 15 bis 20% aller Patienten (Durchschnittsnorm: ca. 1.000 Patienten pro Arzt und Quartal) der multimorbiden und gegebenenfalls älteren Patientengruppe angehört. Diese Patientengruppe verursacht 50% der Arztkontakte und der in Anspruch genommenen Arbeitszeit des Arztes (vgl. ZI 2007).

Dies sind bei 1.000 Patienten einer Arztpraxis mit insgesamt 3.000 Arztkontakten pro Quartal 1.500 Kontakte. Diese Kontakte werden ab 2013 stufenweise in einem neu geregelten und gesetzlich manifestierten Delegationsverfahren, das von den Krankenkassen gebilligt und zum Teil auch bezahlt wird, an arztentlastende, qualifizierte Assistenzberufe übertragen.

In der Hausarztpraxis wird dies nach dem Willen der ärztlichen Berufspolitik, der gesetzlichen Körperschaften der Ärzte und der Krankenkassen die Hausarztschwester »VERAH®« sein. VERAH® ist ein geschützter Begriff des Deutschen Hausärzteverbandes und steht für *VER*sorgungs*A*ssistentin in der *H*ausarztpraxis.

Die Versorgungsassistentin VERAH® wird somit für alle delegativ ausführbaren Tätigkeiten bei 150 von 1.000 Patienten verantwortlich sein, die in der medizinischen Fachsprache als »Hochfrequenz-Kontaktnutzer« bezeichnet werden. Damit entsteht für 150 Patienten ein fester und verlässlicher Ansprechpartner mit Dauerbeziehung und einer bekannten Stellvertreterin in Urlaubs-, Krankheits- und sonstigen Vertretungsfällen.

Daraus erwächst eine neuartige ärztliche Teamlösung, bei der unter Aufsicht und Verantwortung des Arztes mit einem Minimum von zwei höchstpersönlichen Arztkontakten pro Quartal ein neues, intensives Betreuungsverhältnis zwischen multimorbiden oder auch älter werdenden Patienten und der neu geschaffenen Vertrauensansprechpartnerin VERAH® entsteht.[1]

Damit wird die Hausarztpraxis der Zukunft in der Lage sein, die durch Berufsaufgabe anderer Hausärzte sonst verwaisenden Patienten professionell aufzufangen und systematisch zu versorgen. Jeder einzelne Arzt erhält durch die Delegationsmöglichkeit faktisch die doppelte Leistungsfähigkeit.

Die Krankenhäuser der Grundversorgung können ab jetzt – zusammen mit einem ausgewählten Zirkel niedergelassener Ärzte der Region – insbesondere in den Bereichen Haus- und Heimbesuche sowie gemeinsames Entlassungsmanagement die Federführung übernehmen und diese Personengruppe der Assistentinnen für

---

1 Informationen unter www.verah.de.

Auswirkung von Delegation: Patientenverdopplung

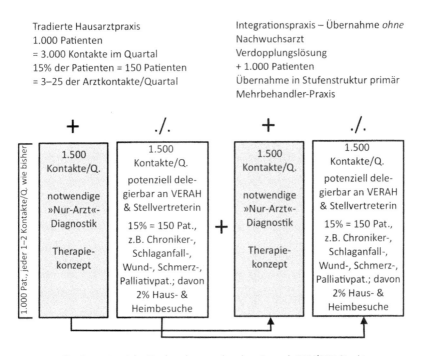

Gewinnpotenzial = Verdopplung und mehr – je nach GKV/PKV-Struktur

das neu entwickelte Berufsbild VERAH® auf der Basis der Medizinischen Fachangestellten oder eines sonstigen Gesundheitsberufes zu gewinnen.

Damit können Krankenhaus- und Niedergelassenensektor gemeinsam den Bereich multimorbider, älterer und geriatrischer Patienten angehen und mit beiden Seiten bekannten Betreuungspersonen ausstatten.

Damit erhalten insbesondere immobile und wenig bewegliche Patienten die Chance, systematisch zu Hause besucht und betreut zu werden, und haben immer einen direkten Draht in die Arztpraxis, ohne den Arzt selbst zu involvieren. Dies erleichtert naturgemäß auch im Entlassungsmanagement die Möglichkeit, Patienten in ihrem gewohnten Umfeld sterben zu lassen. Durch die Ausbildung und die neue Selbstständigkeit der mit dem Arzt zusammenarbeitenden und entlastenden Assistenzberufe wird es möglich sein – zusammen mit der Pflege und den Palliativ-Teams – eine gut koordinierte und betreute Versorgungsstruktur auch für den Bereich des häuslichen Sterbens zu entwickeln.

Erhalten diese neuen Assistenzkräfte wie die Hausarztschwester VERAH® auch eine entsprechende Zusatzausbildung im Bereich Strebeprozesse, entsteht insoweit ein Brückenglied, welches den Patienten durch seine Dauerbegleitung schon umfassend kennt. Diese Kräfte sind auch mit der Häuslichkeit und den Angehörigen vertraut und sie haben jederzeit die Möglichkeit, den Hausarzt koordinierend einzuschalten. Dies kann entscheidend dazu beitragen, dass die gewohnte Häuslichkeit auch im Sterbeprozess durch das bestehende Vorverständnis und die Vertrautheit mit den Infrastrukturen genutzt werden kann.

Im ländlichen Raum werden Krankenhäuser immer öfter von abgebenden Hausarztpraxen gebeten, ihre Praxen zu übernehmen. Dies kann mit dem delegativen Konzept auch eher geschafft werden.

Niedergelassene Hausärzte sehen ein die hausärztliche Versorgung sicherstellendes Medizinisches Versorgungszentrum im ländlichen Bereich nun immer verbreiteter nicht mehr als Konkurrenz.

Im Gegenteil: Durch die neuen, gemeinsamen Versorgungsformen im Haus- und Heimbesuchsbereich mittels delegativer Kräfte, die einen gemeinsamen Arbeitgeber sowohl im Krankenhaus als auch in der niedergelassenen Praxis haben, entsteht ein neues Bindeglied zukünftiger Versorgung. Das Bindeglied kann sich möglicherweise auch positiv in Richtung ambulanter Sterbebegleitung im Rahmen eines zeitlich absehbaren Sterbeprozesses entwickeln. Dies könnte den wichtigen Schritt aus dem Krankenhaus im jetzigen suboptimalen Umfeld erleichtern und einen würdevollen Lebensausgang gestatten.

Literatur

Zentralinstitut für die kassenärztliche Versorgung in Deutschland (ZI) (2007): Arztkontakte im Jahr 2007 – Hintergründe und Analysen.

Internetquellen

www.verah.de (Stand: 29.08.2013).

Versorgungsstruktur Schwerstkranker im Krankenhaus, Gesundes Sterben und Gesundheitssysteme

Ein internationaler Überblick

Viktor R. Szymczak

Wenn Schwerstkranke und Sterbende ihren letzten Weg gehen – zumeist im Krankenhaus –, dann sollte ihnen eine verlässliche, humane und effektive Versorgung sicher sein. Dieser Beitrag gibt einen ersten Überblick, wie dies unter welchen Bedingungen in verschiedenen Ländern, Gesundheitssystemen, Kulturen, Religionen der Welt aussieht.

Starten wir mit einer aktuellen Schweizer Literaturanalyse: Das Ergebnis ist, dass die Sterbeorte bestimmten sozialen Mustern entsprechen. Gewählt wird abhängig vom Geschlecht, vom sozioökonomischen und familiären Status, von Land oder Stadt. Sterbende verlassen sich auf ihre soziale Umgebung, deren Handlungsfähigkeit sowie vorhandene Ressourcen und Institutionen. Die Forscher plädieren deshalb für strukturelle Veränderungen, damit überhaupt erst einmal die Voraussetzungen für ein häusliches Sterben geschaffen sind (Thönnes/Jakoby 2013).

Einen guten, allgemeinen Einstieg in die verschiedenen Gesichtspunkte des Sterbeprozesses im Krankenhaus gibt Professor Michael C. Kearl vom Department of Sociology & Anthropology der Trinity University, Texas (www.trinity.edu[1]). Ein zentrales Problem bei der Versorgung Sterbender im Krankenhaus besteht darin, dass die bisherige Aufgabe eines Akutkrankenhauses die schnelle Gesundung eines Menschen bedeutete. Ein Sterbender steht der erlernten Arbeitsauffassung des Personals diametral entgegen – und wird fast schon als Betten-Blockierer abgestempelt:

> »The problem is that many acute hospitals would not accept that the dying patient is a major issue for them. They feel they are geared towards making people better and many hospitals, as a result of the way they are organised and their culture, would

---

[1] http://www.trinity.edu/mkearl/death-2.html

even feel that the dying patient is a ›bed blocker‹ taking up beds that could be filled by other patients. Hospitals need to take ownership and responsibility for the dying patient« (Hunter 2008).

Humanogenetischer Ansatz, Religion und Sterbeprozess

Im Gesundheitssystem muss alles vom Menschen/Patienten/Verbraucher aus gesehen und auf ihn ausgerichtet werden. Diese Fortentwicklung des medizinsoziologischen Gegensatzpaares Salutogenese/Pathogenese unterstreicht die Position des Menschen im gesamten Gesundheitssystem. Ich werde die internationalen Eigenheiten des Sterbens im Krankenhaus allein von diesem Gesichtspunkt aus betrachten und darauf verzichten, deutsche Verhältnisse genauer zu untersuchen. Das geschieht bereits ausführlich durch die Ergebnisse und Empfehlungen der Gießener Studie 2013 in diesem Band und durch die thematisch breit gefächerten Beiträge.

Das menschliche Leben ist eigentlich ein Prozess, der anfängt (Geburt) und irgendwann aufhört (Tod). Die Gesundheit kann darin als eine Momentaufnahme gesehen werden. Dieser Prozess interagiert mit der Umwelt, der gesellschaftlichen Umgebung (Religion, Kultur, sozioökonomische Verhältnisse u. a. m.). So betrachtet ist das Sterben im Krankenhaus das sehr individuelle Ende eines Prozesses; zumindest auf dieser Welt: Das Danach wird je nach Kultur, Religion, Überzeugung unterschiedlich gedeutet.

Der Tod fand früher im sozialen (familiären) Raum statt, heute eher in Institutionen wie Krankenhäusern. Die Gründe sind allgemein anerkannt: Es gibt mehr Klein- statt Großfamilien, die erhöhte Erwerbstätigkeit der Frauen schwächt die traditionelle Pflegeposition in der Familie, eine höhere Lebenserwartung und Fortschritte in der Medizin führen zu mehr behandelbare Krankheiten u. a. m. Naturreligionen – etwa die Inuit in Nunavut, Kanada, die melanesischen Papua in Papua Neuguinea, die Maori Neuseelands, die Aborigines Australiens – haben diese Erscheinungen der westlichen, technikorientierten Länder weniger.

In Irland wurde den Angehörigen eines gerade Verstorbenen sofort die Rechnung gesandt, keine Beileidskarte, keine tröstenden Anrufe (vgl. Hunter 2008). Seine Habseligkeiten wurden in einem schmucklosen 08/15-Pappbehälter überreicht. All dies und viel mehr, wie die schlechten Bewertungen des Irischen Gesundheitssystems im European Health Consumer Index (EHCI), führten 2007 zu einer einmaligen, gesamtgesellschaftlichen Anstrengung: dem Hospice Friendly Hospital Projekt, eine beispielgebende, für Europa unbedingt nachahmenswerte Bewegung, um Hospiz-Elemente in allen Krankenhäusern einzuführen.

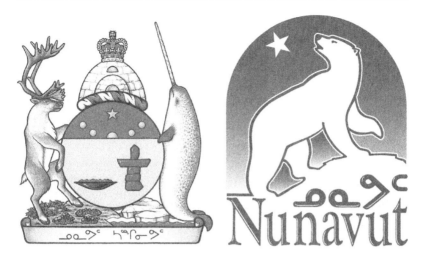

Links: Das Wappen der Provinz Nunavut: Coat of Arms; rechts: Logo der Regierung von Nunavut

Berichte aus anderen Ländern und Gesundheitssystemen

Japan: Das staatlich regulierte System ist chronisch unterfinanziert. Arbeitende Japaner sind über eine betriebliche Krankenversicherung versichert, alle anderen bei einer kommunalen Krankenversicherung. Für Versicherte ab 75 gibt es die »Krankenversicherung für die ganz Alten«, die von den anderen Versicherungen subventioniert wird. Bereits 2010 machen die Ausgaben der Älteren mehr als ein Drittel der Gesamtausgaben aus, mit stark steigender Tendenz.

Alle Krankenversicherungen bieten übrigens die gleichen Leistungen an. Die Krise des Systems läuft geräuschlos ab. Es wird rationiert und Dienstleistungen verschwinden einfach, weil sie nicht bezahlt werden können.

Positiv: Patienten haben absolut freie Wahl bei Arzt und Krankenhaus. Die Versicherten bezahlen 30 Prozent der Kosten bei einem Arztbesuch selbst, trotzdem gehören Japaner mit jährlich 14 Arztbesuchen weltweit zur Spitzengruppe. Wie die Unternehmensberatung McKinsey 2009 in einer Studie feststellte, leidet Japans Gesundheitssystem vor allem daran, dass es kaum Qualitätskontrollen gibt. Nirgendwo bleiben Patienten so lange im Krankenhaus wie in Japan. Und Ärzte, die einmal ihre Zulassung bekommen haben, können lebenslang ohne weitere Fortbildung praktizieren.[2]

---

2 Vgl. www.faz.net/aktuell/wirtschaft/wirtschaftspolitik/japan-chronisch-unterfinanziert-1938197.html.

Kanada: Eine ausgezeichnete kanadische Quelle zu Geschichte, Literatur, politischen Eckdaten und staatlicher Einstellung zum Sterbeprozess im Krankenhaus ist kürzlich vom Canadian Institute for Health Information (CIHI) herausgegeben worden.[3] Das CIHI ist eine Mischung aus Statistischem Bundesamt, Bundesinstitut für politische Bildung und Wissenschaftszentrum.

Berufstätigkeit, Pflegerolle und Sterbeprozess

Die Berufstätigkeit von Frauen hat starke Auswirkungen auf die traditionelle Pflege von Schwerstkranken. In Indien sind nur 25% der Frauen berufstätig, und sie verdienen auf dem Bau beispielsweise nur den halben Lohn eines Mannes. Die Frau wird nur als Verstärkung für den Ehemann betrachtet. In China dagegen sind gut 70% der Frauen berufstätig.[4]

Die Versorgung schwerstkranker Familienangehöriger ist in Indien viel mehr die Aufgabe der Frau als in China. Sterben im Krankenhaus kommt aus diesem Grunde in Indien weit weniger vor, die pflegende Person ist ja meist zu Hause. Das abstrahiert natürlich von den größeren ökonomischen Zwängen in Indien und dem komplizierten Kastenwesen.

Ganz anders in Canada, wo immer mehr Frauen mehr als ihre Ehemänner verdienen und diese dann tendenziell die Pflegeaufgabe innerhalb der Familie übernehmen. Die Verschiebung hin zum Mann kann es möglich machen, dass mehr Schwerstkranke wieder zu Hause sterben könnten. Wir werden sehen ...[5]

Gesundheitssysteme, Status und Veränderungen

Wie sieht eigentlich die Nutzung von Dienstleistungen während des Sterbeprozesses unter den Minoritäten eines Landes aus, besonders aus der Sicht eines Krankenhauses? Wird die Hilfe angenommen, und wenn nicht, warum? Betrachten wir stellvertretend den gerade erschienenen Report der staatlichen Or-

---

3 End-of-Life Hospital Care for Cancer Patients (April 2013). https://secure.cihi.ca/free_pro ducts/Cancer_Report_EN_web_April2013.pdf. Das CIHI hat 2012 erstmals allen Kanadiern den Vergleich der Qualität kanadischer Krankenhäuser auf einer eigenen Seite im Internet ermöglicht. Die Kriterien der Einstufung sind viel klarer als in seinem –sehr eingeschränkten – deutschen Pendant. Vgl. www.vancouversun.com/health/Website+rates+treatment+record+ Canadian+hospitals/6411228/story.html.
4 Vgl. www.zeit.de/politik/ausland/2013-03/frauen-indien-arbeitsmarkt.
5 Vgl. www.demos.com.de/de/Service/Seiten/nachricht.aspx?newsid=24; auch www.tages schau.de/wirtschaft/frauen-usa100.html, www.pewsocialtrends.org/2013/05/29/breadwin ner-moms/, www.pewsocialtrends.org/2011/11/23/changing-american-family/.

ganisation in Großbritannien über die Versorgungssituation unter Minoritäten, den sogenannten Black, Asian and Minority Ethnic, kurz: BAME.[6] Die Autoren empfehlen, dass der Focus auf den Sterbeprozess von Patienten mit terminalem Krebs auf alle Personen in England verschoben und ausgedehnt werden sollte, egal mit welchem Hintergrund oder welcher Krankheit, sei es Herz-Kreislauf, ALS, Demenz oder andere. Die Gesellschaft muss verstehen und anerkennen, dass ethnische und kulturelle Unterschiede gravierend unterschiedliche Auswirkungen auf Krankheiten haben können, aber auch, welche Art von gesundheitlicher Versorgung von diesen Gruppen akzeptiert wird.

In England werden die BAME-Gruppen bald einen bedeutenden Bevölkerungsanteil an der Gruppe der über 65-Jährigen ausmachen. Ihre Zahl wird sich in den nächsten 25 Jahren fast Verdreifachen. Einer ähnlichen Entwicklung sehen sich viele europäische Staaten gegenüber, allein die Zusammensetzung dieser Minoritäten-Gruppen ist unterschiedlich. Werden es in Frankreich wahrscheinlich Migranten aus ehemaligen Kolonien Afrikas sein, können es in Deutschland Gruppen aus dem ehemaligen Ostblock sein.

Wo aber sind die Ursachen für die zögerliche Inanspruchnahme gesundheitlicher Versorgung am Ende des Lebens (End-of-Life, EoL)? Nun, ausgemacht ist zuvorderst eine Mischung aus Missverständnis, Misstrauen und einem gravierenden Mangel an kultureller Sensibilität bei den Dienstleistern (Klinik, Personal etc.). Dies kann aber im ersten Schritt sehr schnell durch eine verbesserte Kommunikation mit dem Betroffenen und seiner Familie korrigiert werden. Da rund ein Prozent der Bevölkerung kein Wort Englisch spricht, sind professionelle Dolmetscher in England unbedingt notwendig. Auch in anderen Ländern wird dies sicherlich helfen.

Erfahrungen mit Gesundheitssystemen anderer Länder

Einen ganz anderen Eindruck von den Problemen fremder Gesundheitssysteme kann man gewinnen, wenn man Ärzte über ihre jeweiligen Gastländer befragt, in denen sie sich vor langer Zeit beruflich niedergelassen haben. Im Rahmen der lesenswerten österreichischen Serie *Auslandsmediziner schildern ihren Alltag*

---

6 Public Health England veröffentlichte am 25. Juni 2013 einen Forschungsbericht, der die schlechte Nutzung von Leistungen für Sterbende in den sogenannten BAME-Gruppen (Black, Asian and Minority Ethnic) thematisiert: *Palliative and end of life care for Black, Asian and Minority Ethnic groups in the UK. Demographic profile and the current state of palliative and end of life care provision.* Die Lösungen und Vorschläge für die ethnischen Minoritäten sind in kleinem Rahmen auch für Deutschland anwendbar. Vgl. www.mariecurie.org.uk/Documents/WHO-WE-ARE/Diversity/Palliative%20care%20BAME%20report%20June%202013.pdf oder https://www.gov.uk/government/news/report-highlights-growing-need-to-improve-end-of-life-care-for-minority-ethnic-groups.

wurden 2008 knapp 20 Länder betrachtet[7]. Sie berichteten über »Spanien, Land der langen Patienten-Wartelisten« bis hin zu »Peru: Unterversorgung und Boom bei Schönheits-OPs«. Es werden Probleme angerissen – wie die Versorgung Sterbender im Krankenhaus –, die in entsprechender Abwandlung durchaus auch für Deutschland gelten können. »Das Gesundheitssystem in Peru diskriminiert Arme und indigene Frauen und Kinder«, kritisiert Amnesty International. Das gilt auch für den Sterbeprozess: »Alle acht Stunden stirbt in Peru eine Frau aufgrund von Komplikationen bei der Geburt. 45 Prozent aller Todesfälle im Land betreffen Kinder unter fünf Jahren.« Rund 60% der Bevölkerung sei nicht krankenversichert und müsse Arztbesuch und Spitalsaufenthalt selbst bezahlen (vgl. ebd.).

Wie sich ein Gesundheitssystem negativ auf das Krankenhauspersonal auswirken kann, zeigt ein irischer Bericht aus 2005: Die physische Kapazität des Krankenhauspersonals wird stark überstrapaziert. Die Arbeitsmoral sinkt insgesamt, weil nicht das getan werden konnte, was beim Sterbeprozess eigentlich selbstverständlich gewesen wäre. Das Personal ist wegen der unbefriedigenden Situation enttäuscht, was die Einsatzbereitschaft deutlich minimiert. Bereitschaft und Fähigkeiten werden durch ein System unterminiert, das als sterbeprozess-feindlich angesehen wird (O'Mahony-Browne Research Consultants 2005[8]).

Europaweit erst- und einmalig gibt es ein Handbuch (Manual) zum Sterben im Krankenhaus (McKeown 2008), das umfassende Informationen für das Personal, Betroffene, Entscheider des Gesundheitssystems gibt – und für ganz Europa. Es werden Strategien vorgestellt, wie Hospiz-Ideen in die allgemeine Versorgungsaufgabe von Krankenhäusern (Putting Hospice Principles into Hospital Practice) eingeführt und begleitet werden können. Auch Entwicklungsideen (Policy) und ein Instrumentarium, um den Stand der eingeführten Ideen feststellen und verbessern zu können (Audit), sind Bestandteile des Handbuches. Umfassende Standards wurden entwickelt, wie der Sterbeprozess im Krankenhaus begleitet werden sollte. Angestrebt wird die weitest mögliche Verbreitung des Handbuches, da Sterben im Krankenhaus alle Menschen dieser Erde angeht. Das Team um den Medizin-Soziologen Kieran McKeown und die alteingesessene Beratungsfirma Trutz Haase möchte mit Forschern anderer Länder ein Netzwerk bauen. Dadurch soll das eigene, irische System ständig verbessert und ein genaueres Verständnis gewonnen werden, wie der Sterbeprozess in anderen Krankenhaussystemen aussieht.

---

7 Vgl. bspw. »Spanien, Land der langen Patienten-Wartelisten« (www.springermedizin.at/politik/?full=2076) oder »Peru: Unterversorgung und Boom bei Schönheits-OPs« (www.springermedizin.at/politik/?full=1525).

8 Der Report spiegelt durchaus auch die Situation und die Überzeugungen des Klinikpersonals in vielen anderen Ländern wider.

Bekanntlich hat Europa den höchsten Prozentsatz Älterer Menschen in der ganzen Welt. Es liegt also auf der Hand, dass die europäischen Gesundheitssysteme viel aufmerksamer darauf achten sollten, wie Menschen in Würde sterben können; besonders in den Krankenhäusern, wo so viele Todesfälle passieren.

Aktuelle Reformen der Gesundheitssysteme weltweit

Nicht nur Tasmanien[9] oder Irland[10] revolutionieren ihre Systeme, auch Großbritannien[11] oder Canada[12]. Selbst die Weltgesundheitsorganisation WHO orientiert sich seit 2010 mehr an den Bedürfnissen der Patienten, statt immer nur finanziellen Einsparungen im jeweiligen Gesundheitssystem das Wort zu reden – ein Paradigmenwechsel?[13]

Gemeinsam ist das Ziel, mehr für die Menschen zu tun, auch und besonders auf ihrem letzten Wege. Wegen der bekannten Faktoren wie demografische Alterung, Umschichtung der Berufstätigkeitsprofile oder Mobilitätszwänge der Arbeit und aufgelöster Großfamilien findet dies mehr und mehr im Krankenhaus statt. Wir müssen das Gesundheitssystem, und besonders die Versorgung durch das Krankenhaus, verändern und neu ausrichten: mehr Personal, mehr praktizierte Kenntnis anderer Religionen und Kulturen, mehr und bessere Ressourcen, mehr internationale Vernetzung.

Allein aus Verbrauchersicht analysiert und bewertet seit 2004 das schwedische Forschungsinstitut Health Consumer Powerhouse (HCP) 34 nationale

---

9 www.dhhs.tas.gov.au/palliativecare/health_professionals/goals_of_care
10 29 Richtlinien der Versorgung beim Sterbeprozess im Krankenhaus: http://hospicefoundation.ie/wp-content/uploads/2013/04/2.PoliciesProcedures.pdf. Strategischer Plan bis 2015: http://hospicefoundation.ie/wp-content/uploads/2012/06/Irish-Hospice-Foundation-Strategic-plan-2012-2015.pdf. Über ein Analyse und Bewertungssystem, ob Sterbende angemessen versorgt werden: http://hospicefoundation.ie/wp-content/uploads/2013/04/An-opportunity-to-press-the-pause-button.pdf.
11 www.gov.uk/government/organisations/department-of-health; vgl. auch www.phoutcomes.info und health.peonyrose.org/post_539.html über die schlimmsten Krankenhäuser Großbritanniens.
12 Ottawa gibt den Provinzen Geld im Canada Health Transfer. Die Provinzen akzeptieren dafür fünf Punkte: Public Administration (Öffentliche Verwaltung), Comprehensiveness (alle medizinisch notwendigen Leistungen), Universality (gleicher uneingeschränkter Zugang für alle), Portability (bei Aufenthalt in einer anderen Provinz trägt die eigene die dortigen Kosten), Accessibility (medizinische Leistungen sind ohne finanzielle Barrieren erreichbar. Vgl. www.thecanadianencyclopedia.com/articles/health-policy. Beispiel Alberta: www.health.alberta.ca/initiatives/5-year-health-action-plan.html.
13 Vgl. www.bmg.bund.de/fileadmin/redaktion/pdf_who/Der_Weltgesundheitsbericht_-_Kurzfassung.pdf.

Gesundheitssysteme in Europa nach 42 Merkmalen (Indikatoren). Der Jahresbericht EHCI[14] hat sich dabei als eine Art Industriestandard etabliert, um aus Konsumentensicht die Fortschritte von Systemen zu messen. Dies gilt natürlich auch für den Bereich Sterben im Krankenhaus. Fünf zentrale Bereiche werden abgedeckt: Patientenrechte und -informationen, Behandlungszugang/Wartelisten (accessibility), Medizinische Ergebnisse, Ausmaß und Zugang der Dienstleistungen, Medikamente. Basis des Berichtes sind öffentliche Statistiken, Patientenumfragen und eigene, unabhängige Forschungen.

Da auch ein gutes System immer noch verbessert werden kann, sollten die Ergebnisse des EHCI einfließen in eine auf mehr Patienten und auf Hospizversorgung ausgerichtete allgemeine Versorgungsstruktur des deutschen Akutkrankenhauses. Das legen die Ergebnisse und Empfehlungen der Gießener Sterbestudie 2013 nahe.

Auf dem Flur auf die Behandlung warten

Nicht in einem armen, zerrütteten Land nach einem Krieg liegen Menschen auf den Klinikfluren und sterben vor der Behandlung, sondern auch in Ländern mit systembedingten, monatelangen Wartezeiten. Wie weit das auch für Großbritannien oder Dänemark gilt, die bestimmte Patienten in andere Länder ohne Wartezeit senden, um dort notwendige Operationen durchführen zu lassen, zeigt der EHCI auf. Besonders eindrucksvoll ist die Wartelisten-Karte von Europa.[15]. Das Forschungsinstitut analysiert seit 2004 alle EU-Länder auf Resultate der Gesundheitsleistungen (health outcome) und Transparenz. Die Berichte werden jeweils vor dem EU-Parlament präsentiert. Viele Veränderungen in den Ländern gehen zurück auf Anstöße des HPH, so die spürbare Verkürzung der Wartelisten in England.

Wartelisten und zu wenig Personal hängen eng miteinander zusammen. Die staatlichen, genauer gesagt: steuerfinanzierten Gesundheitssysteme beispielsweise in Spanien oder Canada bezahlen das Krankenhauspersonal sehr karg, was einen Exodus der Fachkräfte in andere Länder auslöst: Viele Kanadier wechseln in die USA. Wenn sie aus dem System austreten und sich privat akquirieren wollen, gibt es staatlich festgesetzte Höchstpreise für die Behandlungspreise.

Die Provinz Alberta verspricht im neuen Gesundheitsplan[16], dass 90% der Notaufnahmen (emergency departments) innerhalb von acht Stunden behandelt werden. Verglichen mit Deutschland ist auch diese avisierte Verbesserung wenig

---

14 EHCI = European Health Consumer Index. www.healthpowerhouse.com/index.php?Itemid=55; Report des Jahres 2012: www.healthpowerhouse.com/files/Report-EHCI-2012.pdf.
15 EHCI-Report des Jahres 2012 (vgl. Fn. 13), S. 8, Grafik 1.1.7: »Waiting list territory« (Red) and »Non-waiting list territory« (Green) of European healthcare.
16 www.health.alberta.ca/initiatives/5-year-health-action-plan.html

GOALS OF CARE PLAN

Tasmania
Department of Health and Human Services

ROYAL HOBART HOSPITAL

PT ID							
SURNAME					D.O.B.		
OTHER NAMES						SEX	
ADDRESS					MARITAL STATUS		
					REL		

Complete the Diagnosis and Reason for Decision for Limitation of Medical Treatment
Choose the appropriate Goals of Care for this patient at this time by choosing option A, B, C, or D.

Diagnosis: _____

NO LIMITATION OF TREATMENT
A. The Goal of Care is CURATIVE or RESTORATIVE. Treatment is aimed at PROLONGING LIFE.
- ☐ Patient is FOR CPR, and all appropriate life-sustaining treatments → For Code Blue

LIMITATION OF MEDICAL TREATMENT
B. Goal of Care is CURATIVE or RESTORATIVE, but the following limitations of treatment apply: (Tick ONE option only)

- ☐ Patient is NOT FOR CPR (but is for intubation for respiratory failure) → For Code Blue
- ☐ Patient is NOT FOR CPR OR INTUBATION but is for non-invasive ventilation or inotropes → Not for Code Blue / For MET Call
- ☐ Patient is NOT FOR CPR, INTUBATION OR VENTILATION, but is for the following ACTIVE MANAGEMENT (eg antibiotics, tube feeding) → Not for Code Blue / MET call ☐ Yes ☐ No

Please specify _____

C. The Goal of Care is PALLIATIVE – treatment is aimed PRIMARILY at SYMPTOM MANAGEMENT & QUALITY OF LIFE

- ☐ Patient is NOT FOR CPR, INTUBATION OR VENTILATION, but is for the following ACTIVE MANAGEMENT (eg antibiotics, tube feeding) → Not for Code Blue / MET call ☐ Yes ☐ No

Please specify _____

D. The Goal of Care is TERMINAL, treatment is aimed at COMFORT DURING THE DYING PROCESS
(Prognosis is assessed to be hours or days)

- ☐ Patient is NOT FOR CPR, INTUBATION OR VENTILATION → Not for Code Blue / Not for MET Call / Initiate Terminal Care Pathway

Complete for all patients whose Goals of Care include some limitation of medical treatment, (Sections B, C or D)
Raise a Clinical Alert for Goals of Care Plan, and then place the completed form in the Alerts Sleeve in the patient notes.

Reason for Limitation of Medical Treatment	→ ☐ Medical grounds	☐ Patient wishes	☐ Patient Best Interests
Advance Care Directive available for this patient	→ ☐ Yes	☐ No	☐ Refer for ACD advice
Persons involved in the decision making process	→ ☐ Patient	☐ Enduring Guardian	☐ Person Responsible

Note below name of Person Responsible/Enduring Guardian if involved in decision making

_____

Doctor's name (print) _____ Doctor's designation _____

Date _____ Doctor's signature _____

Name of Consultant Responsible (print) _____ Informed of this plan ☐ Yes ☐ No

If changes are required a new plan must be written, & the outdated plan crossed through, marked "void", signed & dated

Endorsed for continued use ☐ during ambulance transfer ☐ at home ☐ new care facility (tick which apply)

Signature of Consultant, Specialist or designated deputy (Registrar/RMO) _____

Date of endorsement: _____ 90 day validity from this date to _____

Signature of GP/Specialist (print name): _____ Date: _____

ACD = Advance Care Directive   CPR = Cardiopulmonary Resuscitation   MET = Medical Emergency Team

Procedure/Process (from Goals of Care Protocol):

STEP ONE. ASSESSMENT

A clinical evaluation is made to assign the patient's situation to one of the three goals of care categories: curative/restorative, palliative, terminal.

If the goals of care are CURATIVE, and no limitation of treatment is recommended, and the patient or Person Responsible agrees, then no further action is required unless the goals change.

Day admissions for low risk procedures on otherwise healthy people may be exempted from using the Goals of Care Plan (GOCP) form, at the discretion of the consultant or specialist responsible for the patient's admission. The form should be filled out for all other patients.

STEP TWO. LIMITATION CONSIDERED AND NEGOTIATED

Patients for whom LIMITATION OF LIFE-PROLONGING MEDICAL TREATMENT should be considered:

1. A patient who has an illness for which medical treatment aimed at life-prolongation will neither significantly prolong life expectancy, nor improve the quality of life.
2. A patient for whom such therapy carries a far greater risk of complications than possible benefits.
3. Any patient who appears to have capacity and states that they do not wish to have certain, or all, life-prolonging treatments, or if lacking capacity, but has an Advance Care Directive or a Person Responsible stating this.

Key questions to be addressed by health care team if treatment limitation is being considered (after MJA 2005; 183:230-1):

1. Are the clinical facts of the case well established? Is the diagnosis correct?
2. Has sufficient time elapsed to be reasonably confident that there is no reasonable prospect of substantial improvement or recovery?
3. Is there consensus amongst the clinicians about the diagnosis, prognosis and most appropriate course of medical action? Is a case conference necessary?
4. Has the patient or the patient's Person Responsible been advised of the above? Have they had a chance to express their opinions?
5. Has the patient's general practitioner been involved?

Consult the Clinical Guideline on Decision-making at the End of Life.
http://www.dhhs.tas.gov.au/palliative_care/health_professionals/symptom_management_guidelines

STEP THREE. IMPLEMENTATION

1. The consultant or specialist responsible for the patient's care, or designated delegate (Registrar or RMO) completes and signs the Goals of Care Plan (GOCP) form. This duty may NOT be delegated to an intern.
2. The consultant or specialist responsible (or delegate), should then file the completed GOCP form in the current admission medical record and place in the Alerts section of the Digital Medical Record.
3. The consultant or specialist responsible, (or delegate), changes the orders regarding patient's medical management to reflect the Goals of Care and treatment choices that have been agreed between medical team and patient/Person Responsible, noting the names of the Person Responsible/Enduring Guardian if they have participated in the decision making process.
4. The responsible consultant or specialist, (or delegate), contacts the patient's GP and advises them of the GOCP.
5. All discussion related to the GOC Plan is to be clearly documented on the form and/or in the patient's progress notes in the medical record by the consultant or specialist responsible, (or delegate).
6. The Person Responsible should be reassured that the ultimate responsibility for treatment decisions, including cessation of life-prolonging medical treatment and deployment of palliative and terminal care, is a medical one, but shared with him/her after appropriate discussion and consultation.
7. If the patient is to be transferred or discharged, the goals of care should be reviewed and documented in the discharge summary. Completion of an Advance Directive should be encouraged. The Goals of Care Plan may be endorsed by the consultant or specialist responsible (or delegate) as active, and presented to ambulance crews to accompany a patient who is being transferred for palliative and terminal care at home or in another facility. The Tasmanian Ambulance Service will recognise the validity of the Goals of Care Plan for 90 days from date of endorsement.
8. General Practitioners or Specialists may endorse the Goals of Care Plan for ongoing care in the community by signing and dating the form when they assess the patient following hospital discharge.

In Tasmanien gibt es neuerdings einen offiziellen Plan des Gesundheitsministeriums, wie ein Gesundes Sterben (Healthy Dying) bewerkstelligt werden kann. Der Plan ist als PDF erhältlich auf www.dhhs.tas.gov.au/__data/assets/pdf_file/0010/100612/Web_RHH_Goals_of_Care_form.pdf.

akzeptabel. Und die Frage steht im Raum: Wie viele Menschen starben bisher an einer zu langen Wartezeit in den dortigen Notaufnahmen?

Sprache

Mangel an Personal, Exodus in andere kanadische Provinzen oder ins Ausland – das kann auch durch ein sprachliches Problem ausgelöst werden: Aus Québec »emigriert« beispielsweise häufig das englischsprachige Personal kurz nach der Ausbildung und verschärft so die dortige Personalnot. Der Grund ist, dass in Québec die Beherrschung der französischen Sprache Voraussetzung ist, um ins Gesundheitssystem aufgenommen zu werden. Besonders viele der sogenannten »mono-lingue« (einsprachigen) Ärzte arbeiten lieber in anglokanadischen Provinzen, wo sie zudem auch besser bezahlt werden. Auch dies trifft besonders die schwerstkranken und sterbenden Patienten.

Sterben im Krankenhaus bei nicht einwilligungsfähigen Patienten

Wie wird in verschiedenen Ländern das Problem gehandhabt, dass ein Schwerstkranker, ein Sterbender nicht einwilligungsfähig ist? Dazu gehören Kinder, Unfallopfer, Notfälle allgemein, demente Menschen. Was ist, wenn niemand aus seinem Umfeld für ihn entscheiden kann, weil man diese Personen vielleicht nicht rechtzeitig findet? Wie ist dies in den Weiten der Provinz Nunavut in Kanada, im Inneren Australiens, auf der schwer zugänglichen Insel Tasmanien?

In der Schweiz wird nach dem sogenannten METAP-Plan vorgegangen (vgl. Pargger/Barandun Schäfer in diesem Band), einer stufenweisen Einschaltung sämtlicher Beteiligter, in Österreich werden gerade Empfehlungen der dortigen Bioethik-Kommission umgesetzt,[17] um den Menschen in ihrer Situation gerecht zu werden. Übersichtlich und gesetzlich vorgegeben ist aber der Handlungsrahmen im australischen Bundesland Tasmanien (www.dhhs.tas.gov.au). Seit 1986 hat Australien gesetzlich geregelt, wie man bei Lebzeiten einen von einem selbst autorisierten Ständigen Bevollmächtigten (Enduring Guardian) staatlich festlegen kann, der über das eigene Leben entscheiden kann, wenn der schwerstkranke, sterbende Mensch/Patient nicht mehr einwilligungsfähig sein sollte. Eine überschneidende Funktion bei Kindern und Menschen mit Einschränkungen hat die sogenannte Person Responsible (ebd.).

---

17 Vgl. die exzellente Stellungnahme der Bioethik-Kommission vom 3. Juni 2013: www.bka.gv.at/DocView.axd?CobId=51902.

Viktor R. Szymczak

Die Rolle der Religion

Trotz lebensbedrohender Komplikationen für die Mutter verweigerte ein irisches Klinikum 2012 eine notwenige Abtreibung. Der tragische Tod der indischstämmigen irischen Zahnärztin ging durch die Weltpresse. Dies sei ein katholisches Land, deswegen gäbe es keine Abtreibung, wenn der embryonale Herzschlag spürbar sei, wurde den Angehörigen – allesamt Hindu – gesagt. Sterben im Krankenhaus hat sehr direkt auch mit Religion und Gesetzen zu tun; zu diesem Zeitpunkt hatte der Europäische Gerichtshof Irland aber bereits dazu verurteilt, in solchen Fällen EU-Recht endlich umzusetzen.

Schwerstkranke und sterbende Menschen haben je nach Religion und Glauben sehr unterschiedliche Bedürfnisse, wenn es möglicherweise dem Ende zugeht. Das Personal ist darauf unterschiedlich gut vorbereitet. Schon in der jeweiligen Ausbildung sollten fundamentale Kenntnisse vermittelt werden, wie in den sogenannten Weltreligionen Christentum, Islam, Judentum, Hinduismus, Buddhismus der letzte Weg zu begehen ist. Hilfreich für das Hier und Jetzt ist auch ein Mentoren-System, wie es etwa teilweise in Canada praktiziert wird: Die ausgebildeten Fachkräfte bilden ihrerseits andere Kollegen im Grundwissen »Sterben in anderen Kulturen« aus. Nach und nach verfügen dann alle über dieses Grundwissen für ihre tägliche Arbeit. Auch in Ländern, deren Bevölkerungsanteil mit Migrationshintergrund viel höher als in Deutschland ist, gibt es noch viel zu verbessern, wie der BAME-Report Großbritanniens zeigte.

Beispielhaft beschreibt die Trauerbegleiterin Asiye Balikci bestimmte Werte, Rituale und Eckpunkte, wie sterbende Muslime im Krankenhaus begleitet werden sollten[18]:

➤ Der Tod ist im Islam nicht das Ende des Menschen, sondern das Tor vom Diesseits zum Jenseits. Er darf aber weder herbeigeführt oder beschleunigt, noch darf das Leben um jeden Preis verlängert werden – was im Krankenhaus natürlich zu Problemen bei der Diagnose Hirntod führen kann.

➤ Zu beachten ist auch der hohen Stellenwert von Sittsamkeit. Deshalb ist im Krankenhaus z. B. die gleichgeschlechtliche Waschung sehr bedeutsam.

➤ Hygiene und Sauberkeit: Ein Todkranker sollte peinlichst sauber gehalten werden, insbesondere was die Ausscheidungen anbelangt, denn die äußerliche Sauberkeit ist Symbol für die innere Sauberkeit. Reinheit ist der halbe Glaube.

---

18 Neben dieser Sicht einer Trainerin für kultursensible Sterberituale vgl. auch: www.altenpflegeschueler.de/sonstige/Sterben-und-Tod-im-Islam.php. Zur Versorgung sterbender Muslime: http://hospicefoundation.ie/wp-content/uploads/2013/04/Caring-for-A-Muslim-Patient.pdf. Generell zum ethischen Rahmen der Versorgung Sterbender: http://hospicefoundation.ie/publications/ethics/.

- Scham: Völlige Nacktheit stellt für todkranke Muslime ein großes Problem dar. Wie aber kann man das im alltäglichen Stress von Intensivstationen bedenken?
- Bei Krankenbesuchen, die oft als Störung des normalen Versorgungsablaufes angesehen werden, gilt: Kranke zu besuchen ist eine soziale und religiöse Verpflichtung. Der Kranke steht im Mittelpunkt, kann sich der Fürsorge seiner Familie sicher sein. Und je mehr Freunde und Verwandte um das Krankenbett versammelt sind, umso schneller ist der Patient gesund bzw. umso leichter wird der Abschied. Die Anzahl der Besucher zeigt den gesellschaftlichen Wert des Patienten.
- Sterbebegleitung: Ein Sterbender darf in der Todesstunde nicht allein gelassen, sondern soll von Angehörigen, Freunden, Nachbarn begleitet werden. Wie aber kann das in den normalen Betrieb integriert werden?

»Der Sterbende soll auf die rechte Körperseite gelegt werden und sein Gesicht in Richtung Mekka gedreht werden, falls dies nicht möglich ist, ist es ausreichend, nur das Gesicht gen Mekka zu drehen. Damit wendet sich der Sterbende Gott zu. Wichtig ist, einem Sterbenden immer ausreichend zu trinken zu geben oder seine Lippen zu benetzen, da er nicht durstig sterben darf, denn der Weg ins Paradies ist weit« (Balikci o.J.).

Kürzlich erläuterte Prof. Ammar[19], ein Moslem, in Wien auf einer Bioethik-Tagung (Ammar 2013):

»Wir müssen somit dauernd sowohl auf Gesellschaftsebene als auch auf der Ebene des Individuums Überlegungen anstellen. Wir müssen also unsere ärztliche Kunst ausüben und die Bedingungen der Gemeinschaft und des Individuums berücksichtigen, was eine schwierige Abwägung darstellt.«

Ausblick

Die Gießener Sterbestudie 2013 deckt erstmals empirisch belegte Mängel und Unzulänglichkeiten der Versorgungsstruktur von Sterbenden in deutschen Krankenhäusern auf. Die Empfehlungen können die Situation der Schwerstkranken und auch die des Personals ein gutes Stück weiterführen.

---

19 Verglichen wurde das philosophische, weltanschauliche und nationale Verständnis des Begriffes »Lebensende«. Prof. Dr. med. Mohamed Salah Ben Ammar ist seit 2012 Mitglied und Vizepräsident des Komitees für Internationale Bioethik der UNESCO.

Dieses Kapitel gab einen kleinen Überblick über weltweite Probleme und Herausforderungen im Bereich Sterbeprozesse im Krankenhaus und – hoffentlich – Anreize für den Leser, sich vertieft damit zu beschäftigen. Auf dem ganzen Globus, so scheint es, verändern sich die Gesundheitssysteme hin zu mehr Ausrichtung auf den Menschen, den Verbraucher von Gesundheitsleistungen. In vielen westlichen Industrienationen wird seit einiger Zeit das Wohl des Menschen, des Verbrauchers von gesundheitlichen Dienstleistungen, in den Mittelpunkt gerückt (Irland, Alberta, Großbritannien, Tasmanien). Besonders Dienstleistungen rund um Sterbeprozesse (EoL, End-of-Life Care), rund um den letzten Weg eines jeden Menschen, werden analysiert, bewertet und systematisch neu ausgerichtet. Ganze Gesundheitssysteme werden zunehmend auf die Bedürfnisse des Schwerstkranken, seiner Angehörigen und des mitwirkenden Krankenhauspersonals ausgerichtet. Selbst die WHO praktiziert seit 2010 einen Paradigmenwechsel weg von der strikten am Sparen orientierten Politik hin zur universellen Absicherung des Menschen.

Erleben wir gerade wirklich ein weltweites Umdenken? Vielleicht ist es demnächst selbstverständlich in allen Ländern und Kulturen, Gesundheitssystemen und Krankenhäusern: Der letzte Gang eines Menschen muss stets und immer menschlich, würdevoll und in Frieden geschehen.

Literatur

Ammar, B. (2013): Das Lebensende aus Sicht des Islam. Vortrag auf dem internationalen Kolloquium »Lebensende« vom 6. Juni 2013. Bundeskanzleramt und UNESCO-Kommission.

Balikci, A. (o.J.): Begleitung sterbender Muslime im Krankenhaus und Hospiz. Präsentation. www.johannes-hospiz.de/cms/upload/pdf/Begleitung_sterbender_Muslime.pdf (Stand: 27.08.2013).

Hunter, N. (2008): Hospitals falling short in care of the dying. www.irishhealth.com/article.html?id=7439 (Stand: 27.08.2013).

McKeown, K. (2008): National Audit of End-of-Life Care in Hospitals in Ireland. 2008/9 & 2011/12. The Manual. http://hospicefoundation.ie/wp-content/uploads/2013/04/Manual.pdf (Stand: 27.08.2013).

McKeown, K.; Haase, T.; Pratschke, J.; Twomey, S.; Donovan, H. & Engling, F. (2010): Dying in Hospital in Ireland: An Assessment of the Quality of Care in the Last Week of Life. Report 5, Final Synthesis Report. Dublin (Irish Hospice Foundation). www.hospicefriendlyhospitals.net.

O'Mahony-Browne Research Consultants (2005): Death and Dying in an Acute Hospital. Exploring the Views and Experiences of Hospital Staff. A report prepared for the Care for People Dying in Hospitals Project. http://hospicefoundation.ie/wp-content/uploads/2013/04/Dying-Death-in-an-Acute-Hospital.pdf (Stand: 27.08.2013).

Thönnes, M. & Jakoby, N. (2013): Where People Die. A Critical Review. Medical Sociology online (www.medsoconline.org) (1)7, Februar 2013.

Internetquellen (Stand: 27.08.2013)

health.peonyrose.org/post_539.html
hospicefoundation.ie/publications/ethics/
hospicefoundation.ie/publications/hospice-friendly-hospitals-publications/
hospicefoundation.ie/wp-content/uploads/2012/06/Irish-Hospice-Foundation-Strategic-plan-2012-2015.pdf
hospicefoundation.ie/wp-content/uploads/2013/04/2.PoliciesProcedures.pdf
hospicefoundation.ie/wp-content/uploads/2013/04/An-opportunity-to-press-the-pause-button.pdf
hospicefoundation.ie/wp-content/uploads/2013/04/Caring-for-A-Muslim-Patient.pdf
secure.cihi.ca/free_products/Cancer_Report_EN_web_April2013.pdf
trutzhaase.eu/publications/dying-in-hospital-in-ireland-an-assessment-of-the-quality-of-care-in-the-last-week-of-life/
www.altenpflegeschueler.de/sonstige/Sterben-und-Tod-im-Islam.php
www.bka.gv.at/DocView.axd?CobId=51902
www.bmg.bund.de/fileadmin/redaktion/pdf_who/Der_Weltgesundheitsbericht_-_Kurzfassung.pdf
www.demos.com.de/de/Service/Seiten/nachricht.aspx?newsid=24
www.dhhs.tas.gov.au/__data/assets/pdf_file/0010/100612/Web_RHH_Goals_of_Care_form.pdf
www.dhhs.tas.gov.au/palliativecare/glossary
www.dhhs.tas.gov.au/palliativecare/health_professionals/goals_of_care
www.faz.net/aktuell/wirtschaft/wirtschaftspolitik/japan-chronisch-unterfinanziert-1938197.html
www.gov.uk/government/news/report-highlights-growing-need-to-improve-end-of-life-care-for-minority-ethnic-groups
www.gov.uk/government/organisations/department-of-health
www.health.alberta.ca/initiatives/5-year-health-action-plan.html
www.healthpowerhouse.com/files/Report-EHCI-2012.pdf
www.mariecurie.org.uk/Documents/WHO-WE-ARE/Diversity/Palliative%20care%20BAME%20report%20June%202013.pdf
www.pewsocialtrends.org/2013/05/29/breadwinner-moms/
www.pewsocialtrends.org/2011/11/23/changing-american-family/
www.phoutcomes.info
www.publicserviceeurope.com/article/3346/european-health-insurance-system-on-the-verge-of-collapse#ixzz2ciBtnR94
www.springermedizin.at/politik/?full=1525
www.springermedizin.at/politik/?full=2076
www.tagesschau.de/wirtschaft/frauen-usa100.html
www.thecanadianencyclopedia.com/articles/health-policy
www.trinity.edu/mkearl/death-2.html
www.vancouversun.com/health/Website+rates+treatment+record+Canadian+hospitals/6411228/story.html
www.zeit.de/politik/ausland/2013-03/frauen-indien-arbeitsmarkt

Glossar

Analgesie
Schmerzlinderung/-therapie

Analgosedierung
Dämmerschlaf, »künstliches Koma«

Anamnese
Die Anamnese ist ein Gespräch zwischen dem behandelnden Arzt und einem Patienten (und ggf. den Angehörigen) über dessen Krankengeschichte und die aktuelle Befindlichkeit, um eine Diagnose zu erheben oder zu sichern.

APACHE III-Score
Hierbei handelt es sich um ein Bewertungssystem zur Einschätzung der Sterblichkeit von Intensivpatienten, unter anderem aufgrund bestimmter Blutwerte

Aufklärung
Ziel der Aufklärung ist es, den Patienten in die Lage zu versetzen, eine selbstbestimmte Entscheidung für oder gegen die Behandlung zu treffen. Aufklärung ist mehr als bloße Informationsweitergabe, sie soll die Entscheidungskompetenz des Patienten verbessern.

Dialyse
»Blutwäsche«, Nierenersatztherapie

EOL (End-of-Life-Care)
Diese pflegerische Betreuung umfasst alle Aspekte und Verhaltensweisen im Umgang mit sterbenden Menschen und deren Angehörigen.

Epidemiologie
Die Epidemiologie ist die Lehre von den Ursachen und Folgen sowie der Verbreitung von gesundheitsbezogenen Zuständen und Ereignissen.

Futile treatment
Unter dem Begriff »Futile treatment« versteht man medizinisch sinnlose Maßnahmen, beispielsweise die Verabreichung kreislaufstabilisierender Mittel bei einem sterbenden Patienten.

Ganzheitlicher Fürsorgeansatz
Dieser Fürsorgeansatz ist eine solidarische, individuelle und bedürfnisorientierte Patientenversorgung, die neben körperlichen Aspekten auch psychische, soziale und spirituelle berücksichtigt und den Patienten in seinem subjektiven Lebenskontext wahrnimmt.

Gesundheitsökonomie
Die Gesundheitsökonomie bezeichnet einen Wissenschaftsbereich, der sich mit Produktion, Verteilung sowie dem Konsum der knappen Güter in der Gesundheitsversorgung beschäftigt. Das Fach vereint sowohl Elemente der Gesundheitswissenschaften als auch der Volkswirtschaftslehre.

Hospiz
Ein Hospiz (lat. hospitium »Herberge«) ist eine Einrichtung der Sterbebegleitung mit dem Ziel, Sterbende und deren Angehörige im Sinne der Palliative Care umfassend zu versorgen. Dies kann ambulant, teilstationär oder stationär erfolgen.

Humanogenese
Die ganzheitliche (holistische) Salutogenese sagt, Gesundheit sei kein fester Zustand, sondern müsse als ständig wechselnder Prozess verstanden werden. Humanogenese geht weit darüber hinaus. Gesundheit an sich ist kaum eindeutig definierbar, zumal das Verständnis individuell und kulturbezogen weit interpretierbar ist. Und hier setzt die Humanogenese an: Das gesamte menschliche (humane) Dasein ist Ausgangspunkt (Geburt) und Ende (Tod). Alles ist durch und mit dem Menschen. Das Dasein definiert Gesundheit, Krankheit und auch den ganzheitlichen (holistischen) Prozess, der den Menschen letztlich ausmacht. Gesundheit und Krankheit sind in jeder Kultur etwas anders interpretiert, sei es bei Naturvölkern wie den Inuit aus Nunavut (Kanada), den Aborigines (Australien) oder westlichen, technisch orientierten Völkern/Kulturen.

iatrogen
durch ärztliche Maßnahmen verursacht

Indikation
Eine Indikation ist die fachlich begründete Einschätzung des Arztes, dass eine Therapiemaßnahme sinnvoll und geeignet ist, um ein bestimmtes Behandlungsziel mit einer gewissen Wahrscheinlichkeit zu erreichen

invasive Beatmung
Dies ist eine künstliche Beatmung über einen Beatmungsschlauch in der Luftröhre.

Katecholamintherapie
Katecholamintherapie ist eine Therapie mit sehr stark wirksamen Herz-Kreislaufmitteln (Katecholamine).

komatöser Zustand
Dies ist ein Zustand der Bewusstlosigkeit, in der der Mensch nicht oder nur sehr schwach auf Reize wie Geräusche oder Schmerzen reagiert.

METAP
METAP ist ein 4-stufiges Modell, um Entscheidungen zu überprüfen. Das Akronym steht für *M*odular (mehrere Stufen), *E*thische *T*herapieentscheidung, *A*llokation (Zuteilung der verfügbaren Ressourcen) und *P*rozess.

Hat eine Fachperson Zweifel an der ethischen Angemessenheit einer Behandlung, reflektiert sie die Situation anhand der Unterlagen (Stufe 1). Bleiben Zweifel bestehen, sucht sie das Gespräch mit einer zweiten Fachperson, die darin speziell ausgebildet ist (Stufe 2). Bringt dies auch keine zufriedenstellende Lösung, wird eine interprofessionelle ethische Fallbesprechung der an der Therapie beteiligten Fachpersonen (Stufe 3) einberufen. Falls auch bei dieser keine Option gefunden wird, die für alle beteiligten Fachpersonen die beste Lösung darstellt, findet ein Ethikkonsilium mit einer außenstehenden Fachperson in angewandter Medizinethik und ethischer Entscheidungsfindung statt (Stufe 4).

Monitoring
Unter Monitoring fallen Methoden zur Überwachung und Beurteilung von Herz, Kreislauf und Atmung.

Multiorganversagen
Dies bezeichnet das Versagen von mehreren Organsystemen wie zum Beispiel Nieren, Lunge oder Herz; Multiorganversagen ist eine häufige Todesursache auf der Intensivstation.

Glossar

Pathogenese
Die Pathogenese beschäftigt sich damit, wie Krankheit entsteht und wie sie behandelt, geheilt werden kann. Dieser rein von der Krankheit und ihrer Behandlung ausgehenden Betrachtungsweise setzte der Medizinsoziologe Aaron Antonovsky in den 1970ern sein Modell der Salutogenese entgegen.

palliativ
Unter palliativ (lat. palliare »mit einem Mantel bedecken«) versteht man Maßnahmen, die nicht die Heilung einer Erkrankung zum Ziel haben, sondern nur die Symptome lindern sollen.

Palliative Care
Pallative Care stellt eine umfassende Betreuung von Patienten und deren Angehörigen, die an einer zum Tode führenden, nicht mehr heilbaren Erkrankung leiden, dar. Ziel ist es, Symptome zu lindern (s. a. palliativ) und so die Lebensqualität der Betroffenen zu verbessern.

Palliative Care bundle
Darunter fallen mehrere Maßnahmen, die, gemeinsam angewendet, eine palliative Betreuung des Patienten ermöglichen.

Palliative Care Team
Ein Palliative Care Team ist ein palliativ geschultes Team aus Ärzten, Pflegekräften, Physiotherapeuten, Sozialarbeitern, Psychologen, Psycho-Onkologen, Seelsorgern und ehrenamtlichen Sterbebegleitern.

Palliativmedizin
Palliativmedizin bezeichnet die ganzheitliche Betreuung von Patienten, die im Endstadium einer Erkrankung nicht mehr geheilt werden können und bei denen die Erhaltung der Lebensqualität sowie die Minderung von Leiden (wie zum Beispiel Luftnot) im Vordergrund stehen.

Palliativstationen
Palliativstationen sind an Krankenhäuser angegliederte, eigenständige Einrichtungen für jene Schwerstkranken und Sterbenden, die eine spezialisierte palliativmedizinische und psychosoziale Versorgung benötigen. Ihr Ziel ist die Stabilisierung der Krankheitssituation bei anschließender Entlassung. Die Betreuung erfolgt ganzheitlich durch ein multiprofessionelles Team. Die stationäre palliativmedizinische Betreuung ist Teil der medizinischen Regelversorgung und wird von den Krankenkassen vollumfänglich übernommen.

Palliativversorgung
Nach der Definition der Weltgesundheitsorganisation (WHO) ist Palliativmedizin »ein Ansatz zur Verbesserung der Lebensqualität von Patienten und ihren Familien, die mit den Problemen konfrontiert sind, die mit einer lebensbedrohlichen Erkrankung einhergehen, und zwar durch Vorbeugen und Lindern von Leiden, durch frühzeitiges Erkennen, untadelige Einschätzung und Behandlung von Schmerzen sowie anderer belastender Beschwerden körperlicher, psychosozialer und spiritueller Art«. Palliativversorgung konzentriert sich somit auf die bestmögliche medizinische, pflegerische, psychosoziale und spirituelle Behandlung und Begleitung schwerstkranker und sterbender Menschen sowie ihrer Angehörigen. Gemeinsames Ziel ist es, für weitgehende Linderung der Symptome und Verbesserung der Lebensqualität zu sorgen – in welchem Umfeld auch immer Betroffene dies wünschen (Deutsche Gesellschaft für Palliativmedizin).

Pflegequote
Darunter ist die Wahrscheinlichkeit zu verstehen, innerhalb des jeweiligen Lebensabschnitts pflegebedürftig zu werden.

Pflege-TÜV
Der Pflege-TÜV ist eine umgangssprachliche Bezeichnung für die regelmäßigen Qualitätsprüfungen der ambulanten und stationären Pflegeeinrichtungen, die der Medizinische Dienst der Krankenversicherung im Auftrag der Landesverbände der Pflegekassen nach § 114 SGB IX durchführt.

Posttraumatisches Stress-Syndrom
Dies ist eine psychische Erkrankung nach einem belastenden Ereignis von außergewöhnlicher Bedrohung oder katastrophalem Ausmaß.

Salutogenese
Sie möchte den jeweiligen Gesundheitszustand zumindest beibehalten, fördern und eine Krankheit vermeiden. Die Gesundheit zu fördern, ist das Ziel – nicht erst Krankheiten ausbrechen lassen, um sie dann heilen zu müssen. Gesundheit ist nicht als Zustand, sondern als Prozess zu verstehen. Das Modell geht auf den Medizinsoziologen Aaron Antonowsky (1923–1994) zurück. Das Konzept verringert die pathologische Ausrichtung der Medizin und reduziert ärztliches Handeln nicht bloß auf die kurative (heilende) Dimension.

Sepsis
»Blutvergiftung«; starke Reaktion des Körpers auf eine Blutvergiftung, die bis hin zum Kreislaufversagen/Schock führen kann

Sepsis bundle
Dies sind mehrere Maßnahmen, die gemeinsam angewendet werden und so eine bessere Therapie der Sepsis ermöglichen.

Spezialisierte Ambulante Palliativversorgung (SAPV)
Die SAPV ist seit 2007 als Leistung im V. Sozialgesetzbuch festgeschrieben; sie will schwerstkranken Menschen mit einem hohen Versorgungsbedarf eine Betreuung zu Hause ermöglichen. Die SAPV wird in der Regel geleistet durch ein multiprofessionelles Team aus Ärzten, Pflegenden und eventuell anderen Berufsgruppen, die Palliativpatienten bei Bedarf zu Hause besuchen und die palliativmedizinische Basisbetreuung durch Hausarzt und Pflegedienste durch eine spezialisierte Betreuung ergänzen.

Sterbebegleitung
Sterbebegleitung bezeichnet ein solidarisches Begleiten und ganzheitliches Sorgen für Schwerstkranke in der letzten Phase ihres Lebens, wenn nicht mehr Heilung, sondern Sicherung der Lebensqualität das Ziel der Betreuung ist. S. ist immer auch Lebensbegleitung in einer besonderen und besonders wichtigen Phase des Lebens. S. bedeutet, den stets individuellen Weg des Patienten mitzugehen durch den Prozess des Sterbens bis zum Tod, und die Stationen auf diesem Weg mit auszuhalten. Der sterbende Mensch mit seinen individuellen Bedürfnissen steht im Mittelpunkt aller Bestrebungen. Sterben und Tod werden als natürliche Ereignisse akzeptiert.

Terminal Care
Terminal Care ist die unmittelbare Pflege von sterbenden Menschen, die an einer fortschreitenden (progredienten) unheilbaren Krankheit leiden, und deren Tod innerhalb weniger Tage erwartet werden kann.

Terminale Erkrankung
Terminale Erkrankung ist die Bezeichnung für eine Krankheit, die unheilbar ist und innerhalb einer absehbaren Zeit voraussichtlich zum Tod führen wird (e.g. metastasierte Krebserkrankung im fortgeschrittenen Stadium, Herz- oder Niereninsuffizienz im fortgeschrittenen Stadium, bestimmte neurologische oder geriatrische Erkrankungen).

Therapierefraktär
Nicht auf die Therapie ansprechend

Therapiezieländerung
Kommt das Behandlungsteam zum Schluss, dass nicht mehr »alles Machbare« für die Lebenserhaltung unternommen werden soll, sondern das Ziel der Be-

handlung ein Sterben in Würde ist, spricht die Literatur von Therapieabbruch, Therapieverzicht und Therapielimitierung (»Withdrawal«). Der neuere Begriff Therapie*zieländerung* bringt zum Ausdruck, dass dabei nicht nur Therapie *weggelassen* wird, sondern dass es vielmehr darum geht, sie an das neue Ziel *anzupassen*.

Trigger-basiert
Maßnahme bzw. Therapie wird automatisch bei Erreichen/Auftreten von zuvor festgelegten Parametern durchgeführt

Versorgende
Neben Pflegenden und Ärzten sind eine Reihe weiterer medizinischer und nichtmedizinischer Berufe (Versorgende) in die palliative Patientenversorgung involviert, um den mehrdimensionalen Bedürfnissen Schwerstkranker und Sterbender adäquat begegnen zu können. Dies sind Physiotherapeuten, Psychotherapeuten, Musik-, Kunst-, Atem- oder Ergotherapeuten, Krankenhausseelsorger, Sozialarbeiter sowie freiwillige Helferinnen und Helfer. Auch Familienangehörige und andere Zugehörige werden in die Begleitung mit eingebunden.

Vitalparameter
Vitalparameter sind Werte, die die lebenswichtigen Funktionen des Körpers wie Atmung und Herzfunktion beschreiben.

Das Glossar wurde erstellt von Viktor R. Szymczak.

Autorinnen und Autoren

Allert, Rochus

Prof. Dr., Dipl.-Kaufmann

Beschäftigende Organisation/Arbeitgeber; relevante Funktionen
Katholische Hochschule NRW, Abt. Köln, Fachbereich Gesundheitswesen, Professur für Betriebswirtschaftslehre, Schwerpunkt Krankenhausmanagement; Geschäftsführung von Krankenhäusern, Altenheimen, Hospiz, Sozialstation oder Akademie; Vorsitzender des wissenschaftlichen Beirats des Deutschen Hospiz- und PalliativVerbandes (DHPV)

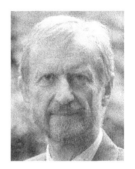

Aktuelle Arbeitsschwerpunkte
Verbesserung der Versorgungssituation schwerstkranker und sterbender Personen; Weiterentwicklung der Hospizgesamtkonzeption

Publikationen (Auswahl)
Allert, R. (2005): Erfolgsfaktoren für Hospize. Forschungsergebnisse zu Qualität und Kosten. Wuppertal.
Allert, R. (2010): Stand und Handlungsbedarf der bundesdeutschen Hospizbewegung. Studie zur aktuellen Leistungs-, Kosten- und Finanzierungsentwicklung. Ludwigsburg.

Kontakt
r.allert@katho-nrw.de

Barandun Schäfer, Ursi

Master in Nursing Science, Pflegeexpertin Intensivpflege NDS HF, Dipl.-Pflegefachfrau HF

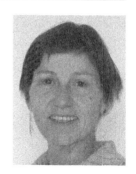

Beschäftigende Organisation/Arbeitgeber, relevante Funktionen
Universitätsspital Basel, Departement Anästhesie, Pflegeexpertin der Operativen Intensivbehandlung (OIB); Freie Dozentin für (Intensiv-)Pflege an verschiedenen Institutionen

Aktuelle Arbeitsschwerpunkte
Praxisentwicklung Intensivpflege; ethische Entscheidungsfindung; nicht-pharmakologische Interventionen gegen Schmerz, Angst und Stress

Publikationen (Auswahl)
Barandun Schäfer, U.; Weibel, L.; Friedli-Wüthrich, H. & Jeitziner, M.-M. (2010): Wissen, was Pflegearbeit bewirkt. Krankenpflege 12, 26–28.
Barandun Schäfer, U.; Hirsbrunner, T.; Jäger, S.; Näf, E.; Römmich, S. & Horlacher, K. (2011): Pflege. Pflegeentwicklung der Solothurner Spitäler. Unterwegs zu klinisch orientierter Pflegeexpertise und Praxisentwicklung. Pflege 24(1), 7–14.
Frei, I.A.; Massarotto, P.; Helberg, D. & Barandun Schäfer, U. (2012): Praxisentwicklung im Trend der Zeit. Pflegeexpertinnen als Praxisentwicklerinnen: Ein Beispiel aus dem Universitätsspital Basel. Padua 7(3), 110–115.

Kontakt
Ursi.BarandunSchaefer@usb.ch

Becker, Gerhild

Prof. Dr. med., Dipl.-Theologin, Dipl.-Caritaswissenschaftlerin, MSc Palliative Care (King's College London)

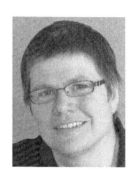

Beschäftigende Organisation/Arbeitgeber, relevante Funktionen
Universitätsklinikum Freiburg, Lehrstuhl für Palliativmedizin; Ärztliche Direktorin Klinik für Palliativmedizin, Uniklinik Freiburg

Aktuelle Arbeitsschwerpunkte
Palliativmedizin

Publikationen (Auswahl)
Seibel, K.; Krause, F. & Becker, G. (2013): Ärztliche Verantwortung gegenüber Palliativpatienten unter dem neuen Paradigma der Kundenorientierung. Ethik Med, DOI 10.1007/s00481-013-0242-z (online).
Becker, G.; Hatami, I.; Xander, C.J.; Dworschak-Flach, B.; Olschewski, M.; Momm, F.; Deibert, P.; Higginson, I.J. & Blum, H.E. (2011): Palliative Cancer Care: An Epidemiologic Study. Journal of Clinical Oncology 29, 646–650.
Becker, G.; Kempf, D.E.; Xander, C.J.; Momm, F.; Olschewski, M. & Blum, H.E. (2010): Four minutes for a patient, twenty seconds for a relative – an observational study at a university hospital. Health Serv Res 10, 94.
Becker, G. & Xander, C.J. (2008): Partizipative Entscheidungsfindung in der Palliativmedizin. In: Illhardt, F.J. (Hg.): Die ausgeblendete Seite der Autonomie. Kritik eines bioethischen Prinzips. Ethik in der Praxis 27, 47–63.

Kontakt
gerhild.becker@uniklinik-freiburg.de

Dannenmaier, Gesine

Dipl.-Pflegewirtin, Krankenschwester, OP-Fachschwester

Beschäftigende Organisation/Arbeitgeber, relevante Funktionen
KTQ-GmbH seit 2000, seit 2006 Geschäftsführerin

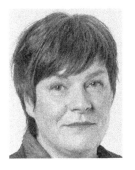

Aktuelle Arbeitsschwerpunkte
Weiterentwicklung der KTQ-Zertifizierungsverfahren, insbesondere für die Bereiche Krankenhäuser, Rehakliniken, Pflegeeinrichtungen und Rettungsdienst; Vorträge zum KTQ-Modell mit der Philosophie »Der Patient steht im Mittelpunkt«; Leitung der KTQ-Akademie, insbesondere KTQ-Training; Dozententätigkeit, Lehrbeauftragte an der Alice-Salomon-Hochschule

Publikationen (Auswahl)
KTQ-Manuale für die Bereiche Krankenhaus, Reha-

bilitationskliniken, Pflegeeinrichtungen, Praxen, Rettungsdienste

Kontakt
Gesine.Dannenmaier@ktq.de; www.ktq.de

Dommer, Eckhard

Dr., Soziologe (M.A.)

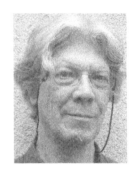

Beschäftigende Organisation/Arbeitgeber, relevante Funktionen
Leiter und Inhaber der ProgClin GmbH Basel

Aktuelle Arbeitsschwerpunkte
Statistische Programmierung mit SAS; klinische Forschung; quantitative empirische Sozialforschung

Publikationen (Auswahl)
Dommer, E. & Reuther-Dommer, W. (2004): »Ich will Dir erzählen ...« Geistig behinderte Menschen zwischen Selbst- und Fremdbestimmung. 2. Auflage. Gießen (Psychosozial-Verlag).

Eberlein-Gonska, Maria

PD Dr. med. habil., Fachärztin für Pathologie, European Master in Quality Management; Zusatzbezeichnung Ärztliches Qualitätsmanagement nach dem Curriculum der Bundesärztekammer

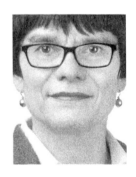

Beschäftigende Organisation/Arbeitgeber, relevante Funktionen
Universitätsklinikum Carl Gustav Carus Dresden, Zentralbereich Qualitäts- und Medizinisches Risikomanagement, Leitung seit 2000

Aktuelle Arbeitsschwerpunkte
Einführung und Weiterentwicklung eines Qualitäts- und Medizinischen Risikomanagementsystems im Universitätsklinikum Dresden seit 2000; berufspolitisches Engagement zu diesem Themenschwerpunkt in der Sächsischen Landesärztekammer, der Bundesärz-

tekammer, der Gesellschaft für Qualitätsmanagement in der Gesundheitsversorgung (GQMG), dem Aktionsbündnis Patientensicherheit und im Lenkungsausschuss Peer Review der Initiative Qualitätsmedizin (IQM); Mitglied der Schriftleitung in der *Zeitschrift für Evidenz, Fortbildung und Qualität* (ZEFQ)

Publikationen (Auswahl)
Eberlein-Gonska, M.; Schellong, S. & Baumann, M. (2007): Zertifizierte Medizinische Zentren: Ein messbarer Vorteil für die Patientenversorgung?! Z. ärztl. Fortbild. Qual. Gesundh. wes. 101, 173–179.
Morgner, A. & Eberlein-Gonska, M. (2010): Qualität und Qualitätsindikatoren in medizinischen Netzwerken. BVGD 3, 64–67.
Eberlein-Gonska, M. (2010): Befragungen als Qualitätsmanagement-Methode: Mitarbeiterbefragung. Jahrbuch Qualitätsmedizin 2010 (IQM), 131–137.
Eberlein-Gonska, M. (2011): Was ist an Qualitätsmanagement evidenzbasiert? Reflexionen über eine scheinbar einfach Frage. Bundesgesundheitsblatt 54/2, 148–153.
Eberlein-Gonska, M. & Rink, O. (2013): Fortschreiten in einem lernenden System. Deutsches Ärzteblatt 4, 91–98.

Kontakt
maria.eberlein-gonska@uniklinikum-dresden.de;
www.uniklinikum-dresden.de

George, Wolfgang

Prof. Dr., Dipl.-Psychologe, Krankenpfleger, Organisationswissenschaftler

Beschäftigende Organisation/Arbeitgeber, relevante Funktionen
Honorarprofessor an der Technischen Hochschule Mittelhessen; Leiter des Medizinischen Seminars George; Leiter des TransMit-Zentrums für Versorgungsforschung und Beratung; Dozent am Hochschulzentrum für Weiterbildung (HZW)

Aktuelle Arbeitsschwerpunkte
Sterbebedingungen in den Krankenhäusern internati-

onal; Gesundheitswesen: Integration der Betroffenen (Patienten und Angehörige), Qualitätsmanagement, Regionale Gesundheitsversorgung; intelligente Kommunikations- und Marketingtechnologien

Publikationen (Auswahl)
George, W. (1998): »Gießener-Studie«: Sterbebedingungen in den Krankenhäusern.
George, W. (2006): Patientenintegration. Mit Leitfaden zum Patientenassessment. München (Reinhardt).
George, W. (Hg., 2005): Evidenzbasierte Angehörigenintegration. Lengerich (Pabst).
George, W. (2006): Als Angehöriger zwischen Patient und Gesetz. Ratgeber zur Orientierung im Gesundheitswesen. Balingen (Spitta).

Kontakt
george@transmit.de

Goebel, Swantje

Dr. phil., Soziologin

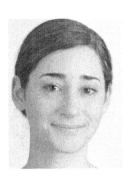

Beschäftigende Organisation/Arbeitgeber, relevante Funktionen
Wissenschaftliche Mitarbeiterin am Universitätsklinikum Freiburg/Breisgau, Klinik für Palliativmedizin

Aktuelle Arbeitsschwerpunkte
Masterstudiengang Palliative Care Online: inhaltliche und konzeptionelle Weiterentwicklung und Lehre

Publikationen (Auswahl)
Goebel, S. (2013): Der eigenen Sterblichkeit probeweise begegnen. Warum Menschen sich in der Sterbebegleitung engagieren. Die Hospiz-Zeitschrift 15(56).
Goebel, S. (2012): Die eigene Sterblichkeit im Blick. Eine biographieanalytische Studie mit Hospizhelfern. München (Wilhelm Fink).
Goebel, S. (2011): Vertrauen und Biographie[arbeit] – Lebensreflexion als Motiv für Hospizengagement. In: Höver, G. et al. (Hg.): Sterbebegleitung: Vertrauenssache! Herausforderungen einer person- und bedürfnisorientierten

Begleitung am Lebensende. Würzburg (Königshausen & Neumann).

Kontakt
swantje.goebel@uniklinik-freiburg.de

Goldschmidt, Andreas J. W.

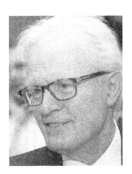

Gesundheitsökonom, Medizininformatiker, Biostatistiker, Arzt

Beschäftigende Organisation/Arbeitgeber, relevante Funktionen
Professor für Gesundheitsmanagement und Logistik, Universität Trier; Geschäftsführender Leiter des Internationalen Health Care Management Institut (IHCI); Vorstandsvorsitzender des interdisziplinären Zentrums für Gesundheitsökonomie (ZfG)

Aktuelle Arbeitsschwerpunkte
Zukunft der Gesundheitsversorgung und deren Optimierung; nationale und internationale Fachgesellschaften, Gremien

Publikationen (Auswahl)
Goldschmidt, A.J.W. & Hilbert, J. (Hg., 2009): Gesundheitswirtschaft in Deutschland. Die Zukunftsbranche. Gesundheitswirtschaft und Management 1. kma-Reader – Die Bibliothek für Manager. Wegscheid (Wikom-Verlag/Thieme).
Goldschmidt, A.J.W. & Hilbert, J. (Hg., 2011): Krankenhausmanagement mit Zukunft – Orientierungswissen und Anregungen von Experten. Stuttgart (kma Medien/Thieme).

Kontakt
goldschmidt@uni-trier.de

Gronemeyer, Reimer

Prof. Dr. theol. Dr. soc.

Beschäftigende Organisation/Arbeitgeber, relevante Funktionen
Justus-Liebig-Universität Gießen

Aktuelle Arbeitsschwerpunkte
Demenz; Palliative Care

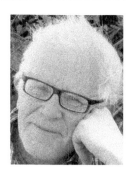

Publikationen (Auswahl)
Gronemeyer, R. (2013): Das 4. Lebensalter. Demenz ist keine Krankheit. München.

Kontakt
reimer.gronemeyer@me.com

Gruß, Marco

PD Dr. med., Facharzt für Anästhesiologie, Master of Arts; Zusatzbezeichnungen: Notfallmedizin, Intensivmedizin, Palliativmedizin

Beschäftigende Organisation/Arbeitgeber, relevante Funktionen
Chefarzt, Klinik für Anästhesiologie, operative Intensivmedizin und Schmerztherapie, Klinikum Hanau GmbH; Mitglied des klinischen Ethikkomitees am Klinikum Hanau

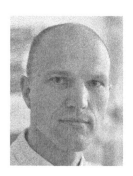

Aktuelle Arbeitsschwerpunkte
Anästhesiologie; operative Intensivmedizin und Schmerztherapie; Palliativmedizin; ethische Fragestellungen in der Intensivmedizin

Publikationen (Auswahl)
Gruß, M. & Weigand, M.A. (2012): Sterben auf der Intensivstation. In: Anderheiden, M. v. & Eckart, W. U. (Hg.): Handbuch Sterben und Menschenwürde. Berlin (de Gruyter).

Kontakt
Marco_gruss@klinikum-hanau.de; www.klinikum-

hanau.de/kliniken-fachbereiche-und-zentren/kliniken/
klinik-fr-ansthesiologie-operative-intensivmedizin-
und-schmerzth/index.html

Jors, Karin

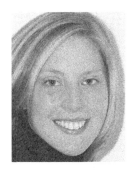

B.A. Psychologie, B.A. Deutsche Sprache und Literatur, M.A. Caritaswissenschaft und christliche Gesellschaftslehre

Beschäftigende Organisation/Arbeitgeber, relevante Funktionen
Wissenschaftliche Mitarbeiterin am Universitätsklinikum Freiburg, Klinik für Palliativmedizin

Aktuelle Arbeitsschwerpunkte
Sterbesituation in Krankenhäusern; Durchführung der Studie SATURN (Sterbebedingungen an Tumorzentren und Onkologischen Schwerpunkten: Eine Bestandsaufnahme in Baden-Württemberg)

Kontakt
karin.jors@uniklinik-freiburg.de

Kranich, Christoph

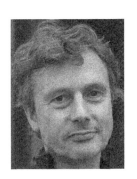

Dipl.-Pädagoge

Beschäftigende Organisation/Arbeitgeber, relevante Funktionen
Verbraucherzentrale Hamburg e.V.

Aktuelle Arbeitsschwerpunkte
Patientenschutz, Patientenbeteiligung, Patientenkompetenz

Publikationen (Auswahl)
Kranich, C. (2012): Solidarität, Brüderlichkeit und Nächstenliebe als Kennzeichen eines modernen Gesundheitswesens. In: Thielscher, C. (Hg.): Medizinökonomie. Band 1: Das System der medizinischen Versorgung. Wiesbaden (Springer Gabler), S. 527–538.
Kranich, C. (2012): Stationäre und ambulante Versorgung

müssen besser verzahnt werden! Die BKK, Zeitschrift des BKK-Bundesverbands 4, 181.

Kontakt
kranich@vzhh.de; www.vzhh.de; www.christoph-kranich.de

Lauterbach, Andreas

Prof. Dr., Pflegewissenschaftler, Erziehungswissenschaftler, Krankenpfleger

Beschäftigende Organisation/Arbeitgeber, relevante Funktionen
Professor für Pflege an der Hochschule für Gesundheit, Bochum; Herausgeber der wissenschaftlichen Fachzeitschriften *Pflegewissenschaft* und *Geschichte der Pflege*

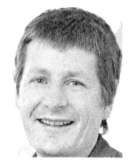

Aktuelle Arbeitsschwerpunkte
Lernwelten: Netzwerk und Kongress zur Pflege- und Gesundheitspädagogik; Forschungswelten: Netzwerk und Kongress zur angewandten Pflege- und Gesundheitswissenschaft

Publikationen (Auswahl)
Kongress Lernwelten (Hg., 2012): Didaktik und Bildungsverständnis. Hungen (hpsmedia).

Kontakt
lauterbach@pflege-wissenschaft.info;
www.pflege-wissenschaft.info

Newerla, Andrea

Dr., Soziologin

Beschäftigende Organisation/Arbeitgeber, relevante Funktionen
Wissenschaftliche Begleitung des Modellprojektes »Demenz – Entlassung in die Lücke/Netzwerkanalyse und lokale Netzwerkentwicklung« am Institut für Soziologie der Justus-Liebig-Universität Gießen

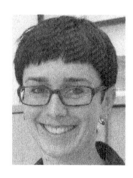

Aktuelle Arbeitsschwerpunkte
Soziologie der Demenz; Qualitative Methoden; Gouvernementalitätsstudien

Publikationen (Auswahl)
Newerla, A. (2013): Ein Schein von Qualität. Über die Schwierigkeiten standardisierter Verfahren zur Erhebung von »Kundenzufriedenheit« in der stationären Pflege. Praxis Palliative Care 18, 36f.
Newerla, A. (2012): Verwirrte pflegen, verwirrte Pflege? Handlungsprobleme und Handlungsstrategien in der stationären Pflege von Menschen mit Demenz – eine ethnographische Studie. Münster (LIT).
Newerla, A. (2012): Der Alltag des Anderen. Familiäre Lebenswelten von Menschen mit Demenz und ihren Angehörigen. Research-Paper, GEB Gießen, URN: urn:nbn:de:hebis:26-opus-90376.
Newerla, A. (2012): Über die Notwendigkeit der Authentizität positiver Gefühle: Handlungsstrategien zur Bewältigung der Pflegepraxis von Menschen mit Demenz. In: Bienzeisler, B. & Dunkel, W. (Hg.): Beiträge zu einer Service Science. Erste Tagung der Initiative Social Science Service Research (3sR). Tagungsband. Stuttgart (Frauenhofer).
Berls, M. & Newerla, A. (2010): »… man hat ja keine Zeit«. Sterbebegleitung in Altenpflegeheimen – eine qualitative Studie. Wuppertal (Der Hospiz Verlag).

Kontakt
Andrea.Newerla@sowi.uni-giessen.de; http://www.uni-giessen.de/cms/fbz/fb03/institute/ifs/perso/newerla

Pargger, Hans

Prof. Dr. med., Facharzt Intensivmedizin, Facharzt Anästhesiologie, Notarzt

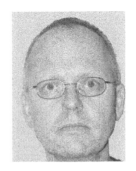

Beschäftigende Organisation/Arbeitgeber, relevante Funktionen
Universitätsspital Basel (Schweiz), Departement Anästhesie, Operative Intensivbehandlung, Präklinische Notfallmedizin und Schmerzbehandlung; Chefarzt Operative Intensivbehandlung; Mitglied Departementsleitung; Präsident Ethikbeirat Universitätsspital Basel
Aktuelle Arbeitsschwerpunkte
Klinische Intensivmedizin und Führung; Ethik auf

der Intensivstation (Forschung und Anwendung); Zertifizierung von Intensivstationen

Publikationen (Auswahl)

Albisser Schleger, H.; Pargger, H. & Reiter-Theil, S. (2008): Futility – Übertherapie am Lebensende? Gründe für ausbleibende Therapiebegrenzung in Geriatrie und Intensivmedizin. Z Palliativmed 9, 67–75.

Merlani, P.; Verdon, M.; Businger, A.; Domenighetti, G.; Pargger, H.; Ricou, B. & Stresi+ Group (2011): Burnout in ICU caregivers: a multicenter study of factors associated to centers. Am J Respir Crit Care Med 184, 1140–1146.

Tanner, S..;, Albisser Schleger, H.; Meyer-Zehnder, B.; Schnurrer, V.; Reiter-Theil, S. & Pargger, H. (2012): Ethik in der Intensivmedizin – METAP: Entscheidungsfindung für die Praxis. In: Kuckelt, W. & Tonner, P.H. (Hg.): Jahrbuch Intensivmedizin 2012/2013. Lengerich (Pabst Science Publishers), S. 186–196.

Albisser Schleger, H.; Meyer-Zehnder, B.; Tanner, S.; Mertz, M.; Schnurrer, V; Pargger, H. & Reiter-Theil, S. (2013): METAP – Ethisches Entscheidungsfindungsmodell; Massgeschneiderte klinische Alltagsethik. Krankenpflege 5, 12–16.

Albisser Schleger, H.; Meyer-Zehnder, B.; Tanner, S.; Mertz, M.; Schnurrer, V; Pargger, H. & Reiter-Theil, S. (2013): Ethik in der klinischen Alltagsroutine – METAP, ein Modell zur ethischen Entscheidungsfindung in interprofessionellen Teams. Bioethica Forum (angenommen).

Kontakt
Hans.Pargger@usb.ch; www.anaesthesie.ch

Schade, Hans-Joachim A.

Dr. jur., Fachanwalt für Medizinrecht, Rechtsanwalt, Mediator, Bankkaufmann und Gründungspartner

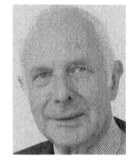

Beschäftigende Organisation/Arbeitgeber, relevante Funktionen
Partner einer Sozietät; Dozent FH Gießen-Friedberg: StudiumPlus; Initiator M³C (Forum für interdisziplinären Austausch zwischen Ärzten und Zahnärzten); Initiator des Comunomed-Institutes für Gesundheit und Soziales: Moderation und Projektmanagement kommunaler Gesundheitsprojekte der Neustrukturierung, ausgelöst durch Haus- und Facharztmangel

der Grundversorgung im ländlichen und sozial schwachen, urbanen Raum; Vorsitzender des Landesverbands West der Deutschen Gesellschaft für Integrierte Versorgung im Gesundheitswesen e. V.(DGIV)

Aktuelle Arbeitsschwerpunkte
Rechtliche Absicherung zukunftsorientierter Kooperationsformen und Unternehmensbereiche innerhalb und außerhalb der ärztlichen/zahnärztlichen Praxis; Vortragstätigkeit für Pharmaindustrie, Banken, ärztliche Verbände, Dentalhandel sowie im Rahmen des M^3C; Befürworter der Zusammenarbeit zwischen Ärzten, Zahnärzten, Apothekern und Gesundheitsberufen im Interesse des Patienten

Publikationen (Auswahl)
Fachveröffentlichungen zur betriebswirtschaftlichen, psychologischen, juristischen und steuerlichen Optimierung von Kooperationsmodellen, wie Gemeinschaftspraxen, Partnergesellschaften, vernetzte Praxen; Herausgeber des *Schade-Briefs*

Kontakt
lotz@arztrecht.de; www.arztrecht.de

Siegrist, Johannes

Dr. phil., Prof. em. für Medizinische Soziologie

Beschäftigende Organisation/Arbeitgeber, relevante Funktionen
Inhaber der Seniorenprofessur für Psychosoziale Arbeitsbelastungsforschung an der Heinrich-Heine-Universität Düsseldorf

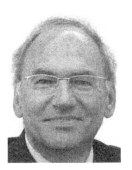

Aktuelle Arbeitsschwerpunkte
Forschung zu sozialen Einflüssen auf Gesundheit und Krankheit

Publikationen (Auswahl)
Siegrist, J. (2005): Medizinische Soziologie. 6. Aufl. München (Urban & Fischer).

Kontakt
johannes.siegrist@med.uni-duesseldorf.de; uniklinik-duesseldorf.de/med-soziologie

Simon, Alfred

PD Dr. Phil., Philosoph und Medizinethiker

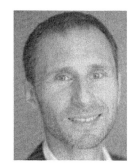

Beschäftigende Organisation/Arbeitgeber, relevante Funktionen
Akademie für Ethik in der Medizin e.V., Göttingen; Vorsitzender des Klinischen Ethikkomitees der Universitätsmedizin Göttingen; Mitglied des Ausschusses für ethische und medizinisch-juristische Grundsatzfragen der Bundesärztekammer; Sprecher der Arbeitsgruppe Ethik der Deutschen Gesellschaft für Palliativmedizin

Aktuelle Arbeitsschwerpunkte
Klinische Ethik und Ethikberatung; ethische Fragen medizinischer Entscheidungen am Lebensende; Patientenautonomie und Patientenverfügung

Publikationen (Auswahl)
Wiesemann, C. & Simon, A. (Hg., 2013): Patientenautonomie. Münster (Mentis).
Moğul, T. & Simon, A. (Hg., 2013): Intensiv erleben – Menschen in klinischen Grenzsituationen. Münster (LIT).
Verrel, T. & Simon, A. (2010): Patientenverfügungen: Rechtliche und ethische Aspekte. Freiburg i.Br. (Karl Alber).
Dörries, A.; Neitzke, G.; Simon, A. & Vollmann, J. (Hg., 2010): Klinische Ethikberatung. Ein Praxisbuch für Krankenhäuser und Einrichtungen der Altenpflege. 2., erweiterte Aufl. Stuttgart (Kohlhammer).
Vollmann, J.; Schildmann, J. & Simon, A. (Hg., 2009): Klinische Ethik. Aktuelle Entwicklungen in Theorie und Praxis. Frankfurt/New York (Campus).

Kontakt
simon@aem-online.de; www.aem-online.de

Szymczak, Viktor R.

Dipl.-Medizin-Soziologe, Gymnasiallehrer, PR-Berater DAPR, Journalist, Health Policy Consultant

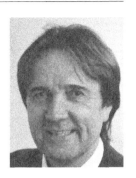

Beschäftigende Organisation/Arbeitgeber, relevante Funktionen
Mitarbeiter von Prof. Dr. Wolfgang George am TransMIT-Zentrum für Versorgungsforschung und Beratung; Projektleiter »Sterben im Krankenhaus«

Aktuelle Arbeitsschwerpunkte
Vergleiche internationaler Gesundheits- und Sozialsysteme: Policy, Politics, Polity (speziell Canada); Versorgungsforschung Gesundheit: Auswirkung weltweiter, holistischer gesellschaftlicher Veränderungen; Internet für seheingeschränkte Menschen

Publikationen (Auswahl)
Szymczak, V.R. (1997): Palliative Umsorgung und Sterbebegleitung in Kanada, den Niederlanden und Großbritannien. Pflegezeitschrift, 88–91.
Szymczak, V.R. (1996) Mißbrauch und Vernachlässigung von Älteren. Prävention. Zeitschrift für Gesundheitsförderung, 83–86.
Szymczak, V.R. (1994): US-Gesundheitsreform auf dem Prüfstand. Policy und Realität. Sozialer Fortschritt, 192–200.
Szymczak, V.R.; Schiller, T. & Kiesling, H. (1989): Sozialpolitik in Kanada 1979–1986: Ökonomischer Krisendruck und sozialpolitischer Entscheidungsprozess. Marburg (Inst. Politikwiss.), Abschlussbericht.
The Rainbow Report (1989): Our Vision For Health. Premier's Commission on the Future Health Care for Albertans. Consultant to the Commission. Working papers on current and future health projects in Europe. Edmonton, Alberta, Canada.
Szymczak, V.R. (*alias* Roman Mischke) (2012): Hospiz und Palliative Umsorgung. Soziale Metropole Marburg, 26f.
Szymczak, V.R. (2012): Unternehmen und Verantwortung. Soziale Metropole Marburg, 15–18.
Szymczak, V.R. (2012): Gesellschaftliche Verantwortung ... ein globaler Leitfaden. Soziale Metropole Marburg, 20.
Szymczak, V.R. (2012): Netzwerk und Globale Micro-Diplomatie. Soziale Metropole Marburg, 20f.

Brücken bauen. Neue Wege zur Beschäftigung von Menschen mit Behinderungen. Internat. Konferenz Marburg 2010. www.bruecken-bauen-marburg.de

Kontakt
viktor.szymczak@transmit.de; www.transmit.de

Weigand, Markus A.

Prof. Dr. med., Facharzt für Anästhesiologie

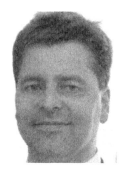

Beschäftigende Organisation/Arbeitgeber, relevante Funktionen
Universitätsklinikum Gießen und Marburg, Standort Gießen; Professor für Anästhesiologie und Operative Intensivmedizin; Leiter der Klinik für Anästhesiologie, Operative Intensivmedizin und Schmerztherapie

Aktuelle Arbeitsschwerpunkte
Forschungsgruppe »Zellbiologie und klinische Forschung«; Schriftführer der Deutschen Sepsis-Gesellschaft e.V. (DSG)

Publikationen (Auswahl)
Holler, J.P.; Ahlbrandt, J.; Burkhardt, E.; Gruss, M.; Röhrig, R.; Knapheide, J.; Hecker, A.; Padberg, W. & Weigand, M.A. (2013): Peridural analgesia may affect long-term survival in patients with colorectal cancer after surgery (PACO-RAS-study): A retrolective analysis of a prospective database. Ann Surg 26 [Epub ahead of print].
Mann, V.; Mann, S.T.; Alejandre-Lafont, E.; Röhrig, R.; Weigand, M.A. & Müller, M. (2013): Supraglottic airway devices in emergency medicine: Impact of gastric drainage. Anaesthesist 62, 285–292.
Gruß, M. & Weigand, M.A. (2012): Sterben auf der Intensivstation. In: Anderheiden, M.v. & Eckart, W.U. (Hg.): Handbuch Sterben und Menschenwürde. Berlin (de Gruyter), S. 447–470.

Kontakt
markus.weigand@chiru.med.uni-giessen.de

Andrea Lilge-Hartmann

Transkulturalität und interkulturelle Psychotherapie in der Klinik

Ethnopsychoanalytische Untersuchung eines stationären Behandlungskonzepts für Migranten

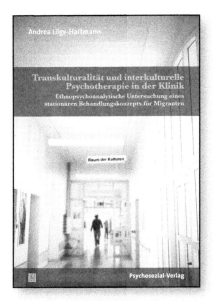

2012 · 322 Seiten · Broschur
ISBN 978-3-8379-2211-0

Die vorliegende Studie über ein stationäres Behandlungskonzept für Patienten und Patientinnen mit Migrationshintergrund beleuchtet die Dynamik und Komplexität transkultureller Situationen im psychotherapeutischen Klinikalltag.

Vor dem Hintergrund eines qualitativen Psychotherapieforschungsansatzes werden die in einer Feldforschung gewonnenen subjektiven Mitarbeiter- und Patientenperspektiven mit einer strukturellen Analyse des institutionellen Kontextes verknüpft. Anhand reichhaltigen ethnografischen Materials – Szenen, Gesprächen, Beobachtungen und Diskursen aus der Klinik – entfaltet die Autorin die Problematik der interkulturell orientierten Psychotherapiepraxis in ihrer ganzen Vielschichtigkeit. Die differenzierte, multiperspektivische Darstellung verdeutlicht die subtilen Beziehungsmuster des »doing culture« im therapeutischen Alltag und zeigt die Spannungen und Diskrepanzen zwischen dem intendierten Behandlungsansatz und den institutionellen Zwängen auf.

Jens L. Tiedemann
Die Scham, das Selbst und der Andere
Psychodynamik und Therapie von Schamkonflikten

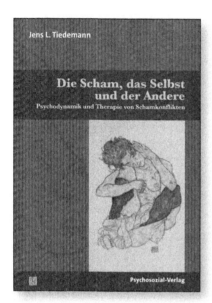

2011 · 573 Seiten · Broschur
ISBN 978-3-8379-2035-2

Die Scham spielt bei einer Reihe von psychopathologischen Krankheitsbildern eine entscheidende Rolle.

Obwohl die theoretische Relevanz dieses Gefühls in den letzten Jahren in der Psychoanalyse hervorgehoben wurde, werden die behandlungstechnischen Implikationen dieser revidierten Sichtweise der Scham weiterhin vernachlässigt. Scham stellt meist ein Problem dar, dessen Existenz in der Psychotherapie stillschweigend hingenommen, jedoch von vielen Therapeuten unterschätzt wird. Das Drama von Verbergen und Sich-Zeigen ist primär ein sozialer Vorgang.

Scham ist weder im Selbst des Menschen verwurzelt noch geht sie allein aus inneren Konflikten hervor. Vielmehr lässt sie sich als Affekt charakterisieren, in dem sich die intersubjektive Erfahrung des vom Anderen versagten Bedürfnisses nach Anerkennung niederschlägt. Wie sehr Scham die therapeutische und analytische Situation durchziehen kann, welche Inhalte und Formen der Scham auftauchen und welche therapeutischen Interventionen hilfreich sind, um Schamkonflikte zu bearbeiten, wird anschaulich dargestellt.